Prof. Dr. Sylvia Mechsner

# ENDOMETRIOSE

## Die unterschätzte Krankheit

# INHALT

# VORWORT

Als ich vor 20 Jahren als junge Assistenzärztin gefragt worden bin, ob ich mich mit Endometriose beschäftigen wollte, habe ich erst mal in meinem Lehrbuch nachgeschlagen und entsetzt gedacht: »WAS soll ich? Mich mit so kleinen Schleimhautinseln beschäftigen?« Gerade mal zwei Seiten widmeten sich diesem Thema. Ich habe das Buch noch. Völlig uninteressant, habe ich gedacht. Was soll das denn bitte für Probleme machen? Da sterben Frauen an Krebs und ich soll mich mit winzigen Gebärmutterschleimhaut-Herden befassen? Kann ja nicht sein.

Doch mein Oberarzt blieb hartnäckig und hat nicht locker gelassen, wohl auch, weil ich eine grundlagenwissenschaftliche Doktorarbeit im Bereich Biochemie geschrieben und Laborerfahrung hatte. Irgendwann habe ich nachgegeben – und ab ging's ins Labor. Wir haben dann an der Charité das Grundlagenforschungslabor für Endometriose-Forschung aufgebaut. Es ist eines der ersten universitären Endometriose-Zentren in Deutschland und europaweit.

Ich persönlich habe mich von Anfang an schwerpunktmäßig mit der Frage der Schmerzentstehung beschäftigt. Nach nur zwei Wochen war mir damals bereits klar, dass gar nichts klar ist im Bereich der Endometriose. Hier schien es sich um ein Fass ohne Boden zu handeln. Doch ich bin dabei geblieben – vor allem die Erforschung der Entstehung und Entwicklung der Endometriose (Pathogenese) und die Schmerzentstehung sowie, im Rahmen der Translationalen Medizin (TM), die Entwicklung neuer Behandlungskonzepte stehen seither im Mittelpunkt meiner Arbeit und Forschung.

## Warum dieses Buch?

Schätzungsweise zwei Millionen Frauen in Deutschland quälen sich mit der Krankheit Endometriose – häufig ohne zu wissen, was sie wirklich haben. Denn bis zur korrekten

Diagnosestellung vergehen nicht selten bis zu zehn Jahre, obwohl diese Erkrankung der Gebärmutter und ihrer Gewebe überaus schmerzhaft ist, die Frauen enorm in ihrer Lebensqualität einschränkt und mitunter auch die Partnerschaft schwer belastet. Außerdem hängt die Furcht vor Unfruchtbarkeit wie ein Damoklesschwert über den Patientinnen. Das Zeitfenster für ein Kind wird durch eine unbehandelte Endometriose unter Umständen sehr klein. Das ist ein erhebliches Problem vor dem Hintergrund, dass gut ausgebildete Frauen ihren Kinderwunsch heute karrierebedingt nach hinten schieben.

Täglich erlebe ich in der Klinik, dass nicht nur bei den Patientinnen, sondern auch bei Ärztinnen und Ärzten* große Unsicherheiten im Umgang mit dieser Erkrankung bestehen. Und leider bietet unser Gesundheitssystem den niedergelassenen Kolleginnen und Kollegen wenig Spielraum, um diese Erkrankung, die so weitreichende Folgen haben kann, adäquat zu begleiten. Es fehlt schlicht an Geld. Doch der Bedarf nach umfassender Beratung steigt. Die Frauen fordern zu Recht eine individuelle ärztliche Aufklärung und Betreuung. Man kann unmöglich wollen, dass sie sich ihre Informationen selbstständig aus dem Internet zusammensuchen, nur um dann mit der Einordung dieses Wissens alleingelassen zu werden.

Es gibt bereits viel Literatur zu dieser Erkrankung, meist aus der Sicht von betroffenen Patientinnen oder aus rein medizinischer Perspektive. Ich möchte mit meinem Buch die Komplexität der Erkrankung auf der Basis der medizinischen Fakten darlegen und die vielfältigen Therapiemöglichkeiten vorstellen, sodass sie jeder versteht. Im Zentrum steht immer die individuelle Therapieplanung. Dabei ist die Aufklärung über die Krankheit und ihre Behandlungsmöglichkeiten ganz wichtig, damit die Patientinnen die richtigen Entscheidungen für sich treffen können. Je kompetenter eine Patientin ist, desto erfolgreicher kann sie sich mit ihrer Ärztin oder ihrem Arzt auf eine Therapiestrategie einigen.

Auch ich habe lange gebraucht, bis ich alle Zusammenhänge verstanden habe, und viele Fragen sind noch offen. Vieles, was Sie in diesem Buch lesen werden, resultiert aus meinen klinischen Erfahrungen, untermauert von Studien, die wir sowohl auf der Ebene der Grundlagenforschung als auch im Bereich der klinischen Forschung durchgeführt haben. Zahlreiche Fragestellungen zur Schmerzentwicklung und zur Entstehung der Endometriose versuchen wir im Labor zu verstehen und zu beantworten, mit dem Ziel, aus diesen Erkenntnissen neue Therapiemöglichkeiten zu entwickeln.

In diesem Ratgeber erkläre ich, wie Sie als betroffene Frau schneller zu einer Diagnose kommen, wie sich die ärztliche Versorgung verbessern lässt und was Sie selbst für sich tun können. Denn ein gutes und lebenswertes Leben ist auch mit Endometriose möglich. Die Bausteine dafür sind ein individueller multimodaler Therapieplan und ein achtsamer Lebensstil, bei dem entspannende Bewegungsformen und eine antientzündliche Ernährung im Mittelpunkt stehen.

* Wenn in diesem Buch abwechselnd die weibliche und/oder männliche Form verwendet wird, sprechen wir damit stets Personen jeden Geschlechts an.

# IST DOCH ALLES GUTARTIG –
# DUNKELFELD ENDOMETRIOSE

**Endometriose ist eine der häufigsten chronischen Erkrankungen bei geschlechtsreifen Frauen, die ausgesprochen starke Schmerzen verursacht, doch immer noch unterschätzt wird – auch in der Medizin.**

Dabei könnten Gynäkologinnen und Gynäkologen helfen, weil inzwischen viel mehr über den Verlauf, die verschiedenen Formen der Erkrankung und die Therapiemöglichkeiten bekannt ist. Ganz besonders wichtig ist die Früherkennung bei diesem Frauenleiden, weil sie schwere Verläufe verhindert, die teils sehr heftigen Schmerzen lindert und die Lebensqualität der betroffenen Frauen enorm verbessert.

Obwohl die typischen Beschwerden der Endometriose – schwere Dysmenorrhoe (heftige Regelschmerzen), zyklische und azyklische Unterbauchschmerzen, zyklische Dysurie (Schmerzen beim Wasserlassen) und Dyschezie (Schmerzen beim Stuhlgang), Dyspareunie (Schmerzen beim Geschlechtsverkehr) sowie Unfruchtbarkeit – inzwischen hinlänglich bekannt sind, wird die Erkrankung im Mittel erst zehn Jahre nach dem Einsetzen der ersten Beschwerden diagnostiziert.[1] Eine Patientin im deutschsprachigen Raum hat nach den ersten Symptomen bis zur Diagnosestellung im Schnitt eine Odyssee von zehn Jahren hinter sich. Schätzungsweise zehn bis 15 Prozent der europäischen Frauen zwischen 15 und 45 Jahren leiden an Endometriose – bei Frauen mit unerfülltem Kinderwunsch ist dieser Prozentsatz mit 40 bis 45 Prozent deutlich höher.[2]

SCHMERZEN UND UNERFÜLLTER KINDERWUNSCH SIND DIE LEITSYMPTOME DER ENDOMETRIOSE.

# Warum bleibt Endometriose so oft unentdeckt?

**Einer der Hauptgründe ist sicherlich, dass neben den endometriose-spezifischen Symptomen unspezifische Beschwerden das eindeutige Beschwerdebild verzerren können, was dazu führt, dass nicht nur Gynäkologen, sondern auch Ärztinnen und Ärzte anderer Fachrichtungen von den betroffenen Frauen aufgesucht werden.**[3]

Es stellt sich daher die Frage, warum die Beschwerden so schwer einzuschätzen sind und warum die Diagnose nicht viel häufiger frühzeitig gestellt werden kann. Immerhin berichten über 60 Prozent der Frauen, bei denen die Endometriose erst im fortgeschrittenen Alter diagnostiziert wurde, dass ihre Beschwerden bereits vor dem 20. Lebensjahr begonnen haben. Dabei besteht zwischen Dauer und Intensität der Beschwerden und dem Ausmaß der späteren Endometriose eine eindeutige Korrelation.[4] Eines ist klar: Je weiter die Entwicklung der Endometriose bei einer Patientin voranschreitet, desto komplexer werden die Beschwerden, die mit ihr einhergehen. Endometriose ist eine chronische Erkrankung und tritt auch nachdem Endometriose-Herde operativ entfernt worden sind wieder auf. Etwa 50 Prozent der betroffenen Frauen haben anhaltenden Therapiebedarf.[5] Die Kenntnis der Art, der Verteilung und der möglichen Entstehung der Endometriose-Herde erlaubt ein besseres Verständnis hinsichtlich der möglichen Auswirkungen dieser Krankheit.

Häufig wird die Krankheit aber auch deshalb erst so spät oder gar nicht diagnostiziert, weil viele Mädchen und Frauen denken, dass sie Regelschmerzen einfach aushalten müssen – wie übrigens Schmerzen im Allgemeinen. Weit verbreitet ist auch die Meinung, es sei besser, über »die Tage« nicht zu sprechen und sich schon gar nicht deswegen krankschreiben zu lassen. Noch heute lernen Mädchen und junge Frauen, dass Regelschmerzen völlig normal sind. Viele Frauen, die während der Periode unter starken Schmerzen und starken Blutungen leiden, wissen daher nicht, dass ihre Symptome ungewöhnlich sind. Doch sogar in der Ärzteschaft, selbst unter Fachärztinnen und Fachärzten, ist das Wissen über diese Erkrankung und ihre Symptome leider nicht ausreichend verbreitet.

Meist suchen die Frauen mit Regelschmerzen ihre Gynäkologin oder ihren Gynäkologen auf. Dort werden sie untersucht, im Rahmen ihrer Regelschmerzen behandelt und vielleicht wird ihnen die Pille verschrieben. Wenn die Patientinnen über weitere Beschwerden berichten, werden sie in der Regel zu anderen Fachärzten überwiesen. Die Endometriose wird so jedoch nicht angemessen behandelt.

Zum Vergleich: Bei uns im Endometriose-Zentrum bekommt eine Patientin 40 bis 60 Minuten Zeit für eine ausführliche Anamnese, in der erst mal die Entwicklung der

Krankheit, die ja meist einen jahrelangen Vorlauf hat, besprochen wird. Danach erfolgt eine gezielte Untersuchung und Therapieplanung. Niedergelassene Ärztinnen oder Ärzte können dies im Rahmen der Basisversorgung so nicht leisten, weil für diese spezielle Fragestellung keine Abrechnungsmöglichkeiten bestehen. Das wird von den Kassen nicht bezahlt. Hier muss der Gesetzgeber dringend etwas ändern.

Viele Frauen müssen also auch deshalb jahrelang allein damit zurechtkommen, weil die Endometriose von den unterschiedlichen Fachärzten gar nicht diagnostiziert werden kann. Kein Wunder also, dass sich die meisten Patientinnen komplett alleingelassen fühlen – in der Diagnose und bei der Behandlung. Es gibt viele, deren Beschwerden von den Gynäkologinnen als Regelschmerz, »mit dem man eben leben muss«, oder als psychosomatische Schmerzerkrankung wahrgenommen werden. Die Frauen haben aber komplexe Beschwerden und suchen deshalb auch Ärztinnen und Ärzte verschiedener Fachrichtungen auf. Ganz häufig landen Frauen, die Endometriose haben, zum Beispiel zunächst beim Orthopäden, weil sie aufgrund der Herde sehr starke Rückenschmerzen haben. Gastroenterologen (Fachärzte für den Magen- und Darmtrakt), die wegen der Unterleibskrämpfe nicht selten aufgesucht werden, stellen dann oft ein Reizdarmsyndrom fest. Auch psychosomatische Störungen werden häufig diagnostiziert, weil andere Fachrichtungen naturgemäß nicht »gynäkologisch« denken. So kommt es, dass viele Frauen einfach keine richtige Diagnose bekommen.

Demgegenüber steht die Tatsache, dass bei 70 bis 80 Prozent der Frauen mit chronischen Schmerzen im Unterbauch Endometriose diagnostiziert wird.[6]

## Die Wahrheit muss ans Licht!

Es ist enorm wichtig, dass die Diagnose Endometriose von den Frauenärztinnen und -ärzten an die Krankenkasse weitergeleitet wird. Wir Endometriosespezialisten gehen von bis zu 40.000 Neuerkrankungen pro Jahr allein in Deutschland aus, die Krankenkassen wissen aber offiziell nur von zwei bis drei Prozent Endometriose-Patientinnen. Tatsächlich ist Endometriose aber die häufigste gutartige Unterleibserkrankung bei Frauen! Ohne entsprechende Dokumentation der Fälle – weil die Codierung durch die gynäkologischen Praxen ausbleibt – wird die Erkrankung im Gesundheitssystem aber nicht als Problem erkannt. Und ohne Problembewusstsein gibt es auch keine Früherkennungsprogramme für Mädchen oder junge Frauen mit schmerzhafter Regelblutung (Dysmenorrhoe), die aber enorm wichtig wäre.

# Endometriose und Adenomyose

**Endometriose ist eine sogenannte gutartige, aber chronische Erkrankung, bei der sich gebärmutterschleimhautähnliches Gewebe außerhalb der Gebärmutterhöhle ansiedelt – im Bauchraum, am Bauchfell im kleinen Becken, in der Blasenwand, in den Harnleitern, an den Darmwänden und Eierstöcken oder gar in den Lungen.**

Der Name leitet sich vom griechischen Wort Endometrium für Gebärmutterschleimhaut ab. Inzwischen weiß man aber, dass es sich dabei nicht nur um gebärmutterschleimhautähnliches Gewebe (Epithel- und Stromazellen) handelt, sondern auch um glatte Muskelzellen, die der Gebärmuttermuskulatur gleichen. Man kann also sagen, dass es bei Endometriose zur Ansiedlung von Mini-Gebärmüttern kommt.[7]

Ursprünglich wurden mit dem medizinischen Begriff **Endometriose** (Endometriose außerhalb der Gebärmutterhöhle) Endometriose-Herde auf dem Bauchfell und in den Genitalorganen (Endometriosis genitalis externa) beschrieben. Doch inzwischen ist damit auch die Abwanderung solcher Herde in die Gebärmuttermuskelwand (Endometriosis genitalis interna oder Adenomyosis uteri, kurz **Adenomyose**) gemeint. Die Forschungsgruppe um Prof. Gerhard Leyendecker von der Frauenklinik des Klinikums Darmstadt veröffentlichte mehrere Arbeiten über die Zusammenhänge zwischen den Endometriose-Subtypen und stellte sowohl eine gemeinsame Entstehungsgeschichte[8] als auch große Gemeinsamkeiten fest.[9]

Es ist wichtig, die Subtypen der Endometriose zu kennen, um das gesamte Ausmaß der Erkrankung zu verstehen. Beide gehören nämlich zusammen, weshalb das gesamte Krankheitsbild eigentlich Archimetrose genannt werden müsste, da es von einem Teil der Gebärmutter, der Archimetra, seinen Ausgang nimmt. Doch leider ist über die Adenomyose längst noch nicht so viel bekannt wie über die Endometriose. Das liegt auch daran, dass man bei jungen Frauen die Gebärmutter nicht entfernt, sondern bei einer Bauchspiegelung schaut, ob Endometriose zu sehen ist. So wird die Gebärmutter häufig »vergessen«. Mit der Einführung der Bauchspiegelung ist der Fokus also stärker auf die Endometriose denn auf die Adenomyose gelegt worden. Somit hat sich die Forschung über viele Jahrzehnte auch nur um einen Teil der Endometriose-Erkrankung gekümmert.

Adenomyose dagegen wurde noch vor zehn bis 15 Jahren nur dann sicher diagnostiziert, wenn eine Gebärmutterentfernung durchgeführt wurde und eine feingewebliche Untersuchung erfolgte. Daher nahm man lange an, dass Adenomyose eher ein Problem von Frauen kurz vor den Wechseljahren ist – dem typischen Alter für eine Gebärmutterentfernung. Heute wissen wir, dass das falsch ist: Von jungen Frauen lagen einfach keine histologischen Daten vor! Zum Glück erlauben die modernen Untersuchungsmethoden mittels Ultraschall oder MRT (Magnetresonanztomografie) und eine zunehmend geschulte Wahrnehmung inzwischen eine relativ zuverlässige Diagnose der Adenomyose. Adenomyose und Endometriose liegen in bis zu 80 Prozent aller Fälle in Kombination vor. Und das ist auch logisch, wenn man sich die Entstehung der Erkrankung genauer ansieht (siehe Seite 18–26). Diese Erkenntnis hat sich allerdings erst in den letzten zehn Jahren durchgesetzt und findet leider international nicht überall die gleiche Beachtung, was ich persönlich sehr kritisch sehe. Für mich hat die Gebärmutter einen zentralen Stellenwert für das Verständnis dieser Erkrankung.

## Subtypen der Endometriose und ihre Einteilung

**Um die verschiedenen Endometriose-Formen besser zu verstehen, ist ein kleiner anatomischer Exkurs sinnvoll.**

Gebärmutterschleimhautartiges Gewebe kann sich an den verschiedensten Stellen im Unterleib ansiedeln. So unterscheidet man Formen der Endometriose gemäß ihrer Ansiedlung und ihrer Ausprägung:

- außerhalb der Genitalorgane (Endometriosis genitalis externa),
- die diffuse und fokale Form der Adenomyose (Endometriosis genitalis interna),
- in andere Organe hineinwachsende, also tief infiltrierende Endometriose (TIE),
- sowie Endometriose-Herde an anderen Organen als den Genitalorganen (Endometriosis extragenitalis), etwa am Zwerchfell oder Nabel (können sowohl im Bauchraum als auch außerhalb des Bauchraums liegen).

## Endometriose außerhalb der Genitalorgane

Bei der Endometriosis genitalis externa handelt es sich um Endometriose-Herde außerhalb der Genitalorgane. Dabei siedelt sich Endometriosegewebe vornehmlich auf dem Bauchfell (Peritoneum) im kleinen Becken an, entsprechend dem Rückfluss der Zellen aus der Gebärmutter durch die Eileiter. Die am häufigsten betroffenen Stellen sind die beiden Eierstockgruben (Fossa ovaricae), der Douglas-Raum, die sacrouterinen Bänder (Sacrouterinligamente, SUL), die die Gebärmutter mit dem Iliosakralgelenk verbinden, und das Bauchfell auf der Blase (Blasenperitoneum).

Innerhalb des Bauchraums bilden sich durch den Halteapparat der Organe bedingt Kuhlen, in denen sich Flüssigkeiten sammeln, sodass Zellen dort »andocken« können, wie etwa an das Bauchfell. Dort können dann Bauchfellherde entstehen. Die Eierstöcke sind ebenfalls häufig betroffen. Sie hängen nämlich nicht frei in der Luft – es sei

# LOKALISATION VON ENDOMETRIOSE-HERDEN

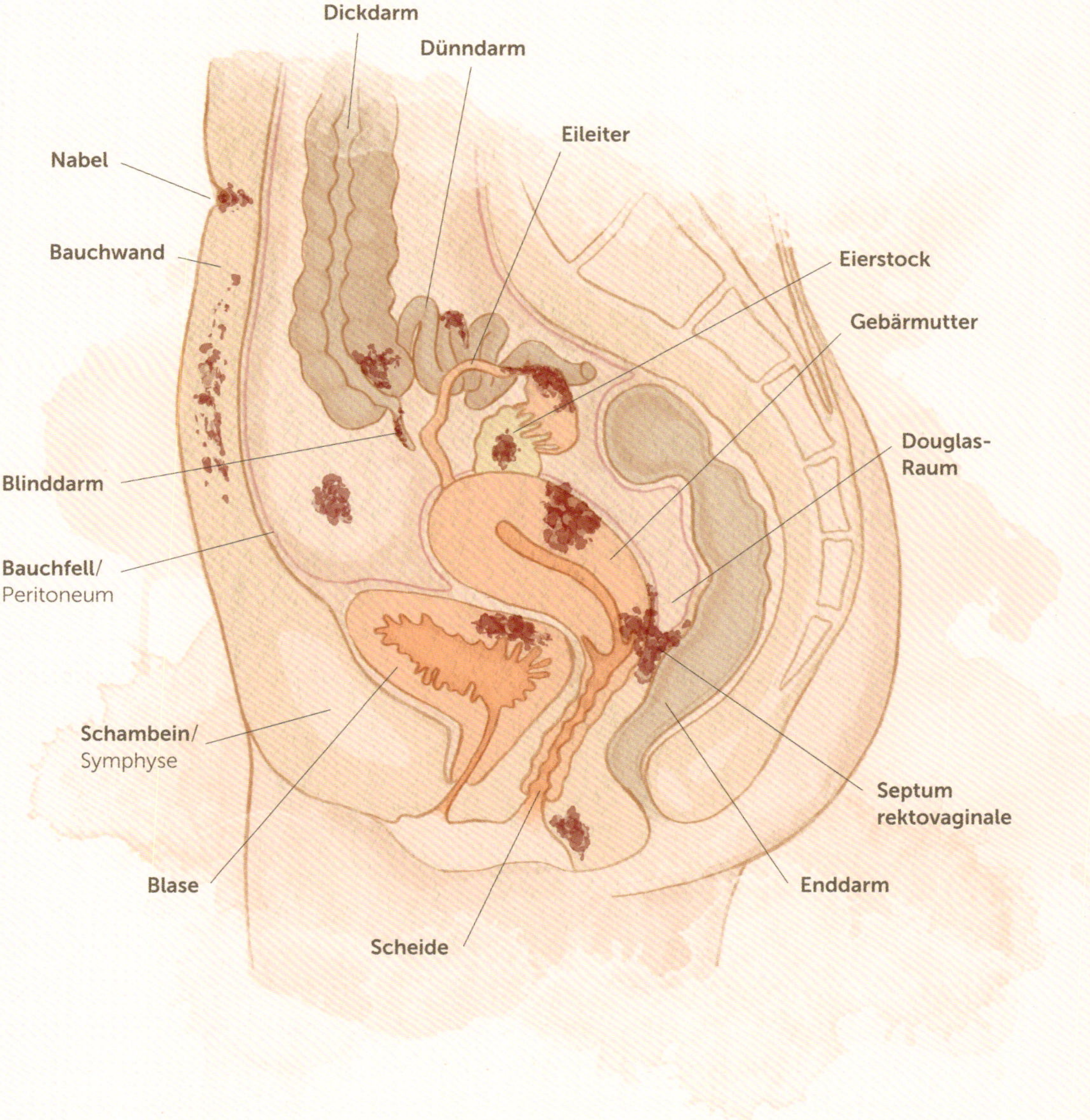


**Das Bild zeigt mögliche Endometriose-Herde:**
In der Bauchwand können sie sich nach einem Kaiserschnitt entwickeln. An den Wänden von Dick- und Dünndarm sind sie ebenso zu finden wie an und in der Blase. Und auch am Bauchnabel kann sich Endometriose-Gewebe ansiedeln.

denn, es wird eine Bauchspiegelung durchgeführt –, sondern liegen an der Beckenwand an. Wenn sich Endometriose-Herde beispielsweise genau zwischen Beckenwand und Eierstock ansiedeln, kann es vorkommen, dass diese auch in den Eierstock einwandern. Dort können sich daraus Zysten bilden (von Endometriose ausgekleidete Räume, die aber dann in sich geschlossen sind). Da dieses Gewebe den hormonellen Abläufen unterliegt, kann es tatsächlich auch nach »innen« bluten und so sammelt sich eine altblutige Flüssigkeit an. Man nennt diese Zysten wegen der sehr dunklen Färbung des alten Blutes auch Schokoladenzysten. Die Größe dieser Zysten schwankt mit dem Zyklus. Sie werden tendenziell aber eher größer, weil sich mit der zunehmenden

## DER WEIBLICHE UNTERLEIB

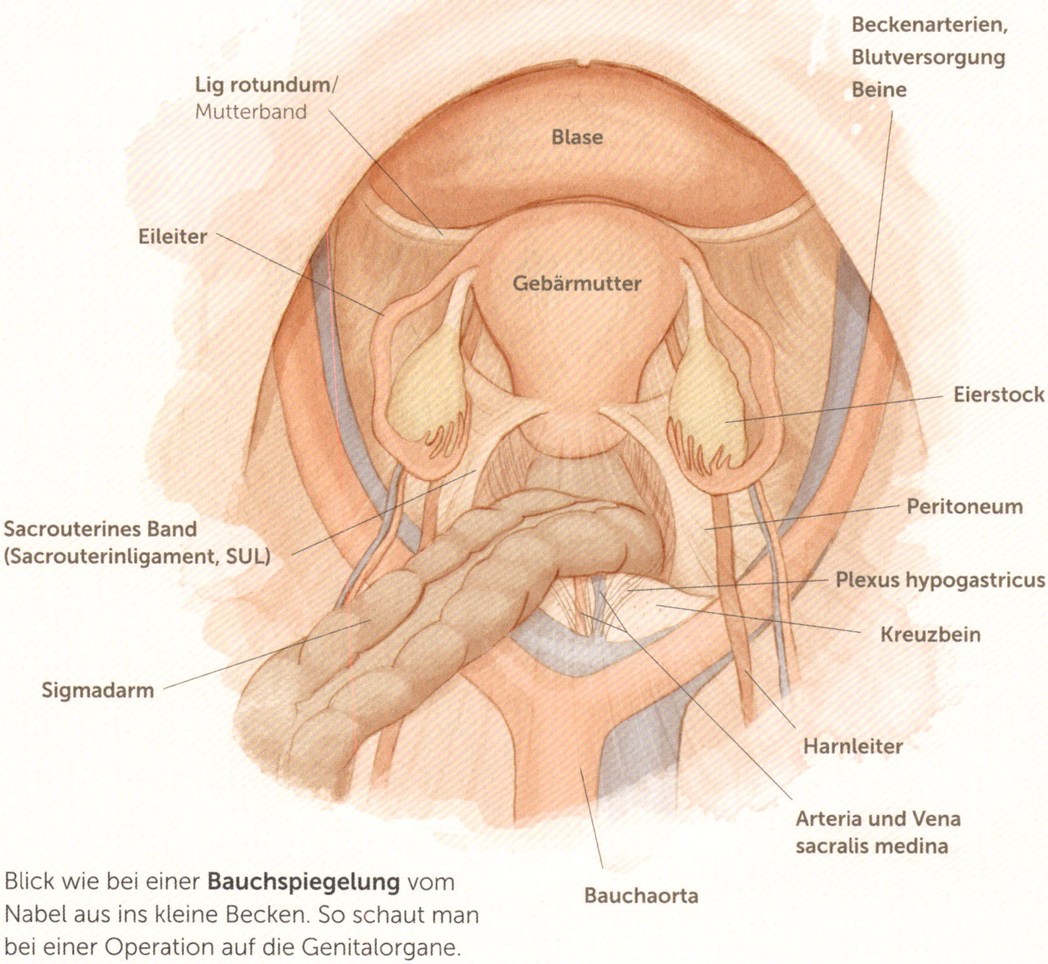


Blick wie bei einer **Bauchspiegelung** vom Nabel aus ins kleine Becken. So schaut man bei einer Operation auf die Genitalorgane.

Zahl an Zyklen immer mehr Flüssigkeit anstaut. Darüber hinaus haben die gebärmutterschleimhautartigen Herde oft entzündliche Reaktionen zur Folge (siehe Seite 38), die wiederum zu Verklebungen von Organen führen können.
Endometriose außerhalb der Gebärmutter ist die am häufigsten vorkommende Form der Endometriose. Nur sehr selten haben Frauen beispielsweise einen außerhalb des Bauchfells gelegenen Befund, der gar nichts mit dem Bauchraum zu tun hat.

## Diffuse und fokale Formen der Adenomyose

Bei der Adenomyose (Endometriosis genitalis interna) kommt es zur Ansiedlung von Herden innerhalb der Gebärmuttermuskelwand, dabei unterscheiden wir diffuse und fokale Formen. Bei den **diffusen Formen** ist eine Gebärmutterwand asymmetrisch verdickt, manchmal auch beide Wände, und die Gebärmutter ist insgesamt vergrößert. Meist erscheint die Wand im Ultraschall inhomogen mit Streifen oder hellen Schleimhaut-Inseln und die innere Muskelschicht der Gebärmutterwand (Junktionalzone) ist auffällig. Es können sich aber auch kleine Zysten (mit Flüssigkeit gefüllte Bläschen) bilden, die verteilt vorliegen. Bei den **fokalen Formen** ist der Großteil der Gebärmutter ohne Befund und nur an einer Stelle der Muskelwand zeigt sich eine Raumforderung, die leicht mit einem Myom (gutartiger Muskelknoten der Gebärmutter) verwechselt werden kann (siehe Abb. Seite 14 oben rechts).

## Tief infiltrierende Endometriose (TIE)

Die tief ins Organgewebe eindringenden Formen der Endometriose sind zum Glück am seltensten. Bei etwa zehn Prozent der betroffenen Frauen kommt es jedoch vor, dass Endometriose-Herde die Organgrenzen nicht respektieren, sondern darüber hinaus auch in andere Organe hineinwachsen. TIE ist die gefährlichste Form der Endometriose: So kann sie beispielsweise durch die Verlegung des Harnleiters zu einem Nierenstau oder durch Verlegung des Darmlumens zu einem Darmverschluss führen (siehe Seite 156). Das kommt zwar selten vor, sollte man aber immer im Hinterkopf behalten.
Am häufigsten sind die retrocervikale und die rektovaginale Endometriose (siehe Abb. Seite 14 unten). Diese wachsen vom inneren Gebärmutterhals (retrocervikal) und/oder von den sacrouterinen Bändern (rechts und links) oder auch mittig vom Douglas-Raum in die Tiefe (rektovaginal). Wenn sich gebärmutterschleimhautartiges Gewebe von dort ausbreitet, kann es sich weiter im sogenannten Septum rectovaginale, einem bindegewebigen Raum zwischen oberer Scheide und Darm, ansiedeln und dann im hinteren Scheidengewölbe sichtbar werden. Oder die Befunde wachsen von den sacrouterinen

## OBERFLÄCHLICHE, DIFFUSE UND FOKALE ADENOMYOSE

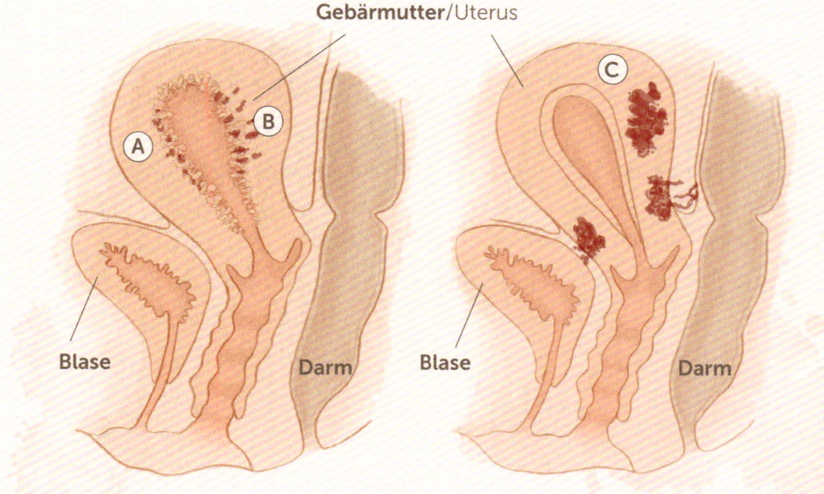


(A) oberflächliche Herde in der Übergangszone Schleimhaut/Muskulatur
(B) diffuse Herde, die bereits in die Gebärmutterwand einwachsen
(C) fokale Herde, die darüber hinaus in benachbarte Organe hineinwachsen können

## REKTOVAGINALE UND RETROCERVIKALE ENDOMETRIOSE

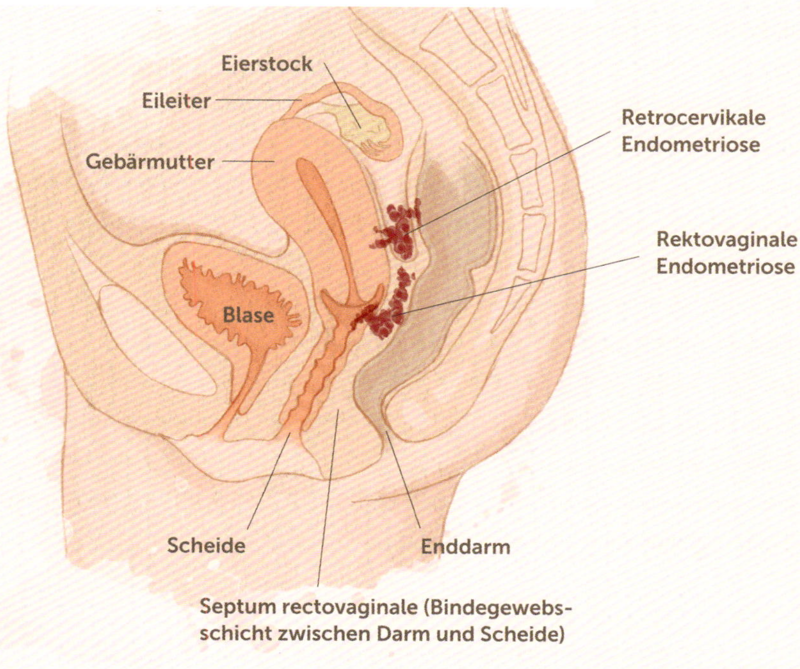

Bändern aus mehr seitlich und können dann die Harnleiter erreichen. Beide Formen der Endometriose können auch in die Darmwand hineinwachsen. Ebenso kann an der vorderen Seite der Gebärmutter eine Adenomyose auf die Blase übergehen und sich in der Blase ausbreiten. Hier spricht man von einer Blasenendometriose.
Bei tief infiltrierender Endometriose (TIE) besteht meist irgendwie eine Verbindung oder Berührung zur Gebärmutter. Sie ist, wie gesagt, das zentrale Organ bei dieser Erkrankung. Auch andere Stellen des Darms können betroffen sein, die nach meinen Beobachtungen aber auch immer Kontakt zur Gebärmutter haben. Häufig ist dann noch das Sigma betroffen, der nächste Darmabschnitt, der meist in einer Schlaufe im kleinen Becken liegt und Kontakt zur Gebärmutter haben kann, oder auch der Coecalpol (der Beginn des Dickdarmes auf der rechten Bauchseite) und der Blinddarm selbst. Die anderen Darmabschnitte sind eher selten betroffen.

## Endometriose außerhalb des Bauchraums

Der Begriff **extragenitale Endometriose** beschreibt Endometriose-Herde, die sich nicht im Bereich der inneren Geschlechtsorgane manifestieren, sondern sich außerhalb des kleinen Beckens angesiedelt haben. Sie können zwar auch klein und oberflächlich sein, dringen leider jedoch meist tief ins Gewebe des betroffenen Organs ein.
So können sich Zellen auch weiter oben im Bauchraum ansiedeln, weil die Bauchfellflüssigkeit aufgrund der Atmung und des sich hebenden und senkenden Zwerchfells einer inneren Fließrichtung folgt. Typisch sind solche Herde in der Rinne zwischen aufsteigendem Dickdarm und Bauchwand sowie in der rechten Zwerchfellkuppel. Links können auch Herde vorkommen, doch sind sie dort selten. Die Gebärmutter ist außerdem über das innere Mutterband mit der Leiste verbunden. Frauen spüren dieses Band vor allem bei Schwangerschaften, wenn sich die Gebärmutter aufrichtet und es zu ziehenden Schmerzen bis in die Schamlippen kommt. Auch entlang des Leistenbandes können sich Endometriose-Herde ausbreiten, das ist aber wirklich selten – bei 20.000 Fällen in der Charité kam das bisher dreimal vor. Auch die primäre Nabelendometriose ist selten: Bei 20.000 Fällen in der Charité kam sie bisher 15-mal vor. Die Bauchdeckenendometriose wiederum ist etwas häufiger (bei 20.000 Charité-Fällen kam sie etwa 50-mal vor), als Folge von Operationen durch verschlepptes Endometriose-Gewebe (verloren in der Bauchdecke) oder nach einem Kaiserschnitt durch das Öffnen der Gebärmutter.
Endometriose kann auch im Lungengewebe vorkommen, das ist zum Glück jedoch ausgesprochen selten (bei 20.000 Charité-Fällen kam das bisher dreimal vor). Absolute Raritäten sind Beschreibungen von zyklischem Nasenbluten, Endometriose-Herden im Gehirn, in den Augen, in den Gelenken und so weiter – ich persönlich kenne nicht einen solchen Fall (sondern nur aus der internationalen Literatur).

# Verschiedene Klassifikationssysteme

Die Art und die Ausdehnung der Endometriose werden zur besseren klinischen Unterscheidung mithilfe verschiedener Klassifikationssysteme eingeteilt. Die wichtigsten werden im Folgenden vorgestellt. Die Klassifikation der American Society for Reproductive Medicine (ASRM) wurde nach einer Überarbeitung aktualisiert und ist als **rASRM-Klassifikation** international anerkannt. Sie beschreibt jedoch nur die Endometriose im Bauchraum (Endometriosis genitalis externa), und zwar nach folgenden Kriterien:

- Ausdehnung der Läsionen in $cm^2$ auf dem Bauchfell
- Sind die Herde oberflächlich oder tiefer als fünf Millimeter ins Gewebe eingewachsen?
- Die Eierstöcke sind gesondert zu betrachten: Sind die Herde oberflächlich oder tiefer (das wären dann Zysten)?
- Beschreibung der Verklebungen (zart oder dicht, mehr als $\frac{1}{3}$, $\frac{2}{3}$ oder $\frac{3}{3}$ der Ovarloge einnehmend; Fossa ovarica, da, wo der Eierstock an der Beckenwand anliegt)
- Ist der Douglas-Raum verlötet oder nicht?
- Sind die Eileiter offen?

Entsprechend der Untersuchungsergebnisse werden Punkte vergeben, aus denen sich der Score errechnet. Es gibt vier Stadien: I bis IV. Man kann grob sagen, dass bei rASRM I und II Bauchfellherde führend sind, eventuell können zusätzlich kleine Endometriome (Zysten) vorkommen oder minimale Verklebungen. Beim Stadium III bis IV liegen meist ausgedehnte Verklebungen und auch Zysten vor. Jede Zyste ab drei Zentimetern Größe verlangt automatisch nach einem Punktescore des Stadiums III. Was man auf jeden Fall sagen kann, ist, dass bei Stadium III und IV durch die Zysten und Verklebungen die Anatomie stärker verändert ist und sich die Chance für eine natürliche Befruchtung verschlechtert (siehe Seite 66–72).

Diese Einteilung nach Stadien ist in jedem Fall hilfreich für die Einschätzung der Situation, aber sie hat definitiv ihre Grenzen, denn sie lässt die Adenomyose und die tief infiltrierenden Herde völlig unberücksichtigt. Von manchen tief ins Organgewebe eindringenden Endometriose-Herden sieht man bei einer Bauchspiegelung förmlich nur »die Spitze des Eisbergs«.

Daraus ergab sich die Notwendigkeit, einen weiteren Score zu entwickeln, der die »anderen« Endometriose-Herde mit berücksichtigt: die **ENZIAN-Klassifikation** (siehe Abb. Seite 19). Darin werden die Adenomyose (FA), die Blasenendometriose (FB), die rektovaginale Endometriose mit Scheidenbefund (A1, A2, A3), mit SUL-Betroffenheit (B1, B2, B3) und Darminfiltration (C1, C2, C3) beschrieben. Die Ziffern 1 bis 3 stehen dabei für die Größe der Herde in Zentimetern (< 1 cm, 1–3 cm und > 3 cm). Auch andere Darmbefunde (Sigma, Coecalpol oder Blinddarm) (FI) sowie komplett außerhalb des kleinen Beckens liegende Herde (Zwerchfell, Leiste, Nabel) (FO) können so

# rASRM-KLASSIFIKATION

**Patientenname:** .................................... **Datum:** ....................................

Stadium I (minimal) 1-5
Stadium II (mild) 6-15
Stadium III (mäßig) 16-40
Stadium IV (schwer) > 40
Gesamt: ....................

Laparoskopie: ........ Laparotomie: ........ Photographie: ........

Empfohlene Behandlung: ....................................

....................................

Prognose: ....................................

| Peritoneum | | Endometriosebefall | > 1cm | 1-3 cm | > 3 cm |
|---|---|---|---|---|---|
| | | oberflächlich | 1 | 2 | 4 |
| | | tief | 2 | 4 | 6 |
| Ovar | R | oberflächlich | 1 | 2 | 4 |
| | | tief | 4 | 16 | 20 |
| | L | oberflächlich | 1 | 2 | 4 |
| | | tief | 4 | 16 | 20 |

| Douglas-Befall | teilweise | gesamt |
|---|---|---|
| | 4 | 40 |

| | | Adhäsionen | < 1/3 befallen | 1/3-2/3 befallen | > 2/3 befallen |
|---|---|---|---|---|---|
| Ovar | R | zart | 1 | 2 | 4 |
| | | fest | 4 | 8 | 16 |
| | L | zart | 1 | 2 | 4 |
| | | fest | 4 | 8 | 16 |
| Tube | R | zart | 1 | 2 | 4 |
| | | fest | 4* | 8* | 16 |
| | L | zart | 1 | 2 | 4 |
| | | fest | 4* | 8* | 16 |

* Falls der Fimbrienapparat des Eileiters komplett eingeschlossen ist, werden automatisch 16 Punkte veranschlagt.

**Zusätzliche Endometriose:** .................................... **Histologie:** ....................................

## Wie es zu Fehleinschätzungen kommt

Wer nicht auf Endometriose spezialisiert ist, verkennt oft das Ausmaß des vorliegenden Befundes. Denn es entsteht ein völlig falscher Eindruck, wenn man einen tiefer als fünf Millimeter wachsenden Endometriose-Herd am sacrouterinen Band nur mit einem rASRM-II-Score versieht, der aber in Wirklichkeit so tief wächst, dass er einen zwei oder drei Zentimeter großen Knoten ergibt. Daher ist jahrelang mittels der rASRM-Klassifikation ein Score vergeben worden, der nicht das ganze Ausmaß einer Endometriose erkennt, aber auf dem basierend viel Forschung und OP-Erfolge beurteilt wurden. So kommt es häufig vor, dass ein Score überhaupt nicht mit dem Ausmaß der Beschwerden in Zusammenhang steht.

erfasst werden. Zieht man die ENZIAN-Klassifikation nun zur rASRM-Klassifikation hinzu, ergibt sich ein viel genaueres Bild der jeweils individuellen Situation.
Es hat sich eingebürgert, dass Endometriose-Zentren beide Klassifikationen anwenden, um das Ausmaß einer Endometriose möglichst genau zu beschreiben. Daran können Patientinnen übrigens auch erkennen, ob eine Klinik tatsächlich die Expertise besitzt, Endometriose zu beurteilen, oder eher nicht. Da dies aber sehr aufwendig ist, hat die Arbeitsgruppe um Prof. Jörg Keckstein die **#ENZIAN-Klassifikation** entwickelt, einen einzelnen Score, der das gesamte Ausmaß einer Endometriose beschreiben soll. Dementsprechend ist der Score allerdings auch ziemlich komplex.

# Zellen auf Abwegen: Wie kommt das da hin?

**Wie es zu den Ansiedelungen von gebärmutterschleimhautartigem Gewebe außerhalb der Gebärmutter kommen kann, ist nach wie vor nicht endgültig geklärt. Dazu gibt es in der Medizin unterschiedliche Theorien. Es folgt ein Überblick über den Stand der aktuellen wissenschaftlichen Diskussion.**

# #ENZIAN-KLASSIFIKATION

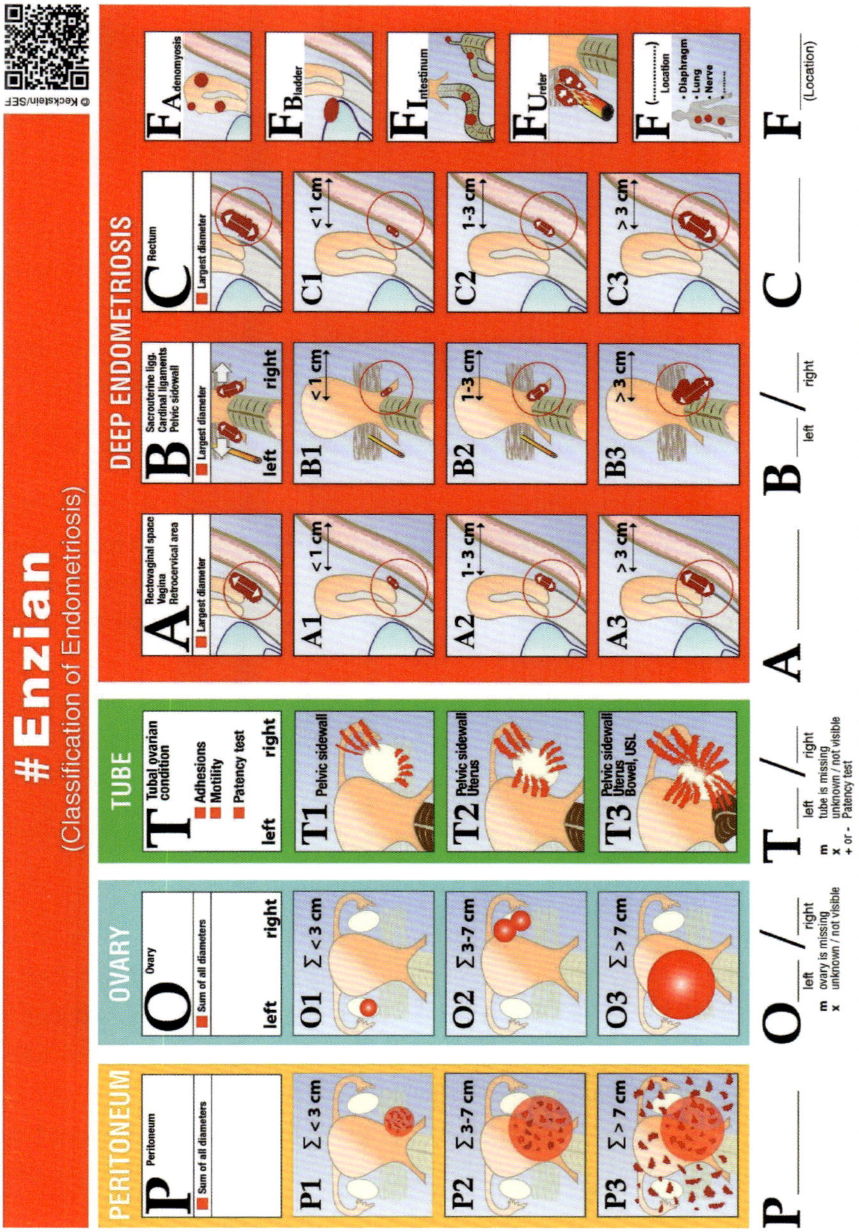


Ich würde mir wünschen, dass sich dieser Score international durchsetzt, damit wir Mediziner weltweit einen einheitlichen Standard zur Klassifikation der Endometriose besitzen – zum besseren Verständnis dieser Erkrankung.

## Rückwärtslaufende Menstruationsblutung

So vermutete der US-amerikanische Gynäkologe John Sampson bereits 1927,[10] dass Endometriose durch eine **rückwärtslaufende (retrograde) Menstruation** zustande kommt, wodurch abgeschilferte Gebärmutterschleimhaut mit der Regelblutung über die Eileiter in den Bauchraum fließt und sich dort ansiedelt. Die typischen Stellen, an denen sich Endometriose-Herde ansiedeln – auf dem Bauchfell, in den Eierstockgruben (Fossa ovaricae), im Douglas-Raum, den Sacrouterinligamenten oder dem Blasendach –, stützen diese Theorie.

Vermutlich kommt es in den physiologischen Vertiefungen zu Flüssigkeitsansammlungen mit Anreicherung von Zellen, die dann »adhärieren und anwachsen«. Solche Herde sind meist oberflächlich. Sie können aber auch tiefer ins Gewebe einwachsen, an manchen Stellen tiefer als fünf Millimeter, und tief infiltrierende Endometriose (TIE) verursachen (siehe Seite 13–14). Warum manche Endometriose-Herde so aggressiv tief einwachsen, während andere nur oberflächlich bleiben, ist bislang noch völlig ungeklärt.

Was gegen diese Theorie spricht: Eine retrograde Menstruation kommt bei vielen Frauen vor, dennoch haben nur zehn bis 15 Prozent während ihrer reproduktiven Lebensphase Endometriose. Außerdem besteht die abgeschilferte Schleimhaut (die oberflächliche funktionelle Schicht) überwiegend aus abgestorbenen Zellen, deshalb ist eine Neuansiedlung eher unwahrscheinlich.

**Daher müssen noch andere Faktoren eine Rolle spielen, wie etwa das Immunsystem und die Art der Zellen, die aus der Gebärmutter abwandern.**

## Metaplasietheorie

Die Metaplasietheorie des deutschen Pathologen Robert Meyer (1921) befasst sich mit der Annahme, dass die Endometriose-Herde durch den Umbau bestimmter Reste embryonaler Strukturen entstehen.[11] Sie könnte das Auftreten von tief infiltrierender Endometriose (TIE) erklären, die hinter dem Bauchfell liegt. Demnach wird die Reaktivierung von Coelomzellen (Rückständen der sogenannten Müllerschen Gänge, aus denen sich embryonalgeschichtlich die Genitalorgane entwickeln) vermutet, die sich dann hormonabhängig fortentwickeln und zu Endometriose-Herden werden können.

Basierend auf einer Reaktivierung solcher Coelomresiduen, die infolge eines physiologischen Nabelbruchs (während der Embryonalentwicklung) im Nabel verblieben sind, kann vielleicht das Auftreten einer primären Nabelendometriose erklärt werden.[12]

### Weitere Faktoren

Weiterhin können das Andocken verlagerter Zellen und die Entwicklung von Endometriose-Herden auch durch lokale Faktoren des Bauchfells selbst begünstigt sein.[13] Außerdem scheint das Immunsystem eine Toleranz gegenüber diesen Zellen zu entwickeln, obwohl die Herde von einer immunologischen Reaktion mit Entzündung umgeben sind.[14] Diese Entzündung spiegelt sich auch in der Peritonealflüssigkeit wider,[15] die vom Bauchfell abgegeben und wieder aufgenommen wird. Diese Flüssigkeit verfügt normalerweise über entzündungshemmende Eigenschaften und schützt die Bauchorgane gegeneinander, indem sie für Gleitfähigkeit sorgt. Die Verteilung von Endometriose-Herden des Bauchfells im Bauchraum folgt darüber hinaus dem zirkulären Fluss der Peritonealflüssigkeit, sodass Endometriose-Herde auch häufiger im Bereich der rechten paracolischen Rinne und Zwerchfellkuppel zu finden sind.
Tief infiltrierende Endometriose (TIE) am Darm scheint sich aufgrund von Abklatschabsiedlungen zu entwickeln, denn diese betreffen fast immer Teile des Darms mit potenziellem Kontakt zu den inneren Geschlechtsorganen, während der aufsteigende und der absteigende Teil des Dickdarms sowie das Quercolon eigentlich nie von Läsionen betroffen sind.[16]

## Verletzungen der Junktionalzone

Mit ihrem »Tissue Injury and Repair«-Konzept (TIAR) beschreiben Gerhard Leyendecker und Ludwig Wildt die Gebärmutter als Ursprung der Erkrankung.[17] Demnach führen abnorm gesteigerte und heftige Muskelkontraktionen während der Blutung (uterine Hyperperistaltik) zu zunächst geringfügigen Verletzungen in der Junktionalzone, der inneren Hälfte der Gebärmuttermuskulatur.[18] Dadurch freigesetzte Mediatoren regen daraufhin die Bildung des Enzyms Aromatase an, das Östrogen bilden kann. Das lokal freigesetzte Östrogen fördert das Wachstum von Zellen und die Bildung neuer Blutgefäße. Dadurch verändert sich die Junktionalzone: Bei einer Ultraschalluntersuchung erkennt man einen echoarmen Saum, der am Endometrium anliegt, und im 3-D-Ultraschall variabel veränderte Formen.[19] Der noch neue Fachbegriff Archimetrose beschreibt diese frühe Veränderung.[20] Lokal freigesetztes Oxytocin wiederum verstärkt die lokale Peristaltik und setzt einen Kreislauf in Gang, der die Junktionalzone zunehmend zerstört.[21] Vermutlich werden im Rahmen der mechanischen Veränderung und der Wundheilungsprozesse **Stammzellen** aktiviert, die dann ihre Nische verlassen und entweder durch rückwärtslaufende Menstruationsblutungen (siehe Seite 20) in den Bauchraum gelangen und dort Endometriose-Herde verursachen oder in die Muskelschicht der Gebärmutterwand (Myometrium) eindringen und zur Adenomyose führen.[22]

## Auch das Immunsystem ist betroffen – oder beteiligt?

Mit diesen zugewanderten Endometriose-Herden gehen umfangreiche immunologische Veränderungen einher.[23] Wir wissen bisher nicht, ob primär das Immunsystem einen Defekt aufweist und die ortsfremden Zellen nicht abbauen kann oder die Gebärmutterzellen, die sich an Orten angesiedelt haben, an denen sie normalerweise nicht vorkommen, das Immunsystem verändern. Fest steht aber, dass umfangreiche entzündliche Reaktionen und mannigfaltige immunologische Veränderungen sowohl im Bauchfell als auch in der Peritonealflüssigkeit nachweisbar sind.[24] Dies wird inzwischen mit dem Vorkommen entsprechender Endometriose-Herde in Verbindung gebracht, und den chronischen Entzündungen wird immer mehr Bedeutung bei der Entstehung und dem Verlauf der Endometriose zugesprochen.

## Glatte Muskelzellen – Mini-Gebärmütter

Zur Stammzelltheorie (siehe Seite 21) passt auch die Tatsache, dass Endometriose-Läsionen, egal, wo sie zu finden sind – in peritonealen Herden, Endometriomen oder TIE oder auch in extragenitalen Manifestationen wie Nabel-, Bauchdecken- oder Leistenendometriose –, nicht nur aus Epithel- und Stromazellen, sondern immer auch aus glatten Muskelzellen bestehen, die typische Merkmale der Gebärmuttermuskulatur aufweisen (Vorkommen von Oxytocin- und Vasopression-Rezeptoren als auch Östrogen- und Progesteron-Rezeptoren).[25] **Somit handelt es sich bei den Endometriose-Herden nicht nur um gebärmutterschleimhautartige Absiedlungen, sondern um Miniatur-Gebärmütter.** Die glatten Muskelzellen liegen in unterschiedlichen Reifungsstadien vor. Manche sind noch unreif, andere voll ausdifferenziert, sodass der Prozess der Muskelneubildung den Ursprung der Herde aus pluripotenten, also undifferenzierten Stammzellen unterstreicht.[26] Dabei kommt es zur Fibroblasten-zu-Myofibroblasten-Transformation (FMT), das heißt, Bindegewebszellen werden in Muskelbindegewebszellen umgewandelt. Diese Zellen setzen dann auch Kollagen Typ I frei, wodurch die Herde noch mehr Substanz erhalten und sich weiter formieren, also auch Knoten oder narbige Anteile entstehen können.[27] Fibrotisch/narbig umgewandeltes Gewebe findet sich im Zusammenhang mit Endometriose-Herden immer. Ob dies reaktiv vom Umfeld getriggert oder aus den Läsionen heraus entsteht, ist Gegenstand aktueller Forschung.

Besonderes einleuchtend finde ich etwa das Auftreten der Bauchdeckenendometriose nach einem Kaiserschnitt. Bei dieser Operation wird die Gebärmutter eröffnet, um das Kind zu holen. Anschließend wird die Gebärmutter Schicht für Schicht wieder vernäht. Dabei können mikroskopisch kleine Stammzellen in die Bauchdecke verschleppt werden – das kann man quasi nicht verhindern –, wodurch sich dort hormonaktives Gewebe ansiedeln und entwickeln kann. Die betroffenen Frauen spüren einen Knoten in der Bauchdecke, der zyklisch schmerzt und anschwillt. Da auch diese Knoten aus allen drei Zelltypen bestehen – Epithel-, Stroma- und Muskelzellen –, scheint mir bewiesen, dass es sich um pluripotente Zellen (Stammzellen) handeln muss, denn einfache Schleimhautzellen könnten keine glatten Muskelzellen bilden.

## Beteiligung der Lymphbahnen und Blutgefäße

Eine weitere Theorie befasste sich mit der Vermutung, dass Zellen über die Lymphbahnen und die Blutgefäße aus der Gebärmutter abfließen und sich verteilen könnten.[28] Lange Zeit gab es dazu keine neuen Erkenntnisse, bis man dann, im Rahmen von Operationen aufgrund von rektovaginaler Endometriose, bei denen Teile des Darms entfernt werden mussten, in zufällig entnommenen Lymphknoten Endometriose-Herde nachweisen konnte.[29] Eine Studie, die wir an der Charité mit Sentinellymphknotenmarkierung bei rektovaginaler Endometriose durchgeführt haben, konnte dann das Vorkommen von Endometriose-Herden in markierten Lymphknoten belegen.[30] Da das Vorkommen dieser Läsionen in wechselseitiger Beziehung zur Größe der primären rektovaginalen Läsionen stand und auch ein ausgedehntes Wachstum neuer Lymphgefäße nachweisbar war, scheint auch dieser Weg der Krankheitsentstehung belegt.[31] Die klinische Bedeutung von Lymphknotenendometriose ist zwar unklar, spiegelt aber wahrscheinlich ein Defizit des Immunsystems wider und zeigt, dass Endometriose auch als eine den gesamten Organismus betreffende, also systemische Erkrankung bewertet werden muss.

## Die genetische Komponente

Die Gene scheinen bei der Endometriose ebenfalls eine nicht unerhebliche Rolle zu spielen: So tritt die Erkrankung innerhalb einer Familie auffällig gehäuft auf. Ist die Tochter betroffen, so hatten nicht selten auch die Mutter und die Großmutter mit dem Problem zu kämpfen. Das spricht entscheidend für eine genetische (vererbte) Komponente. Auch eine Beeinflussung der Genese durch eine intrauterine Prägung bei möglicherweise verminderten Testosteronspiegeln der Embryonen wird diskutiert.[32]

Ein anderer wichtiger Faktor ist, dass die Funktion von Genen auch durch äußere Einflüsse verändert werden kann. So können Gene an- oder abgeschaltet werden und so entscheidend individuell agieren. Das nennt man **epigenetische Modulation** der

Gene. Dieses Phänomen wurde lange vernachlässigt, scheint aber ebenfalls ein wesentlicher Faktor im Geschehen zu sein: So wirken auch Umwelteinflüsse wie etwa Dioxin oder Stress auf die Gene ein.[33] Ein Einfluss auf die Endometriose-Entstehung sowie den Verlauf dieser Krankheit scheint gesichert[34] und erklärt auch die Vielfalt der Endometriose-Arten.

## Die Gebärmutter – ein Muskel, der Höchstleistungen vollbringt

**Bestechend ist die Überlegung, die Prof. Dr. Gerhard Leyendecker 2019 publizierte, nach der Gebärmütter mit starkem Muskelkontraktionsvermögen durchaus Vorteile haben können, die sich über die Jahrtausende evolutionsbedingt durchgesetzt haben.**

Die Gebärmutter ist ein ganz besonderes Hohlorgan: ein Muskel, der autonom, das heißt unabhängig von unserem Bewusstsein, arbeitet – wie auch unser Herz oder die Darmmuskulatur. Die Funktionen dieses Wunderorgans sind wahrscheinlich viel differenzierter, wenngleich vieles noch im Dunkeln liegt.

Fakt ist, die Gebärmutter muss in verschiedenen Lebensphasen ganz unterschiedlich funktionieren: Zur Zeit der Abbruchblutung müssen die Zellreste der Gebärmutterschleimhaut raus aus der Gebärmutter (Menstruation), zur Zeit des Eisprungs müssen die Spermien rein, und zwar genau in den Eileiter, in dem das befruchtungsfähige Ei wartet (gerichteter Spermientransport), zur Zeit einer Schwangerschaft muss die Gebärmutter ruhig sein, um die Schwangerschaft ungestört auszutragen. Jetzt heißt es, bloß nicht hysterisch werden und vorzeitige Wehen provozieren. Und dann das große Finale: die Geburt. Das Kind muss raus, deshalb sind jetzt heftigste Muskelkontraktionen (Wehen) zu vollführen – oft über Stunden. Ist das vollbracht, müssen die offenen Gefäße, die nach der Ablösung des Mutterkuchens zurückgeblieben sind, ebenfalls mittels Muskelkraft verschlossen werden.

Dies alles schafft die Gebärmutter, weil sie unterschiedliche Muskelanteile hat: zum einen die **Archimetra,** die aus Endometrium und angrenzendem Myometrium besteht. Sie macht kleinste subtile Bewegungen, die wir eigentlich nicht spüren sollten. Betrachtet man die Gebärmutter im Ultraschall über längere Zeit, kann man bei manchen Frauen peristaltische Wellen beobachten. Zum anderen die **Neometra,** die dickere Muskelschicht drum herum, die für die Wehentätigkeit verantwortlich ist. Diese findet sich nur bei höher entwickelten Primaten in der Gebärmutter.

## Eine gut funktionierende Gebärmutter war überlebenswichtig

Um 1800 lag die durchschnittliche Lebenserwartung weltweit bei 30, maximal 35 Jahren.[35] Kein Wunder also, dass Mädchen bereits ab der Geschlechtsreife ihrer biologischen Bestimmung als Frau nachkamen, der Reproduktion – auch wenn uns das heute unvorstellbar scheint. Bereits im Teenageralter wurden unsere Vorfahrinnen schwanger und bekamen Babys. Bis vor 100 Jahren waren jedoch auch die Säuglingssterblichkeit und das Risiko der Frauen, bei der Geburt oder danach zu sterben (Kindbettfieber) besonders hoch. Eine »gut funktionierende« Gebärmutter hatte sicherlich seit jeher erhebliche Überlebensvorteile: erfolgreiche Schwangerschaft, erfolgreiche Austreibung des Kindes und erfolgreiche Nachgeburtsperiode. Ohne die medizinischen Möglichkeiten von heute bedeuteten Geburtsstillstand und Blutungen den sicheren Tod der Frauen. Möglicherweise hatten also Frauen mit »hyperaktiven« Gebärmüttern einen Evolutionsvorteil: Sie bekamen im Laufe ihres Lebens mehr Nachfahren und konnten ihre Gene erfolgreich weitergegeben – und damit auch die Erbinformation der hyperkontraktilen Gebärmutter. Eine mögliche Erklärung für die hohen Endometriose-Fallzahlen.

Außerdem hatten unsere Vorfahrinnen sicher nicht so viele Regelblutungen wie die Frauen von heute: Häufige Schwangerschaften und längere Stillzeiten reduzierten schon mal die Anzahl der Zyklen (siehe Seite 34–36). Dazu kamen eventuell eine karge Ernährung, Untergewicht, harte körperliche Arbeit, Wanderschaften und Kriege – also Lebensumstände, die zu Stress geführt haben und damit zu Amenorrhoe (siehe Seite 31–35).

## Späte Schwangerschaften und viele Regelblutungen

Heute leben die meisten Frauen (in unserem Kulturkreis) frei und selbstbestimmt: Erst wenn Schule und Ausbildung oder Studium beendet sind und die ersten Karriereschritte absolviert wurden, ist für viele Frauen der richtige Zeitpunkt für eine Schwangerschaft gekommen – die Geburtenkontrolle macht's möglich. So wird die Geburt des ersten Kindes immer weiter nach hinten verschoben. Seit 1970 ist das Durchschnittsalter der Frauen bei der Geburt des ersten Kindes kontinuierlich gestiegen. Haben die Frauen in den 1970er-Jahren ihre Kinder noch um das 20. Lebensjahr herum bekommen, waren sie 2018 bei der Geburt des ersten Kindes im Schnitt bereits 30 Jahre alt.[36] Das bedeutet aber, dass eine 30-jährige Frau, die schwanger werden will, bereits seit etwa 15 bis 20 Jahren ihre Regel hat. Sie hatte also im Schnitt 200-mal ihre Menstruation, bevor ihre Gebärmutter erstmals durch eine Schwangerschaft zum Einsatz kommt.

Doch leider spielt die Anzahl der Regelblutungen bei der Entwicklung der Endometriose eine große Rolle. Eine hyperaktive Gebärmutter gibt heutzutage im Schnitt 20 Jahre lang Monat für Monat alles! Leider ergeben sich daraus Nachteile für Frauen, die diese Veranlagung haben. Was früher ein Vorteil war, birgt inzwischen das Risiko, eine Endometriose zu entwickeln. Zumindest könnte das eine Erklärung für die zunehmende Zahl an Endometriose-Fällen sein. Beweise gibt es dafür nicht, aber logisch erscheint es allemal.

Warum erkläre ich das: Natürlich bin ich für Geburtenkontrolle, und auch ich möchte nicht, dass Teenager schwanger werden. Frauen sollen ihr Leben so leben können, wie sie es wollen. Ein Recht, das unsere Mütter und Großmütter für uns erkämpft haben – und das wir bis heute immer wieder verteidigen müssen. Aber ich möchte auch, dass Frauen überhaupt schwanger werden können – auch mit Endometriose. Und ich will auf gar keinen Fall, dass Frauen unter ihrer Regelblutung und den Schmerzen mit Endometriose so sehr leiden.

## Die hyperaktive Gebärmutter

Eine Gebärmutter, die die Veranlagung der Hyperperistaltik mit hohen intrauterinen Drücken hat, birgt auch das Risiko, dass es zur Mikrotraumatisierung der Übergangszone von Gebärmutterschleimhaut und Gebärmuttermuskulatur (Junktionalzone) kommt. Die Gebärmutter ist anders aufgebaut als der Darm. Sie verfügt nicht über eine Verschiebeschicht zwischen der Schleimhaut und der Muskulatur, sodass die Scherkräfte direkt wirken können. Auf diese Weise kann ein Prozess der Autotraumatisierung mit Hochregulation der Wundheilungsprozesse (Entzündungen) in Gang gesetzt werden, die dann peu à peu die Junktionalzone verändern, wodurch Archimetrose (siehe Seite 9) entsteht.[37] Ab wann das Risiko der Aktivierung von uterinen Stammzellen besteht, ist bisher nicht bekannt, denn leider haben wir keine Möglichkeit, die Gebärmutter genau auf diese Mechanismen hin zu untersuchen, denn die befindet sich unantastbar im Körper der Frau verborgen.

# Stadien der Endometriose

**Das große Problem bei dieser Krankheit ist, dass sie von den betroffenen Frauen zunächst nur »gefühlt« werden kann.**

Erst nachdem die Krankheit schon weit fortgeschritten ist, können wir Veränderungen im Gewebe erkennen und nachweisen. Doch bis dahin haben die Frauen bereits einen langen und schmerzvollen Leidensweg hinter sich. Etwa 90 Prozent der Frauen, die später eine Endometriose bekommen, hatten bereits bei der ersten Regelblutung Schmerzen (primäre Dysmenorrhoe).
Zu diesem frühen Zeitpunkt ist die Erkrankung noch nicht sichtbar und zunächst »nur« durch extrem starke Regelschmerzen charakterisiert (biochemische Ebene). Erst im Lauf der Zeit kommt es zu Veränderungen auf zellulärer Ebene: Jetzt finden Umbauprozesse in der Gebärmutter statt, genauer in der Übergangszone von Gebärmutterschleimhaut (Endometrium) und Gebärmuttermuskulatur (Myometrium), also der Junktionalzone. Daraus entwickelt sich eine Archimetrose, die später dann zur Adenomyose und letztlich zur Endometriose führen kann.

Man kann sich das wie ein ganz schwaches Erdbeben vorstellen, bei dem mikroskopisch kleine, quasi nicht sichtbare Risse im Gewebe entstehen. Was zunächst harmlos ist, führt mit der Zeit dazu, dass sich die Architektur des Gewebes der Junktionalzone verändert und aufbricht. Jetzt erst können wir die Gewebsveränderungen im 3-D-Ultraschall sehen. Wenn dann auch noch aktivierte Stammzellen in die Tiefe der Gebärmuttermuskulatur abwandern – aufgrund der Risse können sie das –, kommt es auch dort zur Ansiedlung von Endometriose-Herden. Jetzt können wir verdickte Muskelwände der Gebärmutter erkennen (siehe Seite 86–88).

In dieser frühen Phase können bereits starke Regelschmerzen bestehen, ohne dass man per 3-D-Ultraschall sichtbare Veränderungen in der Gebärmutter sehen können muss. Übrigens muss es gar nicht jeden Monat zu starken Schmerzen kommen, denn das Ganze ist sehr abhängig davon, ob es eine Ovulation gab (siehe Seite 30–36), also ob ein Eisprung stattgefunden hat. Denn nur dann erfolgt eine wirkliche Abbruchblutung, die dann typischerweise auch schmerzhaft ist.
Zyklen ohne Eisprung können mit einer schmerzfreien Blutung einhergehen. Das irritiert viele junge Frauen, ist damit aber einfach zu erklären. Manche meiner Patientinnen entschuldigen sich regelrecht dafür, dass sie nicht immer diese schlimmen Schmerzen haben. Nicht nötig, ich glaube euch trotzdem!

## Wehret den Anfängen

**Eine hyperaktive Gebärmutter mit einer gestörten Peristaltik erhöht das Risiko für die Entwicklung einer Adenomyose und einer Endometriose.**

Neuere wissenschaftliche Untersuchungen belegen darüber hinaus, dass beim unerfüllten Kinderwunsch sehr oft eine Adenomyose im Spiel ist. Andere Studien belegen, dass verdickte Gebärmutterwände das Risiko für eine Fehlgeburt erhöhen. Das müsste möglicherweise alles nicht sein, wenn bereits die Dysmenorrhoe (siehe Seite 45) frühzeitig ernst genommen und behandelt werden würde. Sehr wahrscheinlich ließe sich so der Prozess einer Adenomyose- beziehungsweise Endometriose-Entwicklung verhindern (frühe sekundäre Prävention). Es gibt dazu leider bisher keine wissenschaftlichen Daten, doch liegen uns mehr und mehr Daten von Jugendlichen mit Adenomyose vor: Im Endometriose-Zentrum der Charité betreuen wir über 300 Mädchen, die eindeutig Adenomyose haben, und nicht wenige auch schon mit der Diagnose Endometriose.

FRÜHERKENNUNG UND FRÜHE, KONSEQUENTE THERAPIE SIND DIE EINZIGEN MÖGLICHKEITEN, UM DIE ENTWICKLUNG EINER AUSGEDEHNTEN ENDOMETRIOSE ZU VERMEIDEN.

Wenn ich meinen Patientinnen eine therapeutische Amenorrhoe vorschlage – also eine Hormontherapie mit dem Ziel, die Blutung und damit die Schmerzen zu stoppen –, komme ich mir dennoch oft wie eine Spielverderberin vor. Natürlich kann ich verstehen, dass viele junge Frauen keine Hormone mehr nehmen wollen, doch gibt es derzeit keine Alternativen. Und der Entwicklung einer Adenomyose oder Endometriose mit offenen Augen entgegenzublicken, ist etwas, das ich als Ärztin nur schwer akzeptieren kann, zumal ich weiß, dass so viele Frauen, nach Jahren der Schmerzen, die Diagnose Endometriose dann tatsächlich bekommen.

# ENDOMETRIOSE IST EINE **HORMON-ABHÄNGIGE ERKRANKUNG**

**Bei Endometriose siedelt sich im Prinzip gutartiges Gewebe aus Gebärmutterschleimhaut- und Gebärmuttermuskelzellen außerhalb der Gebärmutterhöhle an. Doch da hat es natürlich nichts zu suchen.**

Gebärmutterschleimhaut gehört in die Gebärmutterhöhle und nirgendwo anders hin: nicht ins Bauchfell, nicht an die Eierstöcke, nicht in die Blase oder in den Darm. Wenn es jedoch zur Ansiedlung etwa in der Gebärmuttermuskelwand oder im Bauchraum kommt, dann ist dieses Gewebe hormonaktiv, genauso wie das, das in der Gebärmutter vorkommt. Gerade während der Menstruation setzt das Gewebe Botenstoffe und sogenannte Schmerzmediatoren frei. Außerdem reagiert das Immunsystem auf das Gewebe, das dort wächst, wo es nicht hingehört, und verursacht Entzündungen.

Endometriose ist also eine hormonabhängige und damit zyklusabhängige Erkrankung. Als Zyklus wird ein kreisförmig in sich abgeschlossener und sich regelmäßig wiederholender Vorgang bezeichnet. Der weibliche Menstruationszyklus, der mit der Monatsblutung beginnt und endet, ist das Paradebeispiel eines Zyklus. Ab der Menarche im Teenageralter bis zur Menopause um das 50. Lebensjahr wiederholt sich dieser Kreislauf bei einer Frau Monat für Monat. Bevor ich näher auf die Therapiemöglichkeiten bei einer Endometriose eingehe, möchte ich daher erklären, wie der weibliche Menstruationszyklus funktioniert und was bei Endometriose während des Zyklus passiert.

## DIE WEIBLICHEN FORTPFLANZUNGSORGANE

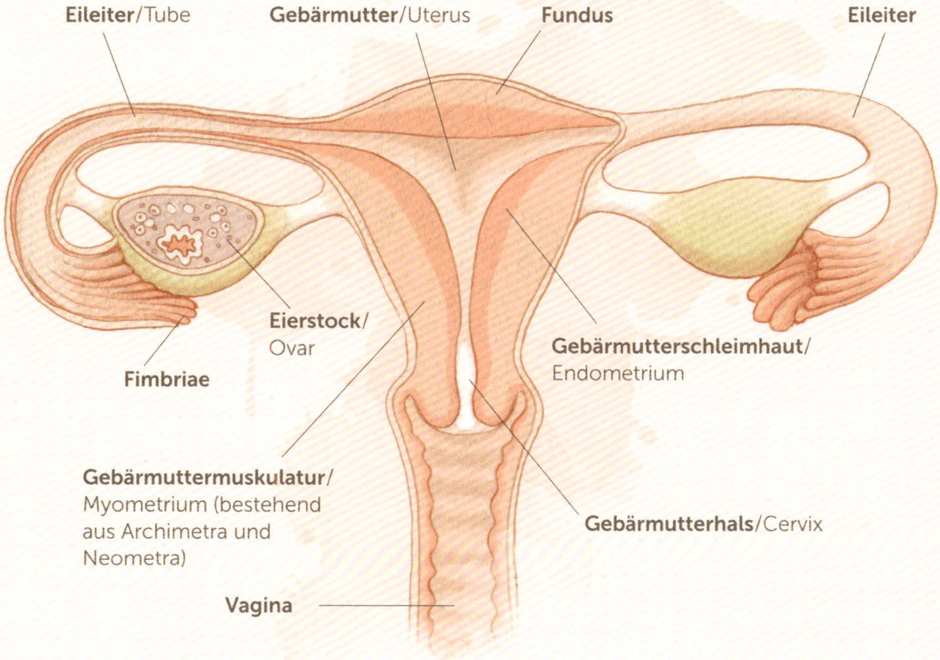


Schematische Darstellung der inneren Geschlechtsorgane einer Frau

# Der weibliche Zyklus

**Innerhalb eines Zyklus kommt es zum Eisprung, worauf eine Eizelle vom Eileiter aufgenommen wird und dort nach 24 Stunden abstirbt – es sei denn, sie wird inzwischen von einem Spermium befruchtet.**

Ohne das Signal, das nur von einer befruchteten Eizelle ausgehen kann, wird mit der Regelblutung die Gebärmutterschleimhaut, die sich in der Zwischenzeit aufgebaut hat, vom Körper ausgestoßen. Das ist die Kurzfassung. Wenn ich meine Studentinnen und Studenten frage, warum geschlechtsreife Frauen bluten, bekomme ich meist eine ähnliche Antwort: Es hätte was mit der Gebärmutter zu tun, und dass die ja blutet … Ja, stimmt irgendwie, allerdings auch nicht so ganz.

## Die Hauptrolle spielen Hormone

Die **Gebärmutter** (oder lateinisch: der Uterus) ist ein Erfolgsorgan im hormonellen Regelkreislauf. Das bedeutet, sie entscheidet gar nichts, sie macht auch nichts von allein, sondern sie reagiert rein auf bestimmte Hormone. Alle Vorgänge in der Gebärmutter werden also von Hormonen gesteuert.

Und diese Hormone entstehen zunächst im Gehirn, genauer im Hypothalamus und in der Hypophyse (Hirnanhangsdrüse). Doch der Reihe nach. Alles beginnt im **Hypothalamus,** denn dort wird unser Schrittmacherhormon, das **Gonadotropin-Releasing-Hormon (GnRH),** gebildet. Der Trick dabei ist, dass dieses Hormon pulsatil, etwa alle 90 Minuten, ausgeschüttet wird – und solange dieser Rhythmus beibehalten wird, ist auch alles in bester Ordnung.

Unter bestimmten Umständen, beispielsweise bei extremem Stress, wie er zum Beispiel durch Krieg, Flucht oder eine Hungersnot, aber auch aufgrund einer Magersucht ausgelöst werden kann, kann die Pulsation zum Erliegen kommen. Die Folge: Die Frauen bekommen keine Monatsblutung mehr. Bleibt die Regel über drei bis sechs Monate vollständig aus, spricht man von einer Amenorrhoe. Mit dieser Reaktion schützt sich der Körper vor einer Schwangerschaft in Notzeiten, die den Körper belasten würde. Das kann ein Grund sein, weshalb es auch in weniger heftigen Stressphasen mit viel Arbeit, Wechselschichten, Prüfungsstress und so weiter zu unregelmäßigen Zyklen kommen kann. Das ist also eigentlich gar nichts Schlimmes, sondern eine ganz vernünftige Reaktion des Körpers auf Stress. Doch viele Frauen werden total nervös, wenn ihr Zyklus nicht wie ein Uhrwerk funktioniert. Mein Tipp: Seien Sie nicht so streng mit sich und ihrem Körper, das kann mal passieren.

Findet die Pulsation jedoch regelmäßig statt, erreicht ausreichend viel GnRH die Hypophyse, die daraufhin damit beginnt, das **follikelstimulierende Hormon (FSH)** freizusetzen, das in Vesikeln (mikroskopisch kleinen Bläschen in Zellen) gespeichert ist. Mit dem Blut gelangt es zum Eierstock (Ovar), wo es an Rezeptoren andockt und die von Granulosazellen umgebenen Eizellen (Follikel) stimuliert – daher der Name follikelstimulierendes Hormon. Jetzt werden mehrere Eizellen zur Reifung angeregt. Die fleißigen Granulosazellen bilden derweil Östrogene, denn parallel zur Eizellenreifung soll die Gebärmutter auf den Fall vorbereitet werden, dass sich bald eine befruchtete Eizelle in ihr einnisten könnte: Unter dem Östrogeneinfluss baut sich also die Gebärmutterschleimhaut schön auf.

Parallel misst die Hypophyse nun die Östrogenkonzentration im Blut und registriert, wann genügend Eizellen auf dem Weg sind. Daraufhin nimmt sie Tempo aus der Sache, worauf die Konzentration von FSH im Blut wieder sinkt. Ab jetzt muss der schönste und beste Follikel es ohne FSH-Anschub allein schaffen – andernfalls gibt es eben mal keinen Eisprung. Dieser Follikel, der nun immer größer wird, produziert jetzt seinerseits

# HORMONELLE STEUERUNG DES MENSTRUATIONSZYKLUS

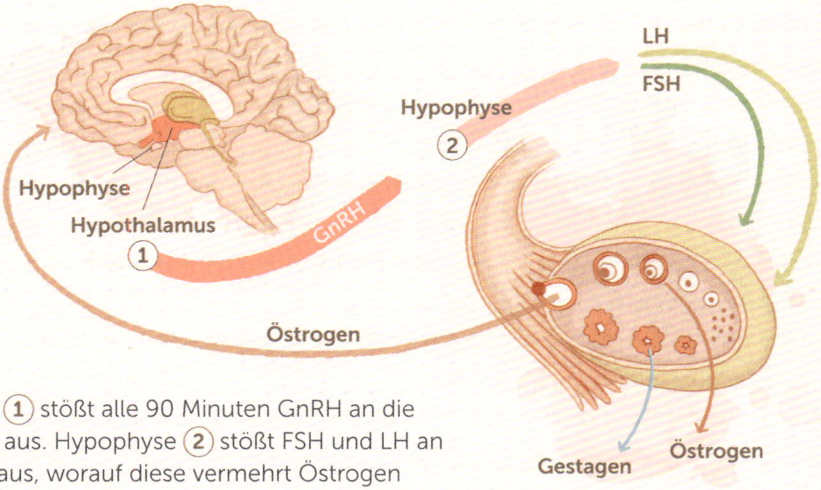


Hypothalamus (1) stößt alle 90 Minuten GnRH an die Hypophyse (2) aus. Hypophyse (2) stößt FSH und LH an die Eierstöcke aus, worauf diese vermehrt Östrogen ausschütten.

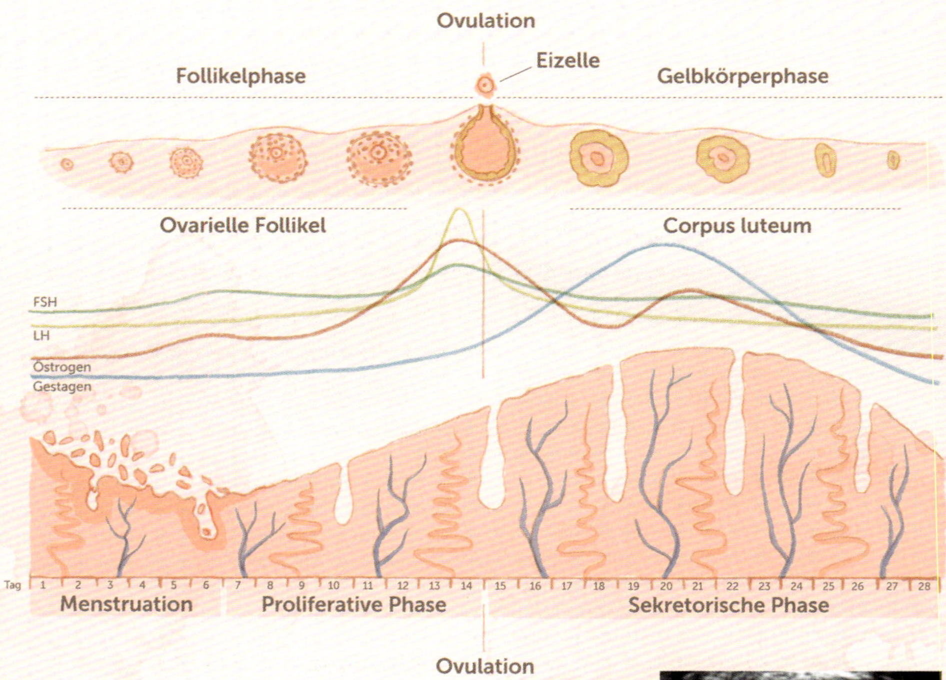


Die Stadien des Zyklus bei einer durchschnittlichen Dauer von 28 Tagen: Etwa sechs Tage nach dem Eisprung hat sich die Gebärmutterschleimhaut vollständig ausgebildet. Das Ultraschallbild zeigt eine Gebärmutter mit hoch aufgebauter Schleimhaut.

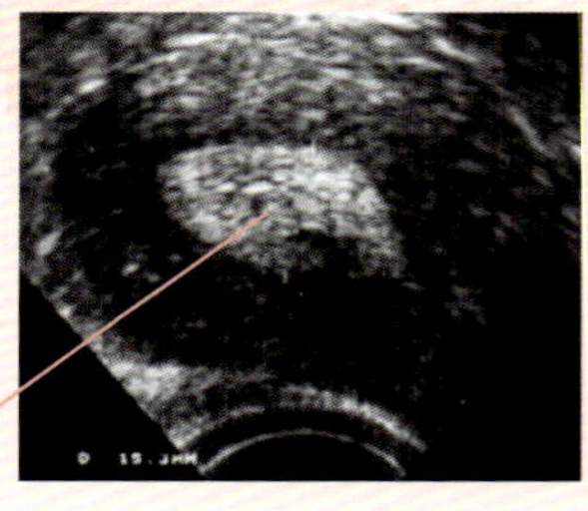

Östrogen: Die Konzentration von Östrogen im Blut steigt weiter kontinuierlich an und die Gebärmutterschleimhaut baut sich weiter auf. Hat die Östrogenkonzentration ihren Höhepunkt erreicht, reagiert die Hypophyse erneut, indem sie nun das **luteinisierende Hormon (LH)** freisetzt, das schließlich den **Eisprung** (Follikelsprung) auslöst. 24 Stunden später geht der Follikel auf und die reife Eizelle löst sich aus der Follikelwand. Die Fimbrien (Schleimhautfransen des Eileiters) finden die Stelle am Eierstock, an der der Eisprung stattfindet, und nehmen die Eizelle in den Eileiter auf, wo sie – sollte sie auf Spermien treffen – befruchtet werden kann. Nach dem Eisprung ist die Eizelle ungefähr 24 Stunden lang befruchtungsfähig. Wird sie nicht befruchtet, stirbt sie ab.
Aus dem Follikel, der bisher die Eizelle beherbergt hat, bildet sich in der Zwischenzeit der **Gelbkörper** (Corpus luteum), der neben Östrogen auch das Gelbkörperhormon Gestagen produziert, zu dessen wichtigsten Vertretern Progesteron gehört. Das Progesteron sorgt dafür, dass die Gebärmutterschleimhaut sich umwandelt (sekretorische Phase), um optimale Bedingungen für eine befruchtete Eizelle zu schaffen. Sollte es tatsächlich zur Befruchtung der Eizelle kommen, wird die Blastozyste (so heißt die befruchtete Eizelle jetzt) noch sechs Tage durch den Eileiter wandern, bis sie schließlich in der Gebärmutterhöhle ankommt, um sich dort niederzulassen.

### Oldtimer Gebärmutter

Eine Gebärmutter, die 20 Jahre ihren Job gemacht hat – Schleimhaut aufbauen, alles für die befruchtete Eizelle vorbereiten, wieder vergeblich, also Schleimhaut wieder abstoßen und alles zurück auf Anfang –, darf auch ihre Macken haben. Bei einem Auto, das 20 Jahre gefahren wurde, können wir auch nicht davon ausgehen, dass es noch top in Ordnung ist und uns niemals im Stich lassen wird. Es ist also klar, dass es mit der Zahl der durchgemachten Zyklen auch zu strukturellen Veränderungen (Adenomyose) in der Gebärmutter kommen kann, die nicht wieder rückgängig zu machen sind und möglicherweise später zu Störungen führen.

## Schwanger oder nicht

Sollte es zur Befruchtung gekommen sein und die Blastozyste die Gebärmutter erreichen, setzt sie sich dort fest (Nidation) und es beginnt die **Plazentation,** also die Entwicklung des **Mutterkuchens** (Plazenta). In einem Teil der Plazenta, den Syncytiotrophoblasten, wird dann das **humane Choriongonadotropin (hCG)** gebildet, ein Hormon, das man frühestens acht Tage nach der Befruchtung der Eizelle im

Blut nachweisen kann und etwa zwei bis drei Tage vor Ausbleiben der Regel auch im Urin. Doch seine Funktion als Schwangerschaftsindikator (die meisten Schwangerschaftstests basieren allein auf dem Nachweis von hCG) ist nur ein praktischer Nebeneffekt. Die Hauptaufgabe des Peptidhormons hCG ist es, den Gelbkörper noch im Eierstock (Ovar) zu motivieren, weiterhin das **Gelbkörperhormon Progesteron** zu produzieren, damit die Schwangerschaft aufrechterhalten bleibt – in den ersten sieben bis acht Wochen der Schwangerschaft ist allein der Gelbkörper dafür verantwortlich. Erst anschließend wird die Progesteron-Bildung zunehmend von der Plazenta übernommen. Der Gelbkörper wird bis zum Ende des vierten Schwangerschaftsmonats weiterhin Progesteron produzieren. Die Gelbkörperhormone werden übrigens auch vom Gehirn wahrgenommen: Die Hypothalamus/Hypophyse-Einheit registriert, dass erst mal kein weiterer Eisprung nötig ist. Statt eines neuen Zyklus beginnt jetzt eine Schwangerschaft – also zehn (Mond-)Monate Zykluspause.

DER ZYKLUS WIRD VON HORMONEN GESTEUERT.

Kommt es dagegen nicht zur Befruchtung der Eizelle, wird auch kein Peptidhormon hCG gebildet. Etwa neun Tage nach dem Eisprung beginnt der Gelbkörper daraufhin, sich in Narbengewebe zu verwandeln und schüttet immer weniger Progesteron aus – es kommt zur Regelblutung. Ein Zyklus ist beendet, der nächste kann beginnen.

## Hohe Empfängnisbereitschaft

Es ist erstaunlich, dass der weibliche Homo sapiens es schafft, trotz dieser sehr aufwendigen und komplizierten Vorgänge so viele Zyklen zu erleben – nämlich etwa 400 in einem Frauenleben, vorausgesetzt, dass keine Schwangerschaften auftreten und die Menopause mit etwa 50 Jahren eintritt. Eine echte Höchstleistung, immerhin kostet das eine Menge Energie! Die meisten Säugetiere sind nicht das ganze Jahr über empfangsbereit, sondern nur dann, wenn sie ihre Jungen auch versorgen können. Unsere Vorfahren stammen sehr wahrscheinlich aus Afrika, genauer aus der Region südlich der Sahara, wo das Klima ausgeglichen war. Später haben sie gelernt, durch Heizen, warme Kleidung und Vorratshaltung auch im Winter für optimale Bedingungen zu sorgen. Es ist ziemlich einmalig, dass wir Menschenfrauen, solange wir einen Eisprung haben, ununterbrochen fortpflanzungsfähig sind. Es wäre viel ökonomischer und angenehmer, wenn wir unserem Körper irgendwie beibringen könnten, dass er das anders regeln soll: Eisprung und Aufbau der Gebärmutterschleimhaut nur dann, wenn wir ein Baby haben wollen, zum Beispiel weil die wirtschaftlichen und persönlichen Voraussetzungen stimmen. Dann müssten wir Frauen nicht Monat für Monat bluten.
Doch so ist es leider nicht. Die Sache entwickelt sich genau entgegengesetzt: Offenbar ist die Geschlechtsreife abhängig von geografischen und wirtschaftlichen Faktoren,

denn in den westlichen Industrienationen bekommen Mädchen ihre Blutung immer früher – zwischen dem zehnten und dem 13. Lebensjahr.[1] Für dieses Phänomen gibt es verschiedene Erklärungsansätze. So könnten für die frühe Menarche Umwelteinflüsse, veränderte Ernährungsgewohnheiten, Gewichtszunahme, hohe Hygienestandards und die abnehmende körperliche Belastung verantwortlich sein. Also eigentlich alles Top-Argumente für Schwangerschaften, oder nicht?

### Die Zyklusdauer

Der optimale Zyklus dauert 28 Tage und am 14. Zyklustag ereignet sich der Eisprung. Woher ich das weiß? Die Follikelphase (die erste Zyklushälfte, die mit dem ersten Tag der Periode einsetzt) ist variabel, aber die Gelbkörperphase (die zweite Zyklushälfte, die mit dem Eisprung einsetzt) ist stabil, sie dauert 14 Tage. Wenn also Frauen einen sehr kurzen Zyklus haben, dann reifen ihre Follikel schnell heran. Ist der Zyklus länger, dann deshalb, weil die Follikel länger für die Reifung brauchen. Frauen mit Follikelreifungsstörungen, wie sie beispielsweise für das polyzystische Ovar-Syndrom (PCOS) typisch sind, haben Zyklen von 33 Tagen und mehr.

## Der Einfluss des Zyklus auf die Endometriose

Weil das Gewebe der Endometriose-Herde dem der Gebärmutterschleimhaut ähnelt, unterliegt es ebenfalls dem Einfluss des Östrogenspiegels. So zuverlässig, wie die Schleimhaut der Gebärmutter auf die Hormone reagiert – sich aufbaut (siehe Abbildung Seite 32) und aktiviert –, reagieren leider auch die Endometriose-Herde. Das ist ja das Ärgerliche, sie sind eben gebärmutterschleimhautähnlich und unterliegen somit auch dem Einfluss des Östrogens. Mit dem Abfall der Hormonspiegel wird das Signal zur Monatsblutung gegeben. Dabei verändern sich die Blutgefäße der Gebärmutter, die die Schleimhaut zunächst versorgt haben, und es kommt zur Unterversorgung des Gewebes mit Sauerstoff. Darüber hinaus werden Botenstoffe wie Prostaglandine freigesetzt, worauf die Gebärmutterwand sich zusammenzieht und das Gewebe abstößt. Diese Botenstoffe aktivieren auch die Schmerznervenfasern (siehe Seite 125): Es kommt zu akuten Schmerzen, die aber wieder aufhören, sobald das Gewebe sich regeneriert. Wir sprechen dann von einem nozizeptiven Schmerz, also einem akut entzündlichen Schmerz, wie bei einem entzündeten Pickel, der schmerzt, solange er gefüllt ist. Ist der Entzündungsherd raus, heilt die Entzündung ab und der Schmerz ist vorbei. Weil all dies zyklisch östrogenabhängig stattfindet und nicht nur in der Gebärmutter, sondern auch in Endometriose-Herden, ist bei Endometriose sowohl die Gabe von Hormonen als auch von Schmerzmitteln sinnvoll (siehe Seite 106–118, 125–136). Das große Problem: Die Endometriose-Herde werden mit der Monatsblutung leider nicht wie die Gebärmutterschleimhaut einfach hinweggeschwemmt, um sich dann mit dem neuen Zyklus wieder aufzubauen. Im Gegenteil: Die Endometriose-Herde bleiben, sie formieren sich, sie bilden Gewebe und sie führen zu entzündlichen Reaktionen in Umgebungsgeweben. Daraufhin kommt es zur Vermehrung von Bindegewebe (Fibrosen), das die Drüsen (Epithel- und Stromazellen) mehr und mehr einschließt. Darüber hinaus kommt es mit der Zeit dazu, dass die Endometriose-Herde tiefer ins Gewebe eindringen.

### Schmerzmediatoren

Bei Schmerzmediatoren handelt es sich um körpereigene, schmerzherbeiführende Moleküle, die durch eine Entzündung freigesetzt werden und aktiv sind – dazu gehören Prostaglandine, ATP, Bradykinin, Histamin, Neuropeptide, Protonen, Zytokine und Chemokine. Diese docken dann an Rezeptoren an, die an Schmerznervenfasern sitzen. Dadurch werden die sonst ruhenden Schmerzfasern aktiviert und leiten das Signal »Schmerz« weiter. So wird ein biochemisches Signal quasi in eine Information umgewandelt.

## Endometriose-Herde

**Weil Endometriose-Herde nicht verschwinden, verändern sich Endometriose-Läsionen auch – also die Areale, die mit Endometriosegewebe besetzt sind.**

Die typischen Läsionen sind zumindest für die Bauchfellherde ganz anschaulich beschrieben, weil man sie bei der Bauchspiegelung gut erkennen kann: Im Frühstadium sind sie glasig und manchmal noch kaum zu erkennen, wie minikleine Bläschen. Wenn bereits Hormone eingenommen werden (Pille), sind diese glasigen Endometriose-Herde oft nicht sichtbar, können aber trotzdem Schmerzen machen, und man operiert dann quasi »dran vorbei« (siehe Seite 143 und 168). Oder sie sind eher rötlich (man hat diese Form immer als »aktiv« bezeichnet). Später, nach-

ENDOMETRIOSE-HERDE VERSCHWINDEN NICHT VON ALLEINE UND SIND HORMONAKTIV.

dem sich im betroffenen Gewebe kleine Drüsen gebildet haben, in denen sich altes Blut sammelt (weil es eben nicht irgendwohin ablaufen kann), erscheinen sie eher als schwarze, dunkle Punkte, das sind so die typischen Endometriose-Herde. Außerdem können sie auch weiß werden, narbig, wie »ausgebrannt«, weil Drüsen auch wieder zugrunde gehen und sich das Gewebe narbig verändert. Noch wissen wir nicht genau, was biochemisch in den verschiedenen Stadien passiert. Sicherlich sind manche »aktiver« als andere.

## Wie wir die Endometriose-Herde untersuchen

Aus dem, was wir Ärzte während einer Bauchspiegelung sehen können – die unterschiedlichen Farben und Beschaffenheiten der Gewebe, die Wachstumsmuster und so weiter –, schließen wir, dass die Endometriose-Herde unterschiedlich aktiv sind.

Leider ist es bisher nicht möglich, die Aktivität, also zum Beispiel die Konzentration von bestimmten Gewebsbotenstoffen (etwa Prostaglandinen), zu messen, denn dazu müsste man die Herde quasi einzeln aus dem Körper »herausbeamen« können, um sie zu untersuchen. Das Problem: Beim Herausoperieren muss das Gewebe mit einer Zange angefasst werden, wodurch Gewebsdefekte entstehen. Dabei werden die Zellen derart gestresst, dass sie Gewebsbotenstoffe ausschütten, die jedoch nichts mit der Endometriose zu tun haben – wodurch es möglicherweise zu verfälschten Messergebnissen kommen könnte. Dennoch wissen wir, dass da eine ganze Menge los ist, weil wir »verdächtiges« Gewebe bei einer Operation natürlich trotzdem herausnehmen, um zu sehen, ob Endometriosezellen drin sind.

In der Pathologie wird das Gewebe dann weiter untersucht. Dazu wird eine Hämatoxylin-Eosin-Färbung (HE-Färbung) vorgenommen, bei der Zellkerne eingefärbt und Zellen somit sichtbar gemacht werden. Sollten sich dadurch Drüsen, also Stroma- und Epithelzellen finden, sowie Makophagen (Fresszellen), wäre die Diagnose Endometriose bestätigt (siehe Abb. Seite 38 links).

Wir haben in meinem Grundlagenforschungslabor in der Charité zusätzlich umfangreiche immunhistochemische Untersuchungen an den Geweben durchgeführt. Dazu wurden diese in hauchdünne Scheibchen geschnitten, auf einen Objektträger gezogen und dann unter dem Mikroskop betrachtet. Auf diese Weise kann man das Gewebe analysieren. Je nach Fragestellung gehe ich spezifisch vor: Will ich beispielsweise wissen, ob Muskelzellen im Gewebe sind, nehme ich einen Antikörper gegen ein Molekül, das in Muskelzellen vorhanden ist. Wenn er dann an die Moleküle andockt, werden die Muskelzellen sichtbar – indem eine Färberaktion diese dann rot färbt (siehe Abb. Seite 38 rechts). Das ist toll. So konnten wir an sehr vielen Endometriose-Präparaten nachweisen, dass sie sehr aktiv sind und besser verstehen, was da so alles passiert.

## Endometriosegewebe ist hoch aktiv

Auf diese Weise konnten wir zeigen, dass es in den Endometriose-Herden zur Freisetzung von Schmerzmediatoren, Entzündungsmediatoren, aber auch einer ganzen Reihe von Wachstumsfaktoren kommt. Dazu gehören Botenstoffe, die das Nerven- und Gefäßwachstum anregen.

**Entzündungsbotenstoffe** locken Immunzellen an. Charakteristisch für Endometriose-Gewebe ist eine hohe Anzahl kleiner Entzündungscluster, daher wissen wir jetzt, dass dort relativ viel Entzündungsreaktion passiert.

Außerdem wollte ich wissen, ob es auch Nervenfasern gibt. Und tatsächlich konnten wir neu aussprossende Nervenfasern, aber auch Blutgefäße und Lymphgefäße darstellen, sowie neue Muskelzellen und eben die Prozesse der Fibrose (Vermehrung kollagener Fasern infolge der Entzündung). Somit ist ganz klar: Dieses Gewebe ist hoch aktiv.

Manchmal erkennt man beim Operieren gar keine einzelnen Läsionen mehr, weil das Bauchfell (Peritoneum) zu einer dicken Schwarte umgewandelt worden ist. In diesen Gewebeproben findet der Pathologe dann Endometriose, aber auch Entzündungen und verhärtete und verkalkte Fibrosen.

## ZELLGEWEBE UNTERM MIKROSKOP

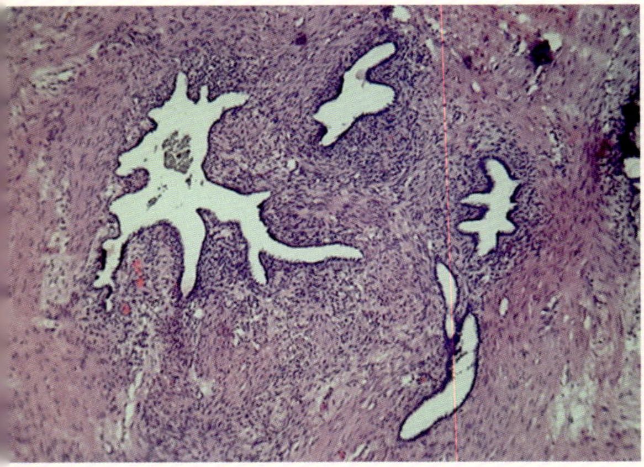

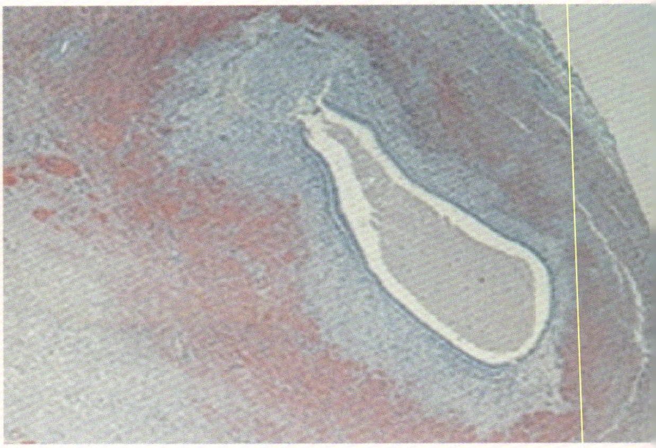

**Mithilfe der HE-Färbung erkennen wir Strukturen und charakteristische Zelltypen im Gewebe:** Epithel- und Stromazellen (dunkelblau) gehören nicht ins Bauchfell – hier handelt es sich um Endometriose (Bild links). Die immunhistochemische Färbung zeigt Muskelzellen (rot), die sich um eine Drüse (weiß und grau) angesiedelt haben. Wir sehen also eine »Mini-Gebärmutter« (Bild rechts).

## Unbehandelte Endometriose manifestiert sich schleichend

Das alles bedeutet: Endometriose-Herde können wachsen und sich verändern – meist sehr langsam und über viele Jahre. Am Anfang sind Schmerzen, aber es ist kaum etwas zu sehen. Nach Jahren des Leids sind die Herde dann deutlich nachweisbar. Inzwischen wird diskutiert, ob Endometriose als progressive Erkrankung eingestuft werden soll – also als Krankheit, die sich in ihrem weiteren Verlauf verschlechtert. Das Problem ist: Wo fängt das Ganze an? Es gibt die Diagnosen der schweren Endometriose dann, wenn sozusagen »alles« verklebt und kaputt ist. Meiner Meinung nach fallen solche Befunde nicht vom Himmel oder sind urplötzlich da: Also ja, ich denke, Endometriose ist progressiv.

Aber immerhin gibt es auch Daten, die darauf hinweisen, dass der grundsätzliche biologische Charakter einer Endometriose sich treu bleiben kann. Frauen, die primär eine Endometriose mit Bauchfellherden haben, entwickeln nicht zwangsläufig eine andere Form der Endometriose, sondern bleiben bei diesem Endometriosetyp, während andere Frauen besonders anfällig für Zysten sind und immer wieder mit Zysten und Verklebungen zur Behandlung kommen.

Tatsächlich aber fehlen uns die Daten, um das ganz genau sagen zu können. Da die Diagnose Endometriose im Mittel erst zehn Jahre nach Symptombeginn gestellt wird, haben wir ein großes »Datenleck«. Um das zu ändern, müsste man alle betroffenen Frauen einmal im Jahr zur diagnostischen Bauchspiegelung einbestellen, ohne Gewebe zu entnehmen – nur um zu schauen und zu dokumentieren. Und das geht natürlich nicht. Es ist also alles nicht so einfach, will ich damit sagen.

# Hormonelle Therapie

**Um also die leidvolle Spirale der Verschlechterung der Situation und der Verschlimmerung der Symptome zu stoppen, sollte im Falle einer Endometriose eine hormonelle Therapie Bestandteil des Gesamttherapiekonzepts sein.**

Wenn Hormone eingenommen werden, dann muss das bitte konsequent geschehen: Die Gebärmutter sollte »ruhen«, das heißt, es darf kein Zyklus und keine Regelblutung mehr erfolgen. Die Indikation für eine Hormontherapie hängt von vielen verschiedenen Faktoren ab und muss für jede Frau individuell erstellt werden. Es gibt auch Situationen, in denen man auf »die Pille« verzichten kann oder sogar sollte (siehe Seite 117).

## Wann ist eine Hormontherapie sinnvoll?

Neben Endometriose können Frauen auch andere zyklische Probleme haben, dazu gehören zum Beispiel zyklische Migräne, das prämenstruelle Syndrom (PMS) und polyzystische Ovarien (PCOS). PMS umfasst komplexe, mitunter heftige körperliche und emotionale Beschwerden, die in jedem Zyklus etwa vier bis 14 Tage vor der Regelblutung auftreten und mit Einsetzen der Periode wieder verschwinden. Beim PCO-Syndrom handelt es sich um eine komplexe hormonelle Störung, bei der perlschnurartig die Eizellbläschen unter der Oberfläche in den Eierstöcken angeordnet sind (daher der Name »Viele-Zysten-Syndrom«, dabei sind aber die kleinen vielen Eizellbläschen gemeint). Sie können aber nicht richtig reifen und springen, was letztlich zu einem erhöhten männlichen Hormonspiegel (Hyperandrogenämie) und einem trägen diabetogenen Stoffwechsel führen kann. Wenn einer Frau also der Zyklus oder die Hormone derart heftige Probleme machen, sollte sie die These, wonach der Zyklus natürlich und gut sein soll, noch einmal überdenken.

Darüber hinaus stehen auch verschiedene gynäkologische Krebserkrankungen in direkter Korrelation zur Anzahl der in einem Frauenleben durchgemachten Blutungen, darunter Eierstock- und Gebärmutterkörperkrebs. Diese Risiken werden durch Schwangerschaften und Stillzeiten deutlich reduziert, aber auch durch eine Pseudoschwangerschaft, die dem Körper mit der Pille vorgegaukelt wird. Die Pille schützt nachweislich vor Eierstock- und Gebärmutterschleimhautkrebs (beides Erkrankungen, die meist erst in der Menopause eine Rolle spielen). Bei Brustkrebs besteht, nach dem momentanen Stand der Wissenschaft, weder eine Risikoerhöhung noch eine Risikoreduktion mit der Einnahme der Pille. Aber Schwangerschaften und Stillzeiten reduzieren das Risiko auch hier.

## Thema: Thromboserisiko

Verständlicherweise machen die Risiken der Pille vielen Frauen und Mädchen Sorgen, allen voran das Thromboserisiko. Thrombosen sind Blutgerinnsel in den Venen. Man spricht von einer Embolie, wenn Blutgerinnsel über die Venen und das Herz in die Lunge wandern und dort Gefäße verstopfen, die für die Sauerstoffaufnahme benötigt werden. Das kann lebensgefährlich sein! Diese Sorge muss selbstverständlich ernst genommen und besprochen werden. Wenn wir jedoch im Zusammenhang mit Endometriose von einer Hormontherapie mittels »Pille« sprechen, geht es einzig und allein um eine medizinische Indikation im Sinne einer hormonellen Therapie. Es geht hier nicht um Verhütung; da kann wirklich jede Frau für sich entscheiden, was sie möchte!

## Ein Wort zur »Pille«

Wir Frauen – ich schließe mich da bewusst mit ein – genießen heute ein freies Leben, das wir auch der Verhütungspille zu verdanken haben.

Seit 60 Jahren gibt es das hormonelle Verhütungsmittel in Form einer Tablette nun schon, das in der Medizin orales Kontrazeptivum (OK) oder kombiniertes orales Kontrazeptivum (KOK) genannt wird. Mit der »Pille« kamen für viele Frauen tatsächlich echte Unabhängigkeit und Selbstbestimmung: Jetzt hatten sie die Verhütung selbst in der Hand. Zunächst kam die »Antibabypille« einem Befreiungsschlag gleich. Sie machte die »sexuelle Revolution« möglich und führte zum sogenannten Pillenknick: Trotz der »freien Liebe«, die jetzt möglich war, gingen in allen westlichen Industrienationen nach der Zulassung der Pille die Geburtenraten zurück.[2]

Aber die »Pille«, die heute nicht mehr »Antibabypille«, sondern Verhütungspille genannt wird, hat unter Umständen auch Nebenwirkungen und Risiken. Dazu gehören Gewichts- und Stimmungsschwankungen, gebremste Lust auf Sex, aber auch Migräne, Depressionen und eine erhöhte Thromboseneigung, vor allem wenn die Patientin übergewichtig ist (und über 35 Jahre), raucht und/oder Bluthochdruck hat. Und die jungen Frauen von heute stehen der hormonellen Verhütung viel kritischer gegenüber als die Generationen vor ihnen. Es besteht ein eindeutiger Trend, auf synthetische Hormone zu verzichten, wie Mitarbeiterinnen von Pro Familia berichten. Der natürliche Zyklus ist gewünscht und die Frauen möchten ihre Blutung und den Eisprung nicht unterdrücken. Die Pilleneinnahme empfinden viele als Eingriff in den natürlichen Lebensrhythmus.

**400-mal ist nicht normal!**

Was dabei jedoch vergessen wird, ist, dass es eben nicht natürlich ist, 400-mal in einem Frauenleben zu bluten! Sorry, aber das muss mal gesagt werden. So leid es mir tut, aber die Natur hat das definitiv nicht so vorgesehen. Im Falle von schweren Regelschmerzen wissen wir, dass das Risiko, eine Endometriose zu entwickeln, von der Anzahl der Blutungen abhängt: Je stärker die Schmerzen während der Blutung sind und je länger sie bestehen, desto höher ist das Risiko, eine Endometriose zu entwickeln. Ich wiederhole das immer wieder, weil es wichtig ist. Ich möchte keiner Frau Angst machen – es dauert viele Jahre, bis sich eine Endometriose entwickelt hat –, aber es ist eine Tatsache, die man nicht ignorieren darf. Ich betone das hier auch deshalb so deutlich, weil sehr viele Frauen mit dem Wunsch nach einer hormonfreien Therapie zu mir kommen. Ich kann das auch verstehen und jede Patientin sollte sich frei entscheiden. Aber bitte informieren Sie sich gründlich, um eine auf Fakten basierende eigene Einstellung zu dem Thema zu finden.

Das individuelle Thromboserisiko muss natürlich durch die behandelnde Ärztin oder den Arzt abgewogen werden. Zu den wichtigsten Risikofaktoren gehören Übergewicht, Rauchen, Bluthochdruck, Migräne mit Aura und familiäre Vorbelastung. Hatte die Patientin bereits selbst eine Thrombose oder Embolie oder besteht eine genetische Disposition, darf keinesfalls ein Kombinationspräparat eingenommen werden – also eine Pille, die Gestagen und Östrogen (meist Ethinylestradiol) beinhaltet. Kombipillen enthalten immer Östrogene und dieses Hormon fördert die Thromboseneigung.

Die Pille wird als Tablette verabreicht, ihre Wirkstoffe werden ins Blut aufgenommen und daher erst einmal durch die Leber geschleust. In der Leber ist eine Menge los, unter anderem werden hier auch die Gerinnungsfaktoren gebildet. Durch eine vorübergehende Interaktion in der Leber kann sich in den ersten Monaten der Pilleneinnahme (bis zu einem Jahr) eine erhöhte Thromboseneigung ergeben, weil die Gerinnungsfaktoren erhöht sind. Dieser Effekt legt sich mit der Zeit, normalisiert sich wieder, wird allerdings auch immer wieder neu angeschoben, wenn etwa eine Pillenpause von einigen Monaten eingelegt und anschließend die Einnahme wieder aufgenommen wird. Die Kombination mit Gestagen macht aber auch noch einiges aus (mehr dazu siehe Seite 107–109).

## Bei Endometriose: Hormontherapie ohne Östrogene

Für die Endometriosetherapie wird bevorzugt eine Gestagenmonotherapie mit sogenannten Progesteron only Pills (POP) vorgeschlagen. Gerade weil wir Endometriose bevorzugt östrogenfrei behandeln wollen. Durch eine östrogenfreie Therapie ist auch das Thromboserisiko ausgesprochen gering. Es ist mit 2,1 Thrombosen auf 10.000 Frauenjahre sogar etwas geringer als bei einem natürlichen Zyklus.

Übrigens: Eine Hormonspirale beeinflusst das Thromboserisiko gar nicht. Somit ist sie eine echte Alternative, wenn eine Thromboseneigung besteht und kombinierte orale Kontrazeptiva (KOK), also Verhütungspillen, die sowohl Östrogen als auch Gestagen enthalten, nicht genommen werden dürfen!

Im Kapitel Hormontherapie erfahren Sie, wie man das geeignete Medikament findet und die Hormontherapie einstellt, aber auch, was zu tun ist, wenn eine Pille Nebenwirkungen macht, denn es geht ja um Lebensqualität, und die soll sich verbessern und nicht verschlechtern (siehe Seite 106–119).

# Thromboserisiko – Zahlen & Fakten

Natürlich müssen wir auch über das generelle Thromboserisiko sprechen, denn wir sind Frauen und produzieren Hormone

Da gerade das Thromboserisiko als besonders beängstigend empfunden wird, möchte ich anhand einiger Zahlen aufzeigen, wie die Realität für Frauen aussieht.[3] Zunächst haben Frauen generell ein höheres Thromboserisiko als Männer, was an ihren körpereigenen Östrogenen liegt.

Zur Einschätzung des Thromboserisikos für Frauen aufgrund der Einnahme von hormonellen Verhütungsmitteln betrachtet man die Anzahl der Thrombembolien auf 10.000 Frauenjahre.

Ohne die Einnahme der Pille kommen auf 10.000 Frauenjahre zwei bis vier Thrombembolien. Mit der Einnahme einer Pille der zweiten Generation sind es fünf bis sieben Thrombembolien auf 10.000 Frauenjahre. Mit der Einnahme von Pillen der dritten und vierten Generation sind es zwischen acht bis elf Fälle pro 10.000 Frauenjahre. Die Verhütungspille erhöht also das Thromboserisiko. Auch die hormonellen Wirkstoffe in Hormonpflastern und im Nuvaring gehen ins Blut über und beinhalten deshalb ebenfalls ein Thromboserisiko.

Übrigens geht jede Schwangerschaft mit einem erhöhten Thromboserisiko einher: Während einer Schwangerschaft erhöht es sich auf 20 Vorfälle pro 10.000 Frauenjahre. In der Nachgeburtsperiode, also wenn sich die Hormone wieder umstellen, steigt es sogar auf 40 bis 65 Thrombosen pro 10.000 Frauenjahre.

Das sollte bei der Abwägung hinsichtlich der Pille bei Einnahme als Medikament aufgrund eines medizinischen Risikos nicht vergessen werden.

# BLUTUNGEN, SCHMERZEN, KINDERLOSIGKEIT

Da sowohl Adenomyose als auch Endometriose hormonabhängige Erkrankungen sind, treten die Symptome beziehungsweise Beschwerden zunächst zyklisch auf. Also irgendwie nach einem immer gleichen Muster, zum Beispiel immer vor, während oder nach der Regelblutung.

Allerdings sind die Muster so individuell wie die Patientinnen und ihre Erkrankung, was es nicht leichter macht, die Endometriose zu diagnostizieren. Im weiteren Krankheitsverlauf können die Beschwerden dann auch azyklisch in Erscheinung treten – auch das macht die Diagnose nicht gerade einfacher. Zu den typischen übergeordneten Symptomen beider Erkrankungen gehören starke Blutungen, Schmerzen und Kinderlosigkeit.

## Eine Krankheit wie ein Chamäleon

**Das Leitsymptom bei Endometriose und Adenomyose ist immer eine schmerzhafte Monatsblutung. Aber auch ungewollte Kinderlosigkeit, Schmerzen beim Geschlechtsverkehr oder beim Wasserlassen sowie andere Schmerzen im Unterleib können Hinweise sein.**

Es beginnt meist mit Regelschmerzen und ausgeprägten zyklischen Unterbauchschmerzen, bei denen Schmerzmedikamente nicht helfen. Übelkeit, Erbrechen, Durchfall – also vegetative Begleitsymptome – sind ebenfalls typisch. Und dann eben auch schmerzhafte Blutungen, obwohl die Pille genommen wird. In diesen Fällen müssten die jungen Frauen eigentlich auf eine Nonstopp-Einnahme umgestellt werden, damit sie nicht mehr bluten (siehe Seite 109 f.). Klarheit bringt hier eine Ultraschalluntersuchung (siehe Seite 86–91) oder eine Bauchspiegelung unter Narkose (siehe Seite 94 f.). Im folgenden Kapitel befassen wir uns der Reihe nach mit Schmerzen, auffälligen Blutungen und ungewollter Kinderlosigkeit. Doch zunächst sollten wir noch einen Blick auf die sehr seltenen Endometriose-Formen werfen, denn die sind naturgemäß am allerschwersten zu diagnostizieren.

## Könnte es Endometriose sein?

### Spezifische Beschwerden

**Schmerzen gehören zu den Leitsymptomen der Endometriose. Auf dieser Seite finden Sie eine Übersicht der Schmerzsymptome:**

- heftige Regelschmerzen (Dysmenorrhoe), oft in Verbindung mit Übelkeit, Erbrechen, Kollapsneigung oder Durchfall
- zyklische Unterbauchschmerzen, meist vor der Blutung. Sie können aber auch in der Mitte des Zyklus beispielsweise zum Eisprung auftreten.
- zyklische Schmerzen beim Wasserlassen (Dysurie)
- zyklische Schmerzen beim Stuhlgang (Dyschezie)
- Schmerzen beim Verkehr (Dyspareunie). Diese treten jedoch meist nicht nur zyklisch auf, sondern können permanent bestehen.

Außerdem können die Schmerzen ausstrahlen oder nur dort auftreten, wo Endometriose-Herde bestehen. Die Diagnose Endometriose ist auch deshalb so schwer, weil die Symptome nicht selten ganz schön in die Irre führen:

- zyklische Rückenschmerzen sind ebenfalls typisch, weil auch das Sacrouterinligament (Verbindung zwischen Gebärmutter und Iliosakralgelenk) betroffen sein kann oder der Schmerz mehr zum Rücken ausstrahlt, was häufig bei retroflektierter Gebärmutter vorkommt – also wenn sie nach hinten, Richtung Kreuzbein geneigt ist, nicht nach vorne, wie normalerweise.
- zyklische Ausstrahlung der Schmerzen in die Beine, oft sogar beide Beine, da die Gebärmutter zur Zeit der Blutung stark durchblutet ist und alles nach unten »drückt«
- zyklischer Blähbauch, »Endobelly« (siehe Seite 196 f.)
- auffällige Blutungen (Hypermenorrhoe)
- eingeschränkte Empfängnisbereitschaft und Unfruchtbarkeit

## Könnte es Endometriose sein?

### Unspezifische Beschwerden

**Leider ist die Liste der Beschwerden noch viel länger. Die Endometriose wird daher auch als Chamäleon unter den gynäkologischen Erkrankungen bezeichnet. Denn mit der Zeit stellen sich eher unspezifische Beschwerden ein, die auch dauerhaft oder chronisch und eben auch unregelmäßig auftreten können, wie etwa:**

- azyklische Unterbauchschmerzen
- Blasenbeschwerden
- unspezifische Darmbeschwerden
- vegetative Begleiterscheinungen: Übelkeit, Erbrechen, Durchfall
- Magenbeschwerden
- Kopfschmerzen, Schwindel
- Schmerzen um den Eisprung
- unregelmäßige Unterbauchschmerzen
- Rückenschmerzen
- Ausstrahlung der Schmerzen in die Beine
- chronische Erschöpfung

Typisch für die Endometriose ist also häufig ein komplexes Beschwerdebild. Die verschiedenen Schmerztypen und Symptome können isoliert oder in Kombination auftreten.

## Seltene Endometriose-Formen und ihre typischen Symptome

Auch seltene Endometrioseformen wie Bauchnabel-, Bauchdecken- oder Lungenendometriose machen zyklische Beschwerden. Je nachdem, wo die Endometriose-Herde sonst noch sitzen, kann es auch an vom Unterleib weit entfernten Stellen zu zyklischen Schmerzen kommen.

Haben sich beispielsweise Endometriose-Läsionen am Zwerchfell angesiedelt, kommt es typischerweise zu rechtsseitigen zyklischen Schulterschmerzen. Das liegt an einer Schmerzausstrahlung über die Nervenversorgung des Zwerchfells, die von der Halswirbelsäule herunterreicht (Nervus phrenicus, Zwerchfellnerv). Wenn die Herde hinter der Leber liegen, können sie stechende Schmerzen im Rücken verursachen. Das ist anatomisch gesehen eigentlich logisch, man muss nur darauf kommen.

Der Punkt ist einfach, dass es nicht so leicht ist, den Zusammenhang zwischen dem Schmerz mit einer Erkrankung der Gebärmutterschleimhaut zu sehen: Mit Schulterschmerzen geht man ja nun mal nicht gleich zum Frauenarzt – was soll man da? Und der Orthopäde denkt so lange, es handelt sich um ein Problem der Schulter, bis dann auffällt, dass die Schmerzen immer im Zusammenhang mit der Blutung auftreten. So können schon mal Monate bis Jahre vergehen …

TYPISCH IST, DASS DIE SCHMERZEN ZYKLISCH SIND, ALSO IM ZUSAMMENHANG MIT DER BLUTUNG STEHEN.

Meist sind Endometriose-Herde am Zwerchfell rechts lokalisiert und nur sehr selten links. Einmal hatte ich eine Patientin, die neben der rechtsseitigen Zwerchfellendometriose tatsächlich auch einen nicht ganz kleinen Befund im linken Zwerchfell hatte, direkt unter dem Herzen. Und tatsächlich beschrieb sie auf Nachfrage neben den rechtsseitigen Schulterschmerzen auch zyklische Oberbauchschmerzen wie Magenschmerzen und Übelkeit. Das passte gut zum Befund, ist aber tatsächlich sehr, sehr selten.

Auch die **Bauchnabelendometriose** ist ausgesprochen selten und bleibt ebenfalls oft sehr lange ohne Diagnose, weil die Patientinnen sich damit meist nicht bei ihrer Gynäkologin vorstellen, sondern eher einen Hautarzt oder gleich eine Chirurgie aufsuchen. Für die Bauchnabelendometriose sind zyklische Schmerzen typisch, die extrem heftig ausfallen können: So kann um den Nabel herum der ganze Bauch empfindlich sein. Besonders häufig ist ein gut tastbarer Knoten, der zyklisch anschwillt und, wenn er Verbindung zur Haut hat, sogar zyklisch bluten kann. Oft wird jedoch fälschlicherweise die Diagnose »Verdacht auf Nabelbruch« (Nabelhernie) gestellt – und operiert. Wenn die Patientin Glück hat und eine feingewebliche Untersuchung gemacht wird, kann es vorkommen, dass die Endometriose entdeckt wird. Nicht selten ist der Endometriose-Herd dann aber noch gar nicht komplett aus dem gesunden Gewebe entfernt und das Problem bleibt weiter bestehen.

Auch nach einem Kaiserschnitt (siehe Seite 176) kann es zur Ansiedlung von Endometriose-Herden kommen, meist in der Nähe der Sectionarbe. Man spricht dann von **Bauchdeckenendometriose.** Die Herde müssen aber nicht direkt unter der sichtbaren Narbe liegen, weil die Bauchdeckenschichten während der Operation präpariert werden. Das innere Operationsgebiet ist also größer als die Hautnarbe, die von außen zu sehen ist, weshalb sich die Herde auch in allen Schichten ansiedeln können: im subkutanen Fettgewebe, aber auch direkt auf dem geraden Bauchmuskel (Musculus rectus abdominis), oben auf der Faszie (epifascial) oder, weil das translozierte Gebärmutterschleimhautgewebe eingehüllt ist von der Faszie, auch subfascial. Das sind extrem schmerzhafte Stellen, weil die Faszie sich nicht dehnen kann und besonders schmerzempfindlich ist, wenn der Knoten zyklisch anschwillt. Die Herde können also durchaus einige Zentimeter von der Narbe entfernt liegen.

Typisch für diese Endometriose-Art sind zyklische Schmerzen der Bauchdecke. Da es Jahre dauern kann, bis sie sich entwickelt, ist der Zusammenhang häufig nicht gleich klar. Die Frauen können oft nicht genau lokalisieren, woher die Schmerzen überhaupt kommen: von innen aus dem Bauch oder von der Bauchdecke. Erst wenn man etwas ertastet, wird es klarer. Ich kenne eine Patientin, bei der zur Abklärung der Schmerzen mehrere ergebnislose Bauchspiegelungen gemacht wurden, ehe jemand an die Bauchdecke gedacht hat.

Wenn die **Leiste** betroffen ist, kommt es auch hier zu zyklischen Leistenschmerzen und nicht selten zu tastbarer Schwellung. Bitte weisen Sie bei der Schilderung Ihrer Beschwerden immer darauf hin, dass sie zyklisch auftreten, wenn dies der Fall ist! Das kann schneller zur richtigen Diagnose führen.

Ganz selten sind **Endometrose-Herde in den Lungen.** Sie bereiten eigentlich keine Schmerzen, können aber zu zyklischem Bluthusten führen.

## Endometriose ohne oder mit wenigen Beschwerden

Interessant ist insbesondere die Tatsache, dass keine klinische Korrelation zwischen dem Ausmaß der Endometriose-Herde und der Intensität der Schmerzen oder anderer Beschwerden besteht. So kann es vorkommen, dass Endometriose als Zufallsbefund diagnostiziert wird, die betroffenen Patientinnen aber keine der typischen Beschwerden haben.

Wir wissen naturgemäß nicht, wie viele Frauen wirklich komplett frei von Symptomen sind oder inwieweit nur nicht gezielt gefragt und untersucht wurde. Ich selbst kenne eine ganze Reihe von Frauen, die tatsächlich kaum Beschwerden und trotzdem eine ausgedehnte Endometriose haben. Das betrifft vor allem Frauen mit unerfülltem Kinderwunsch. Sie wurden nicht aufgrund ihrer Schmerzen eingehend untersucht, sondern aufgrund ihrer Kinderlosigkeit – bis sich dann herausstellte, dass eine Endometriose die Ursache ist (siehe Seite 65–75).

> WENN FRAUEN NICHT SCHWANGER WERDEN UND ES NICHT AM PARTNER LIEGT, IST NICHT SELTEN EINE ENDOMETRIOSE DIE URSACHE.

Auch bei Laparoskopien aus anderen Gründen (etwa zwecks Sterilisation) kann es zum Zufallsbefund Endometriose kommen. Wenn sie keine Beschwerden machen, besteht aufgrund der bloßen Anwesenheit von Endometriose-Herden meist kein Handlungsbedarf, zumindest solange sie Organe wie beispielsweise den Harnleiter nicht gefährden.

# Auffällige Blutungen – Hypermenorrhoe

**Wenn die Regelblutung sehr stark ist, sprechen wir in der Medizin von Hypermenorrhoe. Viele Frauen berichten davon, dass sie während der Regel sehr viel Blut verlieren.**

Die Frage ist in diesem Zusammenhang natürlich: Wie viel ist normal? Mit der Regelblutung verliert eine Frau im Verlauf der Blutungstage normalerweise insgesamt 60, maximal 80 Milliliter Blut. Mehr als 80 Milliliter sind eindeutig zu viel. Doch wie erkennen Sie, wie viel Blut Sie verlieren? Bereits ein Tropfen Blut wirkt ja im Wasser der Toilette extrem viel. Da hilft es zu beobachten, wie viele Binden, Tampons oder Periodenslips Sie verwenden. Sind es die ganz großen? Müssen sie alle ein bis zwei Stunden gewechselt werden und läuft trotzdem noch etwas aus? Das wäre dann schon verdächtig. Bei Frauen, die stark bluten, sammelt sich auch Blut in der Scheide, das gerinnt und dann fest wird: ein Blutkoagel entsteht. Der sieht aus wie ein Stückchen Gewebe, ein bisschen wie rohe Leber, und viele Frauen erschrecken sich, wenn so ein Blutklumpen aus ihrer Scheide kommt. Solche Koagel sind aber auch ein relativ eindeutiges Zeichen dafür, dass die Blutung zu stark ist.

EISENMANGEL AUFGRUND STARKER MENSTRUATIONSBLUTUNGEN IST EIN WELTWEITES FRAUENPROBLEM, DEM VIEL MEHR AUFMERKSAMKEIT GESCHENKT WERDEN MUSS!

Wenn Sie Ihren Alltag danach ausrichten müssen, ob Sie das Haus überhaupt verlassen können, was Sie anziehen können und was nicht, dann ist die Sache ganz klar: Dann ist ihre Monatsblutung zu stark! Übrigens: Frauen, die eine Menstruationstasse benützen, können ziemlich exakt erkennen, wie viel Blut sie verlieren.

Eine Hypermenorrhoe ist übrigens nicht nur symptomatisch für Endometriose, sondern kann auch andere Ursachen haben. Bei Adenomyose kommt sie häufig vor, doch auch Myome und Polypen können zu starken Blutungen führen.

Auch beim Thema Regelblutung erstaunt es mich immer wieder, wie leidensfähig viele Frauen sind. Entweder wird bei der gynäkologischen Untersuchung gar nicht darauf eingegangen, oder die Frauen sprechen nicht deutlich an, dass sie superviel Blut verlieren. Vielleicht denken sie ja auch, das sei normal, weil sie ja schon immer so stark geblutet haben. An dieser Stelle möchte ich noch einmal an alle Frauen appellieren: Seien Sie achtsamer mit sich und Ihrem Körper! Schmerzen und starke Blutungen müssen Sie nicht hinnehmen und auch nicht aushalten! Sie sind nicht »normal«. Sprechen Sie mit Ihrer Frauenärztin oder Ihrem Frauenarzt: Es gibt viele verschiedene Möglichkeiten, diese Beschwerden zu behandeln.

Doch starke Blutungen sind ja nicht nur lästig, sondern können auch zu Mangelerscheinungen führen. Durch den extrem hohen Blutverlust aufgrund einer sehr starken Regelblutung verlieren die betroffenen Frauen jeden Monat nicht nur viel Blut, sondern auch viel Eisen, was zu chronischem Eisenmangel führen kann. Fehlt dem Körper Eisen, wird man müde, schlapp, die körperliche und geistige Leistungsfähigkeit nimmt ab, es kann zu Haarausfall kommen und die Infektionsneigung nimmt zu. Bei vielen betroffenen Frauen liegt sogar Blutarmut also Eisenmangelanämie vor. Sollten Sie also diese oder ähnliche Symptome bei sich feststellen, können Eisenpräparate helfen, den Eisenmangel auszugleichen. An erster Stelle sollte natürlich die Ursachenforschung stehen: Warum ist die Regel so stark?

## Die Ursachen einer Hypermenorrhoe finden

**Von einer zu starken und zu langen Regelblutung sind etwa fünf Prozent aller Frauen im gebärfähigen Alter betroffen. Zunächst gilt es selbstverständlich, mittels Anamnese, Untersuchung und Ultraschall die Ursache für die starke Regelblutung zu finden.**

- Neben Adenomyose können Myome eine Ursache sein, die häufig mit starken Regelblutungen einhergehen. Bei Myomen können ebenfalls Schmerzen auftreten. Meist bluten die betroffenen Frauen aber einfach nur stark, ohne Schmerzen zu haben. Mittels Ultraschall lässt sich gut erkennen, ob Myome unter der Schleimhaut liegen oder in der Gebärmutterwand, wie groß sie sind, wie viele es sind und so weiter.
- Eine weitere sehr erfolgversprechende Untersuchungsmethode ist die sogenannte Office-Hysteroskopie. Dabei wird die Gebärmutterhöhle mit einer Minikamera inspiziert. Eine Narkose ist nicht erforderlich, sodass die Patientin über einen Monitor mitschauen kann. So lässt sich feststellen, ob Myome oder Polypen (gutartige Schleimhautgewächse) vorliegen. Wir haben mit der Office-Hysteroskopie sehr gute Erfahrungen gemacht. Sollten Myome oder Polypen das Problem sein, können diese mittels einer einfachen Operation unkompliziert entfernt werden (dies aber in Narkose!).
- Ist die Gebärmutterhöhle aber frei von Myomen und Polypen, kann man davon ausgehen, dass Adenomyose das Problem ist, wenn entsprechende Zeichen im Ultraschall zu finden sind und gleichzeitig Regelschmerzen bestehen. Dann wäre eine Hormontherapie ein Mittel der Wahl.

## Therapie mit einer Hormonspirale

Besteht kein medizinisches Problem und gibt es keine Hinweise auf Endometriose im Bauchraum, kann die Hormonspirale Mirena® eine sinnvolle Therapiemaßnahme sein. Sie ist für Frauen jeden Alters geeignet, die kurzfristig nicht schwanger werden wollen, und auch für Teenager. Die Hormonspirale – sie enthält anfangs 52 Milligramm des Gestagens Levonorgestrel – wirkt lokal, indem sie das Hormon (anfangs 20 Mikrogramm pro Tag, später etwa 15 Mikrogramm über fünf bis sechs Jahre) freisetzt.

Die Mirena® wird mittels eines kleinen Führungsstabs in der Gebärmutterhöhle platziert – das kann man ambulant und ohne Narkose machen – und setzt dort langsam das Hormon frei. Der große Vorteil dieser Spirale ist es, dass das Hormon überwiegend lokal in der Gebärmutter wirkt – und nicht systemisch, während beispielsweise die Hormone aus dem Nuvaring oder aus Hormonpflastern ins Blut übergehen. Man kann jedoch nicht behaupten, dass es gar nicht nachweisbar ist: Vor allem im ersten Jahr kann Levonorgestrel den Zyklus manchmal beeinflussen. Doch ist das kein Vergleich mit der oralen Einnahme eines Hormonpräparats – also der Pille. Die Wirkung ist eher lokal und nach einem Jahr ist das Hormon im Blut dann kaum mehr nachweisbar. Somit ist Mirena® vor allem für Frauen, die keine systemische Hormontherapie möchten oder diese nicht vertragen haben, eine echte Alternative. Andererseits braucht es eine Weile, bis sich die Wirkung der Hormonspirale entfaltet: Nach ein paar Wochen sind 50 Prozent der Frauen komplett blutungsfrei. Bei 40 Prozent kommt es zu monatlichen Blutungen oder Spotting (siehe Seite 52), das ist jedoch nichts im Vergleich zu vorher. Manchmal bekommen Frauen Dauerblutungen, weil die Eierstöcke auf die Mini-Hormonmenge im Blut reagieren und sozusagen nicht so recht wissen, was sie nun tun sollen. Doch das ist kein Grund, sich die Spirale gleich wieder entfernen zu lassen. Jetzt braucht es etwas Geduld und die zusätzliche Einnahme eines Gestagen-Präparats über einige Wochen, bis die Eierstöcke und die Gebärmutter wissen, was sie zu tun haben – nämlich Pause machen und Ruhe geben! Diese Form der Therapie ist sehr effektiv und in vielen Fällen erfolgreich.

Die Hormonspirale Mirena® ist für die Therapie der Hypermenorrhoe zugelassen. Das bedeutet, dass die gesetzlichen Krankenkassen die Kosten für die Spirale und das Einsetzen übernehmen, sofern eine Hypermenorrhoe vorliegt. Super Nebeneffekt: Mirena® verhütet auch besonders zuverlässig. Sie hat mit 0,16 einen sehr niedrigen Pearl-Index. Die freigesetzten Gestagene fördern außerdem, dass sich mehr Cervixschleim bildet, sodass weniger Keime aufsteigen können, was nebenbei vor aufsteigenden Genitalinfektionen schützt.

## DIE HORMONSPIRALE

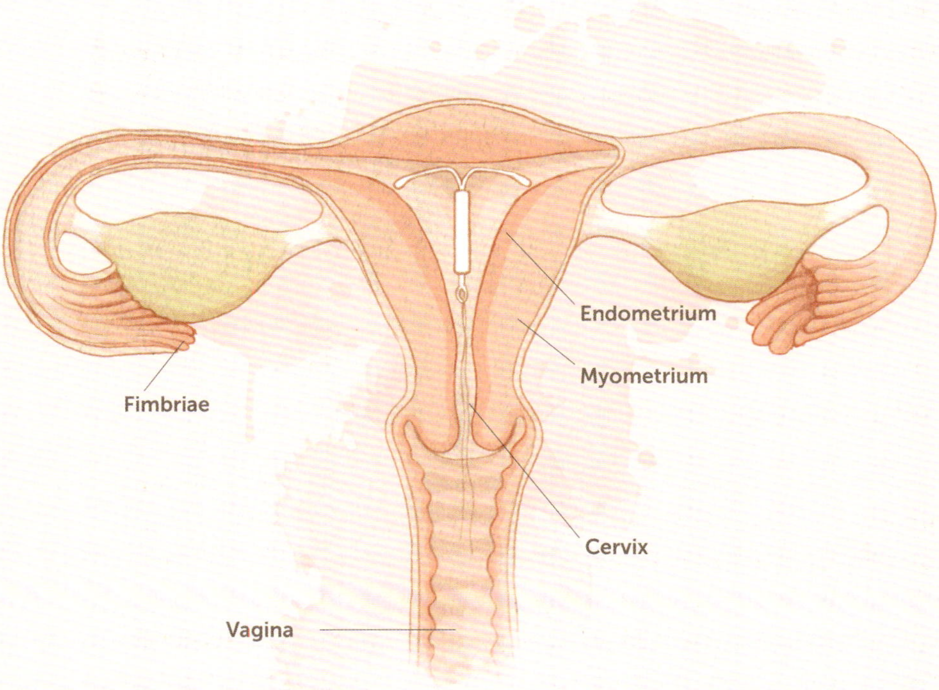


So wird die Spirale in der Gebärmutterhöhle platziert.

### Zwischenblutungen

Unter Spotting oder Durchbruchblutung versteht man vaginale Zwischenblutungen aus der Gebärmutter – also in der Zeit zwischen zwei Regelblutungen. Sie werden auch Schmier- oder Tröpfchenblutungen genannt, weil meist nur wenig Blut auftritt. Gründe sind niedrige Östrogen- und Gestagenspiegel, die unterschiedliche Ursachen haben können. Meist treten sie als Nebenwirkung der Minipille, niedrig dosierter Verhütungspillen oder reiner Progesteron-Präparate auf. Da sie aber auch ein Hinweis auf eine sexuell übertragbare Krankheit oder Unterleibskrebs sein können, sollte man die möglichen Ursachen immer medizinisch abklären lassen.

### Ist die Spirale für Teenager geeignet?

Die Spirale kann von jeder Frau getragen werden – auch von ganz jungen Frauen und Teenagern! Früher wurde Frauen, die noch keine Kinder hatten, von der Spirale abgeraten, weil eine Kupferspirale beispielsweise keine positiven Wirkungen auf den Cervixschleim hat. Somit besteht das Risiko einer Genitalinfektion durch ungeschützten Geschlechtsverkehr, die durchaus Unfruchtbarkeit zur Folge haben kann. Dahinter steckte auch die Vermutung, dass Frauen mit einer Spirale öfter ungeschützten Sex mit häufig wechselnden Partnern haben würden. Mit anderen Worten, man hat ihnen sexuelle Freizügigkeit unterstellt, was gesellschaftlich offensichtlich nicht erwünscht war. Das ist übrigens noch nicht so lange her.

## Was ist mit anderen Spiralen?

Ich persönlich bin kein Fan der Kupferspirale, vor allem nicht für Frauen, die unter Dysmenorrhoe und Hypermenorrhoe leiden. Das Wirkprinzip der Kupferspirale ist es nämlich, eine lokale chronische Infektion in der Gebärmutter zu setzen, die dafür sorgt, dass das Milieu dort so unfreundlich ist, dass sich keine befruchtete Eizelle niederlassen mag (Interzeption). Das kann dazu führen, dass Schmerzen und Blutungen meist noch stärker werden. Und wenn sie vor dem Einsetzen relativ harmlos waren, kann das ganze Drama mit der Kupferspirale erst losgetreten werden. In solchen Fällen empfehle ich, die Spirale umgehend wieder entfernen zu lassen.

Die Hormonspiralen Kyleena® und auch Jaydess® sind rein zur Verhütung gedacht, haben keine therapeutische Zulassung durch die Krankenkassen und können daher auch nicht verschrieben werden. Beide Hormonspiralen setzen nicht genügend Hormone frei, um zuverlässig von der Regelblutung zu befreien. Mit Glück haben die Frauen weniger starke Blutungen und vielleicht bessern sich auch ihre Beschwerden.

Da es im Fall einer Endometriose jedoch um eine medizinische Therapie geht und meist eine Hypermenorrhoe besteht, empfehle ich meinen Patientinnen immer die Hormonspirale Mirena®. Ganz junge Mädchen mit starken Blutungen und Dysmenorrhoe haben oft bereits eine dezent vergrößerte Gebärmutter, sodass das Argument, die Jaydess® sei zwei Millimeter kleiner und deshalb geeigneter, eigentlich irrelevant ist, weil die Mirena® passt. Ich habe bestimmt schon 200 jungen Frauen unter 20 Jahren, die noch nie schwanger waren oder ein Kind geboren haben, die Mirena® eingelegt und es gab noch nie Probleme. Dennoch sollte man vorab unbedingt per Ultraschall schauen lassen, ob alles passt! Allerdings gibt es auch Frauen, denen es widerstrebt, sich einen Fremdkörper in die Gebärmutterhöhle einlegen zu lassen. Gleichwohl halte ich persönlich die Hormonspirale Mirena® für eine wirklich ausgesprochen sinnvolle und elegante Lösung. Natürlich gibt es Frauen, die besonders hormonsensibel reagieren und doch Nebenwirkungen haben. Das kommt jedoch ausgesprochen selten vor, weil die Mirena® lokal arbeitet und demzufolge eigentlich keine systemischen Nebenwirkungen haben sollte. Die Spirale wieder zu entfernen, falls es denn zu Problemen kommen sollte, ist eine Sache von Sekunden. Sollte die Hormonspirale also nicht infrage kommen, kann man natürlich durchgängig systemisch die Gestagenmonotherapie (POP) oder eine Kombipille (KOK) anwenden. Auch so lässt sich die Blutungsfreiheit erreichen und damit – als gewünschter Nebeneffekt – lassen auch die Schmerzen nach.

## Cyclokapronsäure gegen hohen Blutverlust

Wenn das auch nicht infrage kommt, empfehle ich zumindest die Einnahme von Cyclokapronsäure (Tranexamsäure), ein seit Langem bekanntes Medikament (und kein Hormon!), das in die Blutgerinnung eingreift und darüber die Stärke des Blutflusses reduziert.

> DER EISENVERLUST DURCH EINE STARKE BLUTUNG SCHWÄCHT, MACHT MÜDE UND MUSS AUSGEGLICHEN WERDEN!

Wenn es, wie bei den offenen Spiralarterien der Gebärmutter während der Menstruation, zu einer lokalen Blutung kommt, dann kurbelt der Körper die Blutgerinnung an. Dadurch verklumpt das Blut. Zugleich gibt es aber auch das Enzym Plasmin, das die Klumpen etwas auflöst (Fibrinolyse). Hier geht es um das richtige Maß und Gleichgewicht. Haben Frauen sehr starke und wässrige Blutungen (Hyperfibrinolyse), fällt die Fibrinolyse zu heftig aus, sodass das Blut fließt und fließt. Durch Tranexam- beziehungsweise Cyclokapronsäure kann dieser Prozess abgeschwächt werden und die Blutung wird schwächer. Ich setze das Medikament auch bei Operationen ein, wenn ich weniger Blutungen haben möchte. Während der Menstruation kann es als Tablette eingenommen werden. Es ist zugelassen zur Behandlung der Hypermenorrhoe und verschreibungspflichtig. Fragen Sie Ihre Ärztin oder Ihren Arzt danach. Vergessen Sie dennoch nicht, Eisen zu substituieren. Allerdings kann das keine Dauerlösung sein, denn bei starken Blutungen reicht das oft nicht und hat leider auch den unangenehmen Nebeneffekt, dass es Verstopfungen verursacht.

## Andere Formen von Blutungen

Nur bei Patientinnen mit **Blasen- und Darmendometriose,** die die Schleimhaut der Organwände komplett durchwachsen hat, kommt es typischerweise auch zu zyklischen Blutungen des Darms (Hämatochezie) oder zu Blut im Urin (Hämatourie). Diese

Symptome sind quasi Beweise für das Vorliegen einer Endometriose, was dann mittels Darm- und Blasenspiegelung eingehend untersucht werden muss. Dabei ist viel Sorgfalt erforderlich, denn die Herde sind nicht immer leicht zu erkennen: Diese Untersuchung ist allerdings nur während der Blutung sinnvoll, sonst kann man Pech haben und sieht nichts, da die Schleimhaut außerhalb der Regel wieder ganz normal aussehen kann. Oft erkennt man durch die reine Spiegelung gar nichts oder lediglich eine Erhebung. Ich hatte schon eine Endometriose-Patientin bei mir, bei der mehrfach Proben genommen worden waren, die aber immer unauffällig blieben. Doch wegen der starken Blutungen und der Raumforderung hatten die Kollegen schon befürchtet, dass sie Krebs haben könnte. Idealerweise sollte man die Untersuchung deshalb auch mit einem Ultraschall der Blase und des Darms (Endosonografie) kombinieren. So findet man die Herde besser.

**Nabel- oder Bauchdeckenherde** können ebenfalls zyklisch bluten, und bei Lungenendometriose kann es zu Bluthusten kommen. Nur Läsionen, die Kontakt zur Außenwelt haben, können zu einer sichtbaren Blutung führen.

### *Zyklusstörungen*

Oft wird im Zusammenhang mit Endometriose auch von unregelmäßigen Blutungen berichtet. Das deckt sich jedoch nicht mit meinen Beobachtungen und gehört eher in die Kategorie »Wer Flöhe hat, kann auch Läuse haben«. Natürlich können Frauen mit Endometriose auch Zyklusstörungen haben. Zyklusstörungen sind aber meiner Meinung nach kein typisches Problem bei Endometriose.

## Unfassbare Schmerzen

**Schmerz ist nicht gleich Schmerz. Schmerzen können zum Beispiel krampfartig, stechend, drückend, dumpf und pulsierend sein. Sie können eine Art »Hintergrundgeräusch« bilden oder so unerträglich werden, dass man nicht anders kann, als sich schreiend am Boden zu wälzen.**

Die Bandbreite ist unendlich. Bei der Endometriose kommt erschwerend hinzu, dass die Schmerzen auch an Stellen auftreten, an denen jedoch keine Ursache zu finden ist. Daher ist es gut, wenn man weiß, wie Schmerzen entstehen, was sie uns sagen wollen und wie wir sie behandeln können, damit sie nicht für immer bleiben. Denn es gibt ein Schmerzgedächtnis – und das sollten wir lieber nicht bemühen.

## Akute und chronische Schmerzen

Akute Schmerzen haben eine wichtige Funktion: Sie sind eine Warnung, dass etwas nicht stimmt. Wer eine heiße Herdplatte berührt, kennt das Phänomen: Der Schmerz macht die Gefahr deutlich und sofort erfolgt der Reflex, die Hand wegzuziehen, um Schlimmeres zu verhindern. Chronische Schmerzen jedoch sind im Prinzip paradox, denn sie haben eigentlich keinen biologischen Sinn.

### Wie sich akute und chronische Schmerzen unterscheiden

| Schmerz | akut | chronisch |
|---|---|---|
| Dauer | Tage bis Wochen | über die Heilung hinaus, länger als sechs Monate |
| Ursache | bekannt, zum Beispiel aufgrund einer Verletzung | bekannt, aber häufig auch unbekannt |
| Funktion | Warnfunktion | Fehlfunktion |
| Akzeptanz | groß | gering |

Beim akuten Schmerz, etwa aufgrund einer Verletzung, ist die Ursache schnell ausgemacht. Der Schmerz macht darauf aufmerksam, dass irgendwas im Körper nicht stimmt (Warnfunktion). Das ist auch deshalb wichtig, damit wir ihn schonen und ihm Zeit und Ruhe zur Heilung geben. Die Ursache für den Schmerz ist bekannt, seine Dauer in der Regel abzusehen und die Schmerzakzeptanz daher groß.

Chronische Schmerzen entwickeln sich aus einem bestimmten Grund und halten dann dauerhaft an (auch wenn der Grund nicht mehr besteht). Manchmal sind die Ursachen bekannt, häufig jedoch auch nicht. Ihre Akzeptanz ist gering.

Die Akzeptanz bezieht sich hierbei auf die soziale Dimension des Schmerzes, also darauf, wie das soziale Umfeld mit der Person umgeht, die unter den Schmerzen leidet. Chronische Schmerzen unbekannter Herkunft sind für viele Menschen nicht nachvollziehbar. Wer sich ein Bein gebrochen hat, der wird bedauert. Wer jedoch »immer nicht kann«, weil ihm »irgendwas« wehtut, der muss mit Unverständnis rechnen: »Du nur immer mit deinen Schmerzen.«

Aufgrund ihrer chronischen Schmerzen entwickeln viele Endometriose-Patientinnen nicht selten eine reaktive Depression sowie psychosomatisch Schmerzstörungen, die das Krankheitsbild noch komplexer erscheinen lassen (siehe Seite 65 und 79). Die wichtigsten Differenzialdiagnosen (siehe auch Seite 76–78) bei chronischen Unterbauchschmerzen sind neben der Endometriose: postoperative Verwachsungen und Verklebungen, die nicht von der Endometriose herrühren, interstitielle Zystitis (chronische abakterielle Blasenentzündung), unspezifische Darmfunktionsstörungen und Reizdarmsyndrom. Diese Beschwerden sind aber in der Regel NICHT zyklisch, sondern treten unregelmäßig auf, können sogar dauerhaft (täglich) auftreten.

*Schmerzen ohne Grund?*

**Zwischen dem Ausmaß der Endometriose und der Schmerzintensität besteht nicht zwangsläufig eine Korrelation.[1] So kann es auch bei »unauffälligen« Befunden schwerste Schmerzzustände geben, umgekehrt können Patientinnen mit komplexer Endometriose nahezu beschwerdefrei sein.**

## Schmerzen im Zusammenhang mit Endometriose

Grundsätzlich können alle Endometriose-Herde unterschiedliche Symptome hervorrufen. Die Art der Schmerzen jedoch, die sie verursachen, können Hinweise auf ihren Sitz sein. Allerdings liegen die Beschwerden bei dieser Erkrankung meist in Kombination vor. Isolierte Schmerzsymptome sind eher selten. Typisch ist das gemeinsame Auftreten von zyklischen Unterbauchbeschwerden mit heftigen Regelschmerzen (Dysmenorrhoe) plus Schmerzen beim Geschlechtsverkehr (Dyspareunie).
Je nachdem, wo die Läsionen beziehungsweise Endometriose-Herde lokalisiert sind, kommt es zu somatischen Schmerzen (Bauchfell, Beckenwand) oder viszeralen Schmerzen (Gebärmutter, Blase oder Darm). Diese beiden Schmerzarten lassen sich aufgrund typischer Charakteristika ganz gut unterscheiden:

- **Viszerale Schmerzen,** also Schmerzen, die die inneren Organe betreffen, sind dumpf, krampfartig, strahlen aus und lassen sich schlecht lokalisieren, sodass sich etwa Blasenschmerzen schwer von Schmerzen, die von der Gebärmutter herrühren, abgrenzen lassen. Da sich außerdem das autonome, die Eingeweide betreffende Nervensystem mit den Neuronen, die für die Sinneswahrnehmungen der Eingeweide zuständig sind, in ständiger Wechselwirkung befindet, werden heftige viszerale Schmerzen auch von vegetativen Reaktionen begleitet. Dazu gehören Übelkeit, Erbrechen, Kollapsneigung und vor allem auch zyklischer, menstruations-assoziierter Durchfall.[2]

- **Somatische Schmerzen** hingegen sind eher spitz beziehungsweise scharf und punktförmig und lassen sich in einen Tiefen- und Oberflächenschmerz unterteilen. Werden Haut und Schleimhäute gereizt, kommt es zu Oberflächenschmerz. Für Irritationen an Bindegeweben, Gelenken und Muskeln ist Tiefenschmerz typisch (beispielsweise Muskel- oder Kopfschmerzen). Aufgrund der hohen Dichte der sensiblen Nervenfasern des parietalen Bauchfells, das die Bauchwand von innen auskleidet, können sie besser lokalisiert werden.

## Wie wir Schmerzen wahrnehmen

Nozizeptive Schmerzen schützen den Körper vor schädlichen Einflüssen.
Sie sind ein wichtiges Warnsignal.
**Die Schmerzwahrnehmung erfolgt in vier Schritten:**

**1.** Der Schmerz auslösende Reiz wird in biochemische Signale (Freisetzung von Schmerzbotenstoffen) umgewandelt.
**2.** Diese werden in neuronale Signale umgewandelt (Sensitivierung von Schmerznervenfasern über die Aktivierung der Nozizeptoren, siehe Seite 133) und ans Rückenmark weitergeleitet.
**3.** Auf der Rückenmarksebene erfolgt eine Modulation dieser Signale, das heißt, sie werden bearbeitet und entweder abgeschwächt oder verstärkt.
**4.** Sie werden an das Gehirn, genauer an den zerebralen Cortex, weitergeleitet, wo dann die eigentliche Schmerzwahrnehmung erfolgt.
Die Schritte 1 und 2 werden auch periphere Sensitivierung (Reaktionen des peripheren Nervensystems), die Schritte 3 und 4 zentrale Sensitivierung (Reaktionen des zentralen Nervensystems) genannt. Unter Sensitivierung versteht man die Verstärkung einer Reaktion;
**Störungen der Schmerzwahrnehmung kann es auf allen Ebenen geben.**

### Die Entstehung von Endometriose-Schmerzen

Bei heftigen Regelschmerzen (Dysmenorrhoe) und zyklischen Unterbauchschmerzen, die durch die Gebärmutter- und Bauchfell-Herde verursacht werden, handelt es sich zunächst um sogenannte nozizeptive Schmerzen, die durch eine Entzündung hervorgerufen werden: Zyklisch bedingt kommt es zu einer Freisetzung von Schmerz- und Entzündungsmediatoren, die Nervenfasern an den Organen (viszeral) und des Bauch-

## VIER STUFEN DER SCHMERZWAHRNEHMUNG

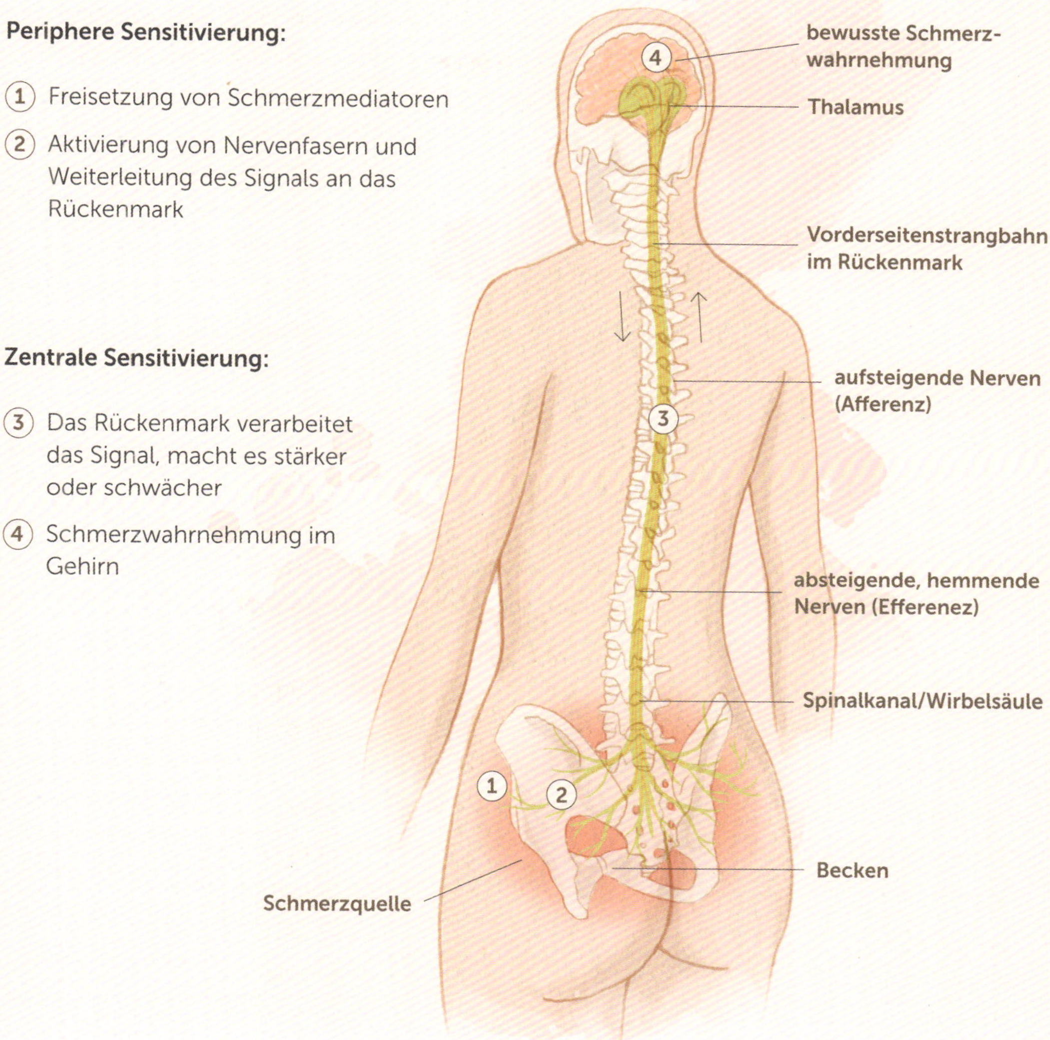


fells (peritoneal) aktivieren, was zu einer Schmerzwahrnehmung führt. Diese Schmerzen werden durch Entzündungen und Zellschädigungen ausgelöst und verschwinden mit Abklingen der Reaktion wieder. Daher sind diese Schmerzen anfangs gut mithilfe von entzündungshemmenden Schmerzmitteln (nichtsteroidale Antiphlogistika, NSAP) beherrschbar. Die Einleitung einer hormonellen Therapie mit einer therapeutischen Amenorrhoe kann sogar Schmerzfreiheit bringen, da dann die zyklusbedingte Freisetzung der Mediatoren nicht stattfindet.

Bei heftigen Regelschmerzen (Dysmenorrhoe) aufgrund einer Adenomyose kann die Abbruchblutung selbst unter einer hormonellen Therapie mit einer Kombipille (KOK) weiterhin schmerzhaft sein. Die Mechanismen sind nicht gut untersucht, doch vermutlich kommt es aufgrund der primären Störungen der Gebärmutterschleimhautschichten mit Hyperperistaltik (siehe Seite 26) trotzdem zur Freisetzung von Schmerzmediatoren und somit zur Aktivierung von Schmerzfasern.

ES IST EIN DEUTLICHER HINWEIS AUF ADENOMYOSE/ENDOMETRIOSE, WENN DIE ABBRUCHBLUTUNG TROTZ PILLE SEHR SCHMERZHAFT IST!

Schreitet die Erkrankung voran und entwickelt sich tief infiltrierende Endometriose (Scheiden-, Darm- oder Blaseninfiltration), kann es auch an den betroffenen Organen zyklische Beschwerden geben. Bei Darminfiltration und auch bei rektovaginaler Endometriose kommt es aufgrund der Nähe zum Darm typischerweise zu zyklischen Schmerzen beim Stuhlgang (Dyschezie). Weil die Herde zyklisch anschwellen, kann es auch zu krampfartigen Schmerzen vor dem Stuhlgang kommen und zu Stuhlunregelmäßigkeiten bis hin zum zyklischen Darmverschluss (Subileus, siehe Seite 156). Verstopfungen (Obstipation), die von Durchfällen (Diarrhoe) abgelöst werden (paradoxe Stühle), oder gar Bleistiftstühle sind typisch für potenzielle Verengungen (Stenose) des Enddarms, der Sigma-Schlinge oder auch der Coecalpolregion. Die Abfrage dieser Symptome hilft, tief infiltrierende Endometriosen in der Darmregion zu erkennen.

Durchdringen Endometriose-Läsionen die Darmwand komplett, kann dies zu zyklischen Rektalblutungen (Hämatochezie) führen – und auch zunehmend zu Schmerzen beim Geschlechtsverkehr (Dyspareunie), die dann oft auch azyklisch bestehen, weil die Knoten extrem schmerzempfindlich sind und auf Druckreize schmerzhaft reagieren.[3]

Für **Blasenendometriose** typisch sind zyklische Schmerzen beim Wasserlassen (Dysurie). Es können aber auch unspezifische Beschwerden wie andauernder Drang, die Blase zu entleeren (Pollakisurie), und ziehende Schmerzen nach der Blasenentleerung auftreten. Erst wenn die Blasenwand komplett infiltriert und das Urothel betroffen ist, findet sich zyklisch Blut im Urin (zyklische Hämaturie).

## Neurogene Inflammation

Unter neurogener Inflammation versteht man Entzündungen, die durch Neuropeptide, die von peripheren nozizeptiven Nervenendigungen sensibler Nervenfasern freigesetzt wurden, ausgelöst werden.

Manche Patientinnen haben trotz einer hormonellen Therapie azyklische Unterbauchschmerzen. Endometriose-Läsionen entwickeln demnach Mechanismen, die hormonunabhängig aktiv sind. Und tatsächlich zeigen umfangreiche Analysen dieser Läsionen, dass sie von Nervenfasern durchzogen sind.[4] Bauchfell-Läsionen zeigen eine extrem starke Versorgung des Gewebes mit sensiblen Nervenfasern (Hyperinnervation), aber einen Verlust von sympathischen Nervenfasern.[5] In Analogie zur Rheumaforschung scheint es dabei zu einem Ungleichgewicht bei der Freisetzung von sensiblen proinflammatorischen und antiinflammatorischen sympathischen Neurotransmittern zu kommen. Folge dieser Dysbalance kann eine neurogene Inflammation sein, die dann möglicherweise zu azyklischen Schmerzen führt.[6] Dieses Phänomen lässt sich auch in tief infiltrierenden Endometriose-Läsionen beobachten.

Deshalb ist es wichtig, die Schmerzen, die eben nicht auf eine Hormontherapie ansprechen, zu erkennen, um die Therapie entsprechend anzupassen.

Weiterhin erschwerend können im Verlauf der Erkrankung adhäsionsbedingte Schmerzen hinzukommen, also Schmerzen, die von den Verklebungen und Verwachsungen herrühren. Diese können sowohl somatisch als auch viszeral sein (siehe Seite 57 f.). Und zunächst zyklisch auftretende Unterbauchschmerzen können dann eben auch azyklisch auftreten.

## SCHMERZ LASS NACH!

Ein Kollege bat uns um Rat: Seiner 26-jährigen Tochter hat man in einer anderen Klinik zur Gebärmutterentfernung geraten. Ihren Schmerzen sei nicht anders beizukommen. Was steckte dahinter? Die junge Frau hatte schon immer Regelschmerzen, die sich durch die zyklische Einnahme der Pille zunächst leicht besserten. Doch dann kamen Schmerzen beim Stuhlgang, Wasserlassen und beim Geschlechtsverkehr dazu. Sie hatte nach dem Sex tagelang Unterbauchschmerzen, hielt den Akt gerade so aus. Eine Laparoskopie bestätigte Endometriose, rASRM II (siehe Seite 16), also gar nicht mal so schlimm. Doch die Schmerzsituation verbesserte sich nach der OP nicht. Daraufhin nahm sie eine Kombipille (KOK) durchgängig, ohne Pause, doch es trat keine Besserung ein. Inzwischen hatte sie täglich Schmerzen und wachte bereits damit auf. Zeitweilig nahm sie die Maximaldosis Ibuprofen®, am Ende ohne Effekt, sodass sie das Schmerzmittel absetzte. Als sie zu uns kam, haben wir lange über die Schmerzursachen dieser hormonabhängigen Erkrankung gesprochen und gemeinsam entschieden, die stärkst mögliche Therapie zu probieren – eine Auszeit vom Zyklus durch GnRH-Analoga (siehe Seite 119). Schon nach drei Monaten kam es zu einer deutlichen Schmerzreduktion. Zusätzlich stellte sich die Patientin ihr ganz persönliches Therapieprogramm aus Yin Yoga, Beckenbodenentspannung, Schmerztherapie, Osteopathie und Ernährungsumstellung zusammen. Nach neun Monaten konnte sie auf eine Progesteron only pill (POP) umsteigen. Mit ihrem maßgeschneiderten Therapieprogramm und der Monopille kann sie ihr Leben wieder genießen.

## Gesteigerte Schmerzwahrnehmung – Veränderungen im Gehirn

Unter einer Hyperalgesie versteht man eine gesteigerte Schmerzwahrnehmung. Die Ursache ist eine **Sensitivierung** von freien Nervenendigungen. Demnach kann das Schmerzempfinden zunehmen, wenn der Schmerzreiz immer wieder erfolgt. Schmerzen sind Warnsignale. Werden Schmerzen ignoriert, können sie in ihrer Intensität zunehmen. Darüber hinaus ist Schmerz ein individuelles Geschehen, das heißt, die Schmerzwahrnehmung ist subjektiv.

Ein Beispiel: Stellen Sie sich vor, Sie laufen sich am Fuß eine Blase. Zunächst spüren Sie nur einen leichten Schmerz. Laufen Sie aber weiter, wird die Blase weiter gereizt und der Schmerz steigert sich nach und nach bis hin zu unerträglichen Schmerzen. So verhält es sich auch mit Endometriose-Schmerzen.

Werden beispielsweise sehr starke Menstruationsschmerzen, die ohne Einnahme von Analgetika zur Bettlägerigkeit, Schul- oder Arbeitsunfähigkeit führen, nicht behandelt, kann sich eine Hyperalgesie entwickeln:

Die schweren akuten Schmerzen (siehe Abbildung rechts, 1) kehren also monatlich wieder und werden anfangs als nozizeptive Schmerzen wahrgenommen, die mit Nachlassen der Freisetzung der Entzündungs- und Schmerzmediatoren auch wieder abflauen. Treten diese Schmerzen aber immer wieder auf (repetitiver Schmerz, 2), greifen irgendwann die körpereigenen Warnsignale: Die Schmerzen werden jetzt als bedrohlich eingestuft. Die Folge ist, dass die Modulation auf spinaler Ebene (Rückenmark) die Schmerzen nicht etwa runterreguliert, sondern verstärkt.

Im Rückenmark wird die Neurotransmitterfreisetzung also verändert und verschiedene Mechanismen setzen ein. Dadurch wird das nozizeptive Feld (3) erweitert, sodass

## Dyspareunie

Schmerzen beim Geschlechtsverkehr können eine Folge von Endometriose sein. Es gibt Schmerzen, die eher am Scheideneingang, und solche, die mehr in der Tiefe lokalisiert sind. Letztere sind typisch für Endometriose. Der Schmerz in der Tiefe entsteht, wenn der Penis bei der Penetration die Gebärmutter berührt, es zu Erschütterungen kommt oder auch wenn die sacrouterinen Bänder (SUL) und der Beckenboden gedehnt werden. Dabei spielt auch die Stellung eine Rolle, denn besonders eine tiefe Penetration wird häufig als schmerzhaft empfunden. In diesen Fällen kann eine tief infiltrierende Endometriose vorliegen, oft schmerzen Gebärmutter und Beckenboden aber auch aufgrund einer spinalen Hyperalgesie.

# ENTWICKLUNG EINER GESTEIGERTEN SCHMERZWAHRNEHMUNG

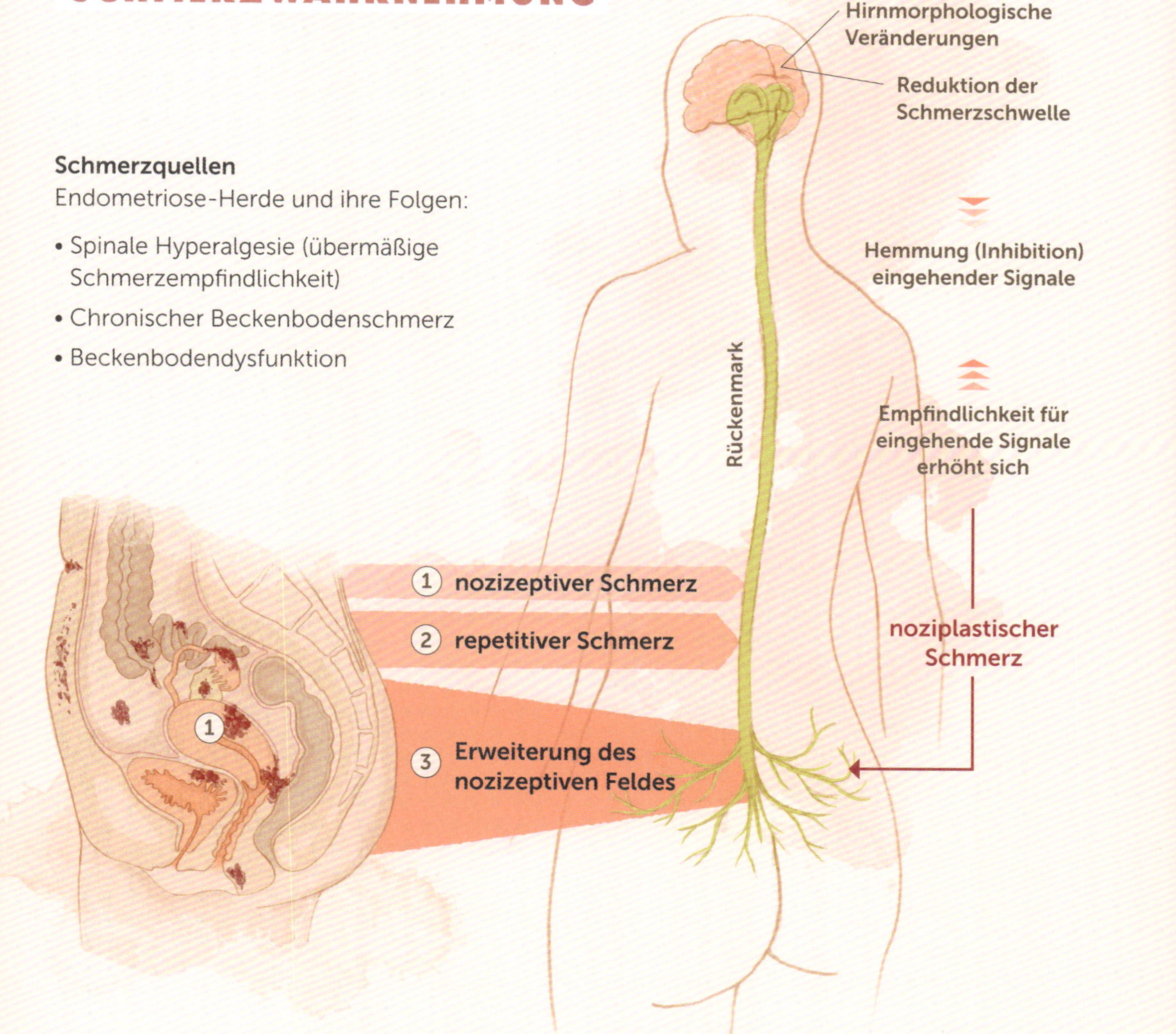


jetzt auch das Wasserlassen und der Stuhlgang schmerzhaft sein können.[7] Es kommt zu einer spinalen Hyperalgesie mit heruntergesetzter Schmerzschwelle, sodass schon geringe Reize, etwa eine Berührung, als Schmerz wahrgenommen werden. Diese Schmerzen machen den Patientinnen Angst, was die Schmerzverarbeitung zusätzlich erschwert. Starke Krämpfe mit Schmerzen, die auch von vegetativen Reaktionen begleitet sein können, führen zudem dazu, dass die Betroffenen eine Schonhaltung einnehmen – durch welche Schmerzlinderung gesucht wird. Doch statt der Linderung kommt es zu einer reflektorischen Kontraktion der Beckenbodenmuskulatur und damit zu einer Beckenbodendysfunktion, die die Schmerzen wiederum verstärkt und zu einer Dyspareunie führen kann.[8]

Halten diese Verspannungen an, entwickelt und verstärkt sich die Dyspareunie. Die Angst vor Schmerzen beim Geschlechtsverkehr kann die Fähigkeit zu entspannen zu-

## Vulvodynie

**Haben Frauen Schmerzen am Scheideneingang, handelt es sich meist um Vulvodynie. Diese Schmerzen können die gesamte Vulva betreffen oder nur bestimmte Stellen. Sie treten nicht nur beim Geschlechtsverkehr auf, sondern zum Beispiel auch beim Fahrradfahren oder einfach beim Sitzen.**

Typisch sind stark brennende, juckende und stechende Schmerzen, die sich bis ins Extrem steigern können. Man schätzt, dass etwa zwei Prozent aller Frauen unter Vulvodynie leiden, einer Erkrankung, bei der es ebenso schwer ist, zu einer Diagnose zu kommen, wie bei Endometriose: Meist gehen die Ärzte zunächst von infektiösen Reizungen aus. Daraufhin werden viele Abstriche gemacht und Cremes verordnet und es kommt zum bekannten Teufelskreis mit dem Ergebnis der zentralen Sensitivierung (siehe Seite 58 f.). Es ist nicht klar, was hier passiert und warum sich diese Schmerzen entwickeln. Vermutlich kommt es zum Einsprossen kleinster sensibler Nervenfasern, die dann diese typischen neuropathischen Schmerzen verursachen. Leider kann man bisher nur versuchen, die Symptome zu behandeln: mit Medikamenten gegen neuropathische Schmerzen, Coanalgetika, Lokalanästhetika aber auch Botox-Injektionen. Physiotherapie ist sehr wichtig, damit es durch die Beckenbodendysbalance nicht zur sekundären Verschlechterung kommt, aber auch eine psychotherapeutische Behandlung, denn die betroffenen Frauen brauchen Hilfe, um mit der Situation fertig zu werden. Frauen mit Endometriose und chronischem Schmerzsyndrom können aufgrund der zentralen Sensitivierung zusätzlich eine Vulvodynie entwickeln. Für die Behandlung der Vulvodynie gibt es ebenfalls einige Spezialisten als Anlaufstelle, die eine entsprechende Beratung und Empfehlung abgeben können (siehe Anhang).

dem stark negativ beeinflussen, sodass sich eine Störung manifestiert, die immer größere Ausmaße annehmen kann – und nicht mehr nur zyklisch, sondern zunehmend dauerhaft Probleme macht.
Dieses Phänomen erklärt die oft sehr starken Schmerzzustände, die viele Patientinnen begleiten, auch ohne dass pathologische Befunde vorliegen. Es ist ausgesprochen wichtig, das zu verstehen, die Patientinnen ernst zu nehmen und ihnen Therapievorschläge anzubieten. Außerdem besteht ein Zusammenhang zwischen der Dauer der Schmerzen und dem Auftreten von reaktiven Depressionen: Die Patientinnen sind zunehmend verzweifelter, weil sie nach Rat und Hilfe suchen, aber nicht selten auf Unverständnis stoßen.[9]
Hyperalgesie oder gesteigerte Schmerzwahrnehmung verändert auch das Gehirn. Erste hirnmorphologische Anpassungen lassen sich nach einer Schmerzdauer von zwei Jahren mithilfe einer funktionellen Magnetresonanztomografie (MRT) nachweisen.[10] Patientinnen mit diesem Befund haben ein erhöhtes Risiko, komplexe chronische Schmerzsyndrome mit Blasendysfunktion, Reizdarmsymptomatik und Vulvodynie (Schmerzen der äußeren, primären Geschlechtsorgane ohne erkennbare Ursachen) zu entwickeln.

## Die Sache mit dem Kinderwunsch

**Ob eine Endometriose oder eine Adenomyose zu einer eingeschränkten Empfängnisfähigkeit (Subfertilität der Frau) oder sogar zu Unfruchtbarkeit führen kann, wird unter Wissenschaftlern kontrovers diskutiert.[11]**

Fest steht, dass 25 bis 50 Prozent aller Frauen mit einem Kinderwunsch, die unter Unfruchtbarkeit leiden, von Endometriose betroffen sind und erhebliche Regelschmerzen haben. Anders herum ist bei 30 bis 50 Prozent aller Endometriose-Patientinnen eine eingeschränkte Empfängnisfähigkeit nachweisbar.[12] Die Fruchtbarkeitsrate gesunder Paare liegt bei 15 bis 20 Prozent/Monat. Hat die Frau eine unbehandelte Endometriose, ist die Rate mit zwei bis zehn Prozent/Monat erheblich vermindert. Ein Zusammenhang zwischen Endometriose und Fruchtbarkeit ist also sehr naheliegend, allerdings sind die Mechanismen, die zu einer erfolgreichen Empfängnis führen, sehr komplex.
Eine wissenschaftliche Studie von Dominique de Ziegler aus dem Jahr 2010 liefert einen sehr umfassenden Überblick über die Vielzahl der unterschiedlichsten Einflüsse, die bei Endometriose und Adenomyose zur Entwicklung einer gestörten Fruchtbarkeit führen können.[13] Zum einen können starke anatomische Veränderungen der Gebärmutter, aber auch der Eierstöcke und des Bauchfells sowie das endometriose-bedingte entzündliche Milieu im Becken eine erfolgreiche Empfängnis negativ beeinflussen (siehe Seite 66–72).

## Lustkiller Endometriose

Die Grundvoraussetzung, um auf natürliche Weise schwanger werden zu können, ist natürlich, dass ein Mann und eine Frau Geschlechtsverkehr haben. Die Endometriose macht da vielen Paaren einen Strich durch die Rechnung, denn leider sind über 50 Prozent der Frauen mit Endometriose im Laufe ihrer sexuell aktiven Zeit von tiefer Dyspareunie betroffen. Dabei handelt es sich um eine sexuelle Funktionsstörung, für die brennende oder krampfartige Schmerzen im Genitalbereich während und nach dem Geschlechtsverkehr typisch sind, sodass es oft auch nicht zum Orgasmus kommt. Kein Wunder, dass unter diesen Umständen die Lust auf der Strecke bleibt.

Auch wenn das sacrouterine Band (siehe Seite 12) von Endometriose-Herden infiltriert ist, haben die betroffenen Frauen seltener Geschlechtsverkehr und Orgasmen. Im Gegenteil: Nicht selten muss die Penetration beziehungsweise der Geschlechtsverkehr abgebrochen werden, weil die Schmerzen einfach zu heftig sind. In vielen Fällen führen die Schmerzen dazu, dass Sex ganz vermieden wird. Dies belastet die Paare zusätzlich und erschwert das Schwangerwerden und die Familiengründung erheblich.[14]

## Anatomie der Unfruchtbarkeit

Patientinnen mit Endometriose-Stadium III/IV, die also vor allem Verwachsungen und Verklebungen (Adhäsionen), aber auch Zysten an den Eierstöcken aufweisen (siehe Seite 68–70), haben eine deutlich erniedrigte Schwangerschaftsrate.[15] Die chronischen Entzündungen führen nämlich nicht nur zu ausgeprägten Verwachsungen und Verklebungen im Bauchraum, sondern auch zu fundamentalen Veränderungen der Anatomie, was natürlich nicht ohne Einfluss auf die körperlichen Funktionen der Bauchorgane und hier speziell der Geschlechtsorgane bleibt. Selbst wenn die Eileiter (Tuben) beim Durchflusstest offen sind, spielt der Tubenfaktor, der ihre Funktionalität beschreibt, eine erhebliche Rolle.[16]

### Bauchfell-Läsionen und Peritonealflüssigkeit

Wenn Endometriose-Herde im kleinen Becken vorliegen, bleibt auch die Peritonealflüssigkeit, die vom Bauchfell gebildet wird, davon nicht unberührt. Die Frage ist, inwieweit dadurch die Befruchtung (Fertilisation) beeinflusst wird.[17]

Bei Endometriose-Herden im Bauchfell handelt es sich um metabolisch aktives Gewebe, was bedeutet, dass hier Stoffwechsel stattfindet. Doch im Vergleich zum normalen Bauchfellgewebe ist in den Läsionen die Konzentration von Zytokinen, Wachstumsfaktoren und Schmerzmediatoren verändert und es kommt zum Wachstum von Blut-

## UNERFÜLLBARER KINDERWUNSCH

Als Carola P. nach erfolgreichem Start in die Selbstständigkeit mit 36 Jahren beschließt, schwanger zu werden, setzt sie die Pille (KOK) ab. Bald verstärken sich die Regelschmerzen ins Unerträgliche. Das kennt sie noch von früher. Mit Pille waren die Schmerzen nicht weg, aber auszuhalten. Als Apothekerin kann sie mit Schmerzmitteln umgehen. Bald jedoch kommen Schmerzen beim Stuhlgang sowie unregelmäßige Zyklen dazu. Nach zwei Jahren, in denen sie nicht schwanger wurde, werden Zysten gefunden. Im Kinderwunschzentrum erkennt man Endometriome in beiden Eierstöcken. Die diagnostische Laparoskopie zeigt: extrem ausgeprägte Endometriose, alle Organe verklebt, rASRM IV, die Eierstöcke ganz oben auf – so ist keine künstliche Befruchtung möglich, denn man erreicht die Eierstöcke bei der Punktion nicht. Der AMH-Wert ist mit 2,4 relativ gut, daher Einleitung einer Hormontherapie und Vorstellung im Endometriose-Zentrum. Wir sehen wegen der Therapie eine relativ asymptomatische Patientin, entdecken aber nicht nur Verklebungen, sondern auch retrocervikale Endometriose (siehe Seite 13 f.) mit Darminfiltration. Um alles zu lösen und die Darmendometriose zu entfernen, wird ein großer operativer Eingriff geplant. Die Hormone werden abgesetzt. Zwei Monate später soll die OP sein, muss wegen der zweiten Corona-Welle jedoch abgesagt werden. Neuer Versuch vier Monate später, doch die Zysten haben die Situation inzwischen verschlechtert: Die großen Zysten verlegen den Eingang ins kleine Becken und es bestätigt sich ein extrem ausgedehnter Befund. Um die Eierstöcke nicht zu gefährden, wird die Strategie geändert: erst Entlastung der Zysten, dann erneute Hormontherapie, damit diese kleiner werden, um bessere Bedingungen für die Hauptoperation zu haben. Das gelingt: Unter Hormontherapie ist die Patientin nahezu beschwerdefrei. Im Kinderwunschzentrum wird erneut geprüft, ob die Punktion nicht doch ohne Operation vorgenommen werden könnte. Doch die Chancen sind extrem gering bis aussichtslos, denn die Eierstöcke zeigen nicht genügend Funktionszeichen. Carola P. entscheidet sich gegen das Risiko der Operation und wird keine Kinderwunschbehandlung machen lassen. Der Traum vom eigenen Baby ist ausgeträumt.

und Lymphgefäßen. Das regt die Zellteilung auch jener Zellschicht an, die den Bauchraum auskleidet. Die Mesothelzellen und Fibroblasten (Bindegewebszellen) werden aktiviert und verändern sich: Das Immunsystem reagiert, Immunzellinfiltrate wandern ins Gewebe ein und bewirken dort Umgebungsreaktionen.

Die Liste der umfangreichen Veränderungen ist lang: Sie können nicht nur einen negativen Einfluss auf die weibliche Fruchtbarkeit haben, sondern auch auf die Spermien des Mannes. So haben In-vitro-Experimente seit 1996 gezeigt, dass endometriose-assoziierte Immunzellen und Zytokine einen direkten Effekt auf die Mobilität und Funktion der Spermien haben.[18] Das zeigt ganz klar, dass auch minimale Endometriose (rASRM I/II) die Fruchtbarkeit verringern kann. So zeigte eine Studie, in der die natürliche Schwangerschaftsrate von Frauen untersucht wurde, für deren Unfruchtbarkeit keine erkennbare Ursache vorlag (Alter unter 40; Partner mit normaler Spermienqualität), bei Frauen mit minimaler Endometriose eine signifikant geringe kumulative Schwangerschaftsrate von 36 Prozent. Bei gesunden Frauen lag sie bei 55 Prozent.[19]

Ein Lichtblick: Nach der operativen Entfernung von Bauchfell-Läsionen kann sich die Schwangerschaftsrate verbessern.[20] Da der Effekt einer solchen Operation aber nur etwa ein Jahr anhält – und sich dann verliert –, sollte im Hinblick auf die Planung des Eingriffs die Familienplanung berücksichtigt werden. Diese Operation kann eine erfolgreiche Schwangerschaft begünstigen. Allerdings verbessert sich die Situation durch wiederholte Operationen nicht.[21] Daher: Am besten zum optimalen Zeitpunkt operieren (siehe Seite 95–99).

## Eizellreserve und AMH-Wert

Um die Fruchtbarkeit einer Frau besser einschätzen zu können, wird im Blut die Konzentration des sogenannten Anti-Müller-Hormons (AMH) gemessen. Dieses Hormon wird in heranwachsenden Follikeln gebildet. Ein normaler AMH-Wert (altersabhängig) ist ein Hinweis auf eine gute Eizellreserve. Eine Voraussetzung dafür, dass die Eierstöcke auf eine hormonelle Stimulation ansprechen. Ein niedriger AMH-Wert bedeutet per se aber nicht automatisch, dass eine Frau nicht mehr schwanger werden kann. Er ist lediglich ein Baustein im Gesamtsystem, der jedoch nicht unberücksichtigt bleiben sollte.

### Der Einfluss von Endometriose auf die Eierstöcke

Nun stellt sich die Frage, ob Patientinnen mit Endometriose generell eine Einschränkung der ovariellen Funktion aufweisen oder ob dies nur bei Vorliegen von Schokoladenzysten (siehe Seite 69 f.) der Fall ist.

Zahlreiche wissenschaftliche Studien befassen sich mit der Frage, ob ovarielle Funktionsveränderungen mit Endometriose in Zusammenhang stehen könnten. So deutet etwa eine reduzierte Hormonbildung und die erhöhte Konzentration von inflammatorischen Zytokinen auf eine veränderte Eizellreifung (Follikulogenese) und gestörte

Eisprungphase mit verminderter Eizellqualität hin.[22] Passend dazu konnten Kinderwunschkliniken die Beobachtungen machen, dass sich Embryonen von Frauen mit Endometriose langsamer entwickeln als die von Frauen ohne Befund.[23] Auch bei Eizellenspenden von Frauen mit Endometriose, die in Frauen ohne Endometriose transferiert wurden, ergaben sich Entwicklungsverzögerungen, außerdem nisteten sich diese Embryonen seltener in der Gebärmutter ein.[24] Diese experimentell gewonnenen Ergebnisse lassen jedoch keine Verallgemeinerung zu, dazu sind auch die Fallzahlen zu gering. Dennoch gibt es Hinweise, dass bei Frauen mit Endometriose die zyklische Bereitstellung reifer Eizellen derart verändert ist, dass die Eizellqualität darunter leidet.

## Schokoladenzysten in den Eierstöcken

Beim möglichen Einfluss von Endometriomen, also Schokoladenzysten in den Eierstöcken, auf die Fruchtbarkeit sind die Zusammenhänge etwas deutlicher: Denn sowohl Voroperationen (wenn Endometriome und Zysten bereits operativ entfernt wurden) als auch große Endometriome führen zu einer reduzierten Follikelreserve. Große Endometriome scheinen die Follikelreserve schädigen zu können: durch Druck auf den Cortex, aber auch durch entzündungsfördernde Substanzen. Auf der anderen Seite kommt es bei Operationen, bei denen Endometriome entfernt werden, fast zwangsläufig zu einer Reduktion der Eizellreserve. So sinkt anschließend nicht nur der AMH-Wert (siehe links), sondern auch die Zahl der Follikel und die Rate der Ovulationen im operierten Eierstock.[25]

Daher muss die operative Entfernung gegenüber der konservativen Therapie abgewogen werden. Die behandelnde Ärztin muss gemeinsam mit der Patientin das Für und Wider einer operativen Entfernung von Schokoladenzysten im Eierstock besprechen. Wenn die Patientin noch Kinder bekommen will, sollte eine Eizellreservebestimmung erfolgen. Sollte diese normal sein und sind die Zysten nicht größer als vier bis fünf Zentimeter, kann eine konservative Therapie mit Hormonen eingeleitet und weiter beobachtet werden. Denn selbst bei der Entfernung kleiner Endometriome kann es zu Schädigungen kommen.[26] Auch die Frage, ob Endometriome einseitig oder beidseitig vorliegen, und das Alter der Patientin sind nicht ohne Einfluss auf die Eizellreserve. Ab dem 36. Lebensjahr hat die Operation zunehmend Auswirkungen auf die Fertilität.[27]

Man kann Endometriome aber nur schwer isoliert betrachten, denn häufig treten sie in Verbindung mit höhergradiger Endometriose und tief infiltrierender Endometriose auf.[28] Dies ist besonders dann der Fall, wenn die Patientinnen von starken Beschwerden betroffen sind (in der visuellen Analogskala VAS: > 5 bei Symptomen am Darmkanal, Dyspareunie, starke Dysmenorrhoe und Infertilität).[29]

Es ist nahezu unmöglich, den Einfluss einer tief infiltrierenden Endometriose auf die Fruchtbarkeit isoliert zu betrachten, denn auch die TIE ist oft mit einer komplexen Situation im kleinen Becken verbunden. Auf wissenschaftlicher Ebene gibt es dazu ebenfalls noch keine einhellige Meinung.

## Adenomyose und Fertilität

Wie häufig Adenomyose tatsächlich in der weiblichen Bevölkerung vorkommt, wird wahrscheinlich unterschätzt, weil alle Daten auf den histologischen Nachweis der Adenomyosis uteri beruhen, der aber nur nach einer Gebärmutterentfernung verlässlich gestellt werden kann.[30] Untersucht man Endometriose-Patientinnen mittels Sonografie oder Magnetresonanztomografie (MRT), findet man bei mehr als 80 Prozent Zeichen einer Adenomyose, bei unfruchtbaren Endometriose-Patientinnen sind es sogar mehr als 91 Prozent.[31]

Adenomyose geht mit gestörten Bewegungsabläufen der Muskulatur (Hyperistalsis/Dyspersialsis) einher, damit kommt es auch zu Veränderungen der physiologischen Funktion. So konnte eine Studie, bei der ein Kontrastmittel in die Gebärmutter

### SCHOKOLADENZYSTEN

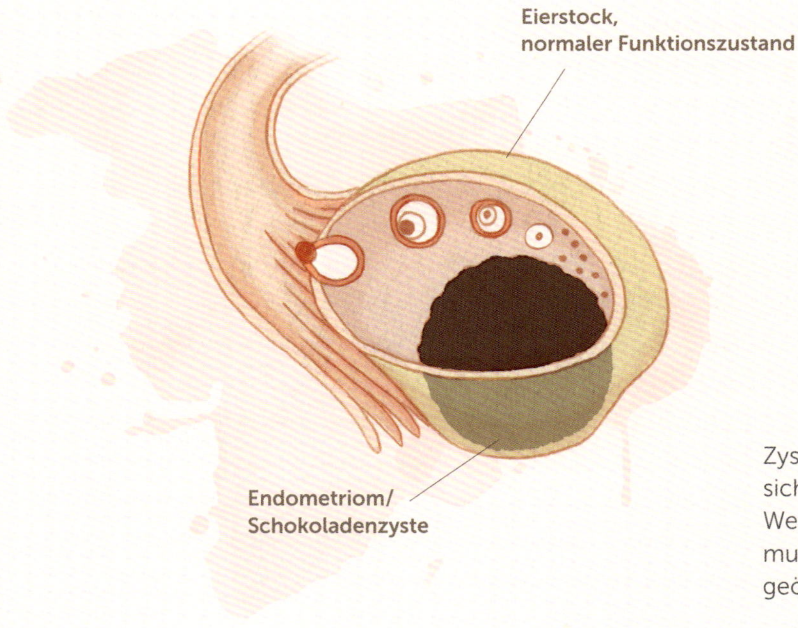


Zysten entwickeln sich im Eierstock. Werden sie entfernt, muss das Organ geöffnet werden.

gespritzt wurde, zeigen, dass der gerichtete Spermientransport bei Frauen mit Endometriose erheblich gestört ist.[32] Dies kann auch Auswirkungen auf die Einnistung des Embryos in die Gebärmutter (Implantation) haben.[33] Zudem kann die lokale Überproduktion von Östrogenen (Hyperöstrogenismus), die Tatsache, dass Adenomyose häufig Begleiterkrankungen wie endometriale Polypen (Hyperplasie) und Myome sowie Progesteronresistenz mit sich bringt, die erschwerte Fertilität bei Adenomyose erklären.[34]

Auch eine mögliche Autoimmunkomponente kann bei Adenomyose eine Rolle spielen: So weisen experimentelle Daten darauf hin, dass aktivierte endometriale Makrophagen über eine Freisetzung von Nitritoxid einen negativen Einfluss auf die Einnistung des Embryos in die Gebärmutterschleimhaut haben können. Aber auch nach erfolgreicher Implantation können Makrophagen und T-Zellen den Embryo attackieren und zu einer Fehlgeburt innerhalb der ersten 12 bis 14 Schwangerschaftswochen führen.[35] Auch freie Radikale, die durch die Entzündung entstehen, haben einen negativen Effekt auf die intrazelluläre DNA und die Zellmembranen, zerstören befruchtete Eizellen und hemmen die Entwicklung des Embryos.

Die Liste weiterer »ungesunder inflammatorischer« Veränderungen mit möglichen Auswirkungen auf die Fertilität ist lang.[36] Viele experimentelle Daten deuten auf Einschränkungen aufgrund von Entzündungsgeschehen hin, doch letztlich ist natürlich die Beweislage schwierig, da es weder Forschungsmodelle noch In-vivo-Analysen gibt, die die Zusammenhänge eindeutig belegen könnten.

Es bleibt weiterhin zu diskutieren, ob auch die Gebärmutterschleimhaut selbst Veränderungen aufweist, die zu einer gestörten Implantation führen könnten. So wurde ein Endometrium-Genexpressions-Profil von Patientinnen mit Adenomyose und Eizellspende auf der einen Seite und Nicht-Adenomyose-Patientinnen auf der anderen Seite erstellt, das aber keine Unterschiede aufwies.[37] Demnach scheint es hier keine signifikanten Unterschiede zu geben. Allerdings kam es in der Gruppe der Adenomyose-Patientinnen häufiger zu Fehlgeburten. Dies war überraschend und ein erster Hinweis darauf, dass sich Adenomyose negativ auf den Schwangerschaftsverlauf auswirken kann. In einer weiteren Studie wurden Patientinnen hinsichtlich der Dicke der Muskelschicht in ihrer Gebärmutterwand (Myometrium) eingeteilt:[38] Bei Patientinnen, deren Myometrium mehr als 2,5 Zentimeter dick war, waren die Implantationsraten, die klinischen Schwangerschaftsraten und die Lebendgeburtraten erkennbar vermindert. Die Fehlgeburtsrate war leider signifikant erhöht.

Somit rückt die Gebärmutter, also ein Organ, das zentral am Schwangerschaftsgeschehen beteiligt ist, von dem aber viele Jahre kein wesentlicher Einfluss auf eine gestörte Fertilität angenommen wurde, mehr und mehr in den Fokus der Diskussion. Unfruchtbarkeit im Zusammenhang mit Endometriose ist sehr komplex und leider in vielen Bereichen noch nicht abschließend erforscht. Bisher geben nur

experimentelle Daten und klinische Beobachtungen Hinweise darauf, dass hier Zusammenhänge bestehen. Auch die klinische Realität bestätigt dies zunehmend.
Eine Kinderwunschbehandlung muss letztlich immer an den Einzelfall angepasst und entsprechend behandelt werden. Pauschale Aussagen sind aufgrund der individuellen Situation jeder Frau unseriös. Es müssen neben dem Ausmaß der Endometriose beziehungsweise der Adenomyose auch das Alter der Frau, die Dauer der Kinderwunschbehandlung und natürlich auch die Faktoren seitens des Mannes berücksichtigt werden. Und, und, und.

## Kinderwunschbehandlung

**Da viele Frauen, die unter Endometriose oder Adenomyose leiden, trotzdem gerne Kinder bekommen möchten und dazu nicht selten eine Kinderwunschbehandlung in Anspruch nehmen müssen (Sie werden in diesem Buch immer wieder auf Hinweise dazu stoßen), möchte ich an dieser Stelle kurz erklären, was sich dahinter verbirgt.**

Von unerfülltem Kinderwunsch sprechen wir, wenn es bei einem Paar trotz regelmäßigen Geschlechtsverkehrs (ein- bis zweimal pro Woche) innerhalb eines Jahres nicht zur Schwangerschaft kommt. **Primäre Sterilität** liegt vor, wenn es nie zuvor zu einer Schwangerschaft kam. War die Frau schon einmal schwanger, vielleicht vor Jahren oder in einer anderen Beziehung, handelt es sich um eine **sekundäre Sterilität.**
Etwa zehn Prozent aller Paare sind steril. Die Ursachen können sowohl beim Mann als auch bei der Frau liegen. Daher werden im Kinderwunschzentrum immer beide Partner untersucht. Auch hier ist die Anamnese wichtig: Bei der Frau ist vor allem der Zyklus interessant (ist er regelmäßig usw.), doch auch die Schilddrüsenfunktion kann eine Rolle spielen. Lag beim Mann ein Hodenhochstand in der Kindheit vor oder hatte er Mumps? Nach der körperlichen Untersuchung sind diverse Laborwerte von Interesse, die über den Hormonhaushalt Auskunft geben, damit gegebenenfalls regulierend eingegriffen werden kann.
Besonders wichtig ist das Ergebnis des Spermiogramms, also die Prüfung der Samenqualität des Mannes: Nur wenn das Spermiogramm unauffällig ist, ist eine Operation sinnvoll, bei der die Endometriose-Situation verbessert wird, um die Chancen des Paares, auf natürlichem Wege schwanger zu werden, zu verbessern. Sind die Spermien nicht so fit, würde man eine künstliche Befruchtung vorziehen.
Ist die Endometriose-Erkrankung der Frau die Ursache für die Unfruchtbarkeit, kann der Kinderwunsch mit folgenden Maßnahmen unterstützt werden:

## Schwangerschaft nicht ausgeschlossen!

Das alles bedeutet aber nicht, dass Frauen mit Adenomyose oder Endometriose auf keinen Fall schwanger werden können.

Ich habe hier mögliche Probleme aufgezeigt. Gleichzeitig ist die Thematik aber sehr komplex. Jede Frau beziehungsweise jedes Paar sollte dennoch versuchen, den Kinderwunsch zu realisieren. Sehr viele Frauen mit Endometriose bekommen Kinder. Nach einer Schwangerschaft – als natürlicher Hormontherapie – und Stillzeit tritt als netter Nebeneffekt oft sogar eine vorübergehende Besserung der Beschwerden ein. Gleichzeitig erschweren verschleppte Diagnosen die Sache, zum Beispiel wenn nach dem 35. Lebensjahr erst durch den unerfüllten Kinderwunsch auffällt, dass bei einer Frau eine schwere Endometriose vorliegt. Ab diesem Alter haben Frauen einfach generell nicht mehr so gute Karten, weil die Eizellqualität abnimmt. So ist das leider nun mal. Die beste Zeit, um schwanger zu werden, sind die Jahre vor dem 30. Geburtstag!

Ein anderes großes Problem sind Endometriose-Zysten, die vielleicht im Alter von Anfang, Mitte zwanzig auftreten und in der Regel sofort operiert werden. Wenn wir bei diesen Patientinnen die Eizellreserve messen – das machen wir standardmäßig –, müssen wir leider feststellen, dass sehr viele von ihnen vermutlich durch die OP bereits eine reduzierte Eizellreserve haben, möglicherweise auch schon vorher, wir wissen es nicht genau. Auf diese Weise wird eine 24-Jährige mit dem Kinderwunschthema konfrontiert, obwohl sie eigentlich noch gar nicht bereit ist. In diesen Fällen besteht die Möglichkeit, Eizellen für später einfrieren zu lassen. Allerdings werden die Kosten dafür von keiner Krankenkasse übernommen. Nichtsdestotrotz wurde ich schon oft überrascht, wenn eine Patientin mir freudestrahlend von ihrem positiven Schwangerschaftstest berichtete, obwohl aufgrund der Befunde nicht damit zu rechnen war. Jede Situation ist individuell und vieles, was die Natur möglich macht, können wir nicht erklären und noch nicht verstehen. Scheuen Sie sich nicht, medizinische Unterstützung in Anspruch zu nehmen, wenn Sie einen Kinderwunsch haben. Und vor allem: Gehen Sie das Projekt Baby nicht zu spät an.

**Follikelstimulation mit Insemination:** Hierbei werden die Eizellreifung und das Zusammenbringen von Eizelle und Spermien optimiert. Dabei wird zunächst die Follikelreifung mithilfe von Medikamenten unterstützt, der Eisprung kontrolliert ausgelöst und anschließend, nachdem sie »aufgereinigt« wurden, die Spermien direkt in die Gebärmutterhöhle gegeben (Insemination). Diese Art der Kinderwunschbehandlung ist sinnvoll, da aufgrund der gestörten Muskelkontraktionen durch die Endometriose oder Adenomyose der gerichtete Spermientransport im Eileiter nicht optimal erfolgen kann, sodass die Spermien ihren Weg nur schwer finden.

Das kann im Mittel drei- bis sechsmal versucht werden. Unverheiratete Paare müssen diese Behandlung selbst bezahlen, bei verheirateten werden die Kosten (teilweise) von den Kassen übernommen. Leider ist aber die Erfolgsrate nicht so, dass alle davon überzeugt sind, die Studienlage ist wieder schwierig: Die Methode ist erfolgversprechender als die natürliche, aber schlechter als IVF. Ich finde aber, dass sich der Versuch unbedingt lohnt. Ich hatte eine Patientin, die nach einer ausgedehnten Endometriose-Operation mithilfe einer Insemination mit einer Samenspende sofort schwanger wurde. Das ist eine Chance, gerade auch für alleinstehende Frauen.

**In-vitro-Fertilisation (IVF):** Bei einer künstlichen Befruchtung werden Eizelle und Spermien im Reagenzglas zusammengebracht, wo es zur eigenständigen Befruchtung kommt. Anschließend wird ein Embryo in die Gebärmutterhöhle transferiert. Ist das Spermiogramm des Mannes nicht optimal, wird eine **ICSI (intrazytoplasmatische Spermieninjektion)** empfohlen: Hierbei wird ein morphologisch besonders schönes und aktives Spermium ausgewählt und direkt in die Eizelle hineingegeben. Das weitere Vorgehen ist dann wieder identisch.

Doch zuvor, um ausreichend viele Eizellen gewinnen zu können, muss die Frau durch Hormonbehandlungen »vorbereitet« werden. Dazu wird zunächst der Eierstock herunterreguliert, damit möglichst viele Follikel gleichzeitig »an den Start gehen können«. Diese Behandlung, meist mit GnRH-Analoga, kann von zehn Tagen bis zu drei Monaten dauern. Bei Endometriose-Patientinnen ist eine längere Vorbereitung meist angebracht, vor allem, wenn eine schwere Adenomyose mit im Spiel ist. Statt GnRH-Agonisten werden zum Teil auch Aromataseinhibitoren und GnRH-Antagonisten eingesetzt.

Damit viele Follikel gleichzeitig zur Reifung gebracht werden, gilt es, diese zu stimulieren. Dazu werden Hormone gespritzt, die dafür sorgen, dass sich möglichst viele zu reifen Eizellen entwickeln. Hier spielt die Eizellreserve die entscheidende Rolle, je besser der Spiegel des Anti-Müller-Hormons, desto besser sind die Chancen (siehe Seite 68). Liegt der AMH-Wert zwischen eins und 0,5, braucht es enorm viele Stimulationshormone, die sehr teuer sind, gleichzeitig wird die Ausbeute an reifen Eizellen nicht optimal sein. Sind die Eizellen reif, wird der Eisprung ausgelöst, dann schwimmen die Eizellen frei im Follikel. Daraufhin wird unter Kurznarkose eine Punktion der Follikel vorgenommen und die Flüssigkeit mitsamt der Eizellen abgesaugt. Nun können die Eizellen gereinigt, angeschaut und mit Spermien des Spenders befruchtet werden. Die befruchteten Eizellen kommen anschließend noch einige Tage in einen Brutschrank, bis sich aus ihnen Blastozysten beziehungsweise Embryonen entwickelt haben. Ein oder zwei der prächtigsten werden schließlich ausgewählt und in die Gebärmutter der Empfängerin eingesetzt. Nun heißt es Daumendrücken, damit sie sich einnisten.

Wer es sich finanziell leisten kann, sollte in jeden Fall Embryonen einfrieren lassen, um, falls der erste Versuch scheitert, weitere Kryoembryonentransfers durchführen zu können. Doch eine IVF/ICSI ist keine kleine Sache: In Deutschland werden nach medizinischer Indikation nur drei Versuche ab dem 25. bis zum 40. Lebensjahr der Frau bezahlt, das heißt, es werden 50 Prozent der Kosten übernommen. Männer dürfen maximal 50 Jahre alt sein. Ganz wenige Krankenkassen übernehmen alles. Das gilt allerdings nur für verheiratete Paare. Bei unverheirateten Paaren werden die Kosten nicht übernommen. Da kommen schnell einige Tausend Euro zusammen – je nachdem, wie viele Versuche unternommen werden.

Ist die Eizellreserve zu gering, können keine Eizellen mehr gewonnen werden. Jetzt kommt nur eine Eizellspende infrage. Dies ist aber in Deutschland (noch) nicht erlaubt. Samenspende komischerweise schon …

# IST ES TATSÄCHLICH ENDOMETRIOSE – UND WAS DANN?

Wie kommen die betroffenen Patientinnen an die richtige Diagnose? Was müssen Ärztinnen und Ärzte wissen, um ihren Patientinnen einen langen Leidensweg zu ersparen? Ganz besonders wichtig ist es, sich von ärztlicher Seite ausreichend viel Zeit für die Anamnese zu nehmen, die richtigen Fragen zu stellen und die Schmerzen der Patientinnen ernst zu nehmen. Für eine Erstdiagnose sind keine Hightech-Untersuchungsgeräte notwendig – ein offenes Ohr, Empathie und ein geschulter Blick können schon viel ausrichten.

Differenzialdiagnosen helfen, andere Erkrankungen mit ähnlichen oder gleichen Symptomen auszuschließen. Anschließend stelle ich schulmedizinische Untersuchungsverfahren vor, die sich bei der Diagnosefindung als erfolgversprechend herausgestellt haben. Wer vor der Entscheidung »OP ja oder nein« steht, findet am Schluss dieses Kapitels Antworten: Hier beschreibe ich das Für und Wider, kläre über die Risiken auf und zeige alternative Wege.

## Differenzialdiagnosen

**Um herauszufinden, ob eine Patientin an Endometriose oder an einer anderen Erkrankung mit ähnlichen oder nahezu identischen Symptomen leidet, müssen mögliche Krankheitsursachen mithilfe der Differenzialdiagnostik der Reihe nach verworfen werden.**

Das heißt, die Ärztin oder der Arzt schließt nacheinander alle Krankheiten mit ähnlichen Beschwerden aus, bis eine sichere Diagnose übrigbleibt. Die häufigsten Differenzialdiagnosen bei chronischen Unterbauchschmerzen sind neben der Endometriose Verwachsungen und Verklebungen infolge einer Operation (nicht endometriosebedingt), ein Blasenschmerzsyndrom (interstitielle Zystitis) und unspezifische Darmfunktionsstörungen sowie das Reizdarmsyndrom (siehe Tabelle Seite 78 f.).

Relativ häufig sind ebenfalls ein chronisches Schmerzsyndrom nach Becken- oder Unterleibsentzündungen (Pelvic Inflammatory Disease, PID) oder eine Genitalinfektion mit Chlamydien oder anderen Keimen. Neben den akuten Verläufen mit Entzündung der Eileiter und des Eierstocks (Adnexitis) und gegebenenfalls Abszessen an Eileiter und Eierstock (Tuboovarialabszess) nehmen Chlamydien-Infektionen oft auch einen eher subtilen chronischen Verlauf und können selbst nach der Ausheilung zu chronischen Schmerzen führen.

Chronische Unterbauchschmerzen mit Verwachsungen und Verklebungen, die aufgrund einer PID oder mehrfacher Voroperationen auftreten, sind meist durch ein typisches Beschwerdebild gekennzeichnet: Die Schmerzen werden immer an der gleichen Stelle angegeben und treten besonders beim Stuhlgang auf. Bezeichnend ist, dass keinerlei zyklischer Zusammenhang erkennbar ist. Das heißt, es handelt sich um unregelmäßige Schmerzen, die meist immer an der gleichen Stelle bestehen und nicht im Zusammenhang mit der Regelblutung oder dem Eisprung stehen.

Wenn bei der Patientin Beschwerden in Verbindung mit dem Stuhlgang oder der Blasenentleerung auftreten, muss jedoch auch an die wichtigen Differenzialdiagnosen Reizdarm- oder Blasenschmerzsyndrom gedacht werden.

Auch ein ausgeprägtes Beckenvenensyndrom (Varicosis uteri) kann zu häufig zyklischen Unterbauchschmerzen sowie zu schmerzhaften und schwierigen Monatsblutungen (Dysmenorrhoe) führen, wobei die Schmerzen bis in die Beine ausstrahlen können. Oft besteht auch ein Druckgefühl nach unten. Das ist meist im vaginalen Ultraschall oder mittels Laparoskopie zu erkennen. Anerkannte Therapien existieren jedoch nicht.

Weitere wichtige Differenzialdiagnosen der Endometriose sind Depressionen beziehungsweise chronische Unterbauchschmerzen, die sich infolge von sexuellem Missbrauch, aber auch im Rahmen einer somatoformen Störung, also körperlicher Beschwerden ohne erkennbare organische Ursachen, entwickelt haben könnten. In diesen Fällen ist sicherlich die Überweisung an eine Psychologin oder einen Psychiater ratsam.

Nicht selten entwickeln Patientinnen mit chronischen Unterbauchschmerzen – ganz gleich, welchen Ursprung sie haben – sekundäre Verspannungen der Beckenbodenmuskulatur. Diese wirken insgesamt schmerzverstärkend, können aber auch dazu führen, dass besonders der Geschlechtsverkehr nur unter Schmerzen vollzogen werden kann (Dyspareunie).

Auch eine Vulvodynie gilt es auszuschließen (siehe Seite 64). Wenn Frauen Missempfindungen (etwa das Gefühl, wund zu sein, oder ein Brennen) oder Schmerzzustände im Bereich der äußeren primären Geschlechtsorgane haben, muss das nicht zwangsläufig mit einer Endometriose zu tun haben.

Es ist von zentraler Bedeutung, dass die betroffenen Frauen den richtigen Fachrichtungen zur Weiterbehandlung zugewiesen werden. So muss der Weg für eine Patientin, bei der der Verdacht einer Endometriose besteht, in ein Endometriose-Zentrum führen. Hier können ebenfalls die oben genannten Differenzialdiagnosen mit beurteilt und gegebenenfalls die entsprechenden Maßnahmen eingeleitet werden.

## DIE WICHTIGSTEN DIFFERENZIALDIAGNOSEN, DIAGNOSTIK UND BEHANDLUNGSMÖGLICHKEITEN

| Diagnose | Diagnostik | Therapie |
|---|---|---|
| Endometriose | Anamnese, klinische Untersuchung, Ultraschall, Laparoskopie | operative Therapie, hormonelle Therapie und symptomatische analgetische Therapie |
| Adenomyose (Adenomyosis uteri) | Anamnese, klinische Untersuchung, Ultraschall, MRT, Laparoskopie | operative Therapie, hormonelle Therapie (systemisch und lokal) und symptomatische analgetische Therapie |
| Adhäsionen infolge von Becken- oder Unterleibsentzündungen (PID) | Anamnese, klinische Untersuchung, Ultraschall, Abstriche, Laparoskopie | antibiotische Therapie, Schmerztherapie |
| Adhäsionen infolge von Operationen (nicht endometriosebedingt) | Anamnese, klinische Untersuchung, Ultraschall | Schmerztherapie, Osteopathie, Zurückhaltung bei erneuten operativen Eingriffen |
| Beckenvenensyndrom (Varicosis uteri) | Anamnese, klinische Untersuchung, Ultraschall, MRT, Laparoskopie | lokale hormonelle Therapie, Hysterektomie, Embolisation |
| Reizdarmsyndrom (Colon irritabile) | Anamnese, klinische Untersuchung, Ultraschall, Koloskopie | gastroenterologische Betreuung |

| | | |
|---|---|---|
| Blasenschmerzsyndrom (interstitielle Zystitis) | Anamnese, klinische Untersuchung, Ultraschall, Zystoskopie in Narkose mit Blasenfüllung | urologische Mitbetreuung |
| Schmerzen im Bereich des Beckenbodens und des Bewegungsapparats (sekundär) | Anamnese, klinische Untersuchung, Ultraschall | Osteopathie, Beckenbodenentspannungsübungen, TENS, Biofeedback |
| Depressionen | Anamnese, klinische Untersuchung, Ultraschall | Psychologie/Psychiatrie |
| Chronische Unterbauchschmerzen nach sexuellem Missbrauch | Anamnese, klinische Untersuchung, Ultraschall | Psychotherapie, Schmerzedukation, Physiotherapie |
| Somatisierungsstörungen | Anamnese, klinische Untersuchung, Ultraschall, ggf. Laparoskopie | Psychosomatik |
| Vulvodynie (isolierte Dyspareunie, introitusnah) | Anamnese, klinische Untersuchung mit genauer Lokalisationsangabe der Schmerzen (Wattetupfer), Ultraschall | Sexualtherapie, Physiotherapie |

## Anamnese – Die Vorgeschichte der Erkrankung erfassen

**Wie kommen wir nun zu einer Diagnose? Wie kann ich als Ärztin oder Arzt erkennen, ob tatsächlich eine Endometriose vorliegt oder nicht? Dazu müssen wir uns zunächst mit der Vorgeschichte der Krankheit beschäftigen – und die erfahren wir durch das Gespräch mit der Patientin.**

Die gute Nachricht: Wir brauchen dazu keine speziellen Apparaturen oder Hightech-Ultraschallgeräte. Ohren, Augen und Fingerspitzengefühl – im Wortsinne und im übertragenen Sinne – reichen aus. Eigentlich ist es ganz einfach. Wenn wir der Patientin wirklich zuhören, genau hinsehen und sorgsam fühlen, können wir sehr viel erkennen und einer sicheren Diagnose näherkommen.

## Zeit ist das A und O

Doch eine gründliche Anamnese braucht Zeit. So schnell geht es im Fall von Endometriose nicht. Da reicht keine Blickdiagnose. Da die Patientinnen oft ja schon über Jahre Beschwerden haben, ist es eine sehr gute Idee, sich ein Schema anzugewöhnen, nach dem man systematisch vorgehen kann. Ich selbst gehe bei der Anamnese tatsächlich chronologisch vor. Dazu bitte ich meine Patientinnen, sich an ihre erste Regelblutung zu erinnern und zu beschreiben, was sie damals erlebt haben und wie es dann weiterging. Denn viele Patientinnen stecken nach einer jahrelangen Leidensgeschichte mit großen Schmerzen in einem Wust von Beschwerden und wissen manchmal gar nicht, wo sie anfangen sollen, sodass ein sehr diffuses Bild entstehen kann. Hier sind Empathie und Verständnis gefragt! Was auf keinen Fall passieren darf, ist, dass die Patientin nicht ernst genommen oder in die Psychoecke geschoben wird. Den Patientinnen hilft es sehr, wenn wir ihnen in dieser Situation eine Struktur vorgeben und sie systematisch befragen. Wenn man gleichzeitig die zuvor genannten Differenzialdiagnosen im Kopf hat, gelingt es besser, dem tatsächlichen Problem auf die Spur zu kommen.

### Zeit ist Geld

Eine Berliner Endometriose-Schwerpunktpraxis hat ermittelt, was sie über die Krankenkassen für die konservative Behandlung einer Endometriose-Patientin abrechnen kann: Es sind 48 Euro! Kommt diese Patientin im selben Quartal noch mal wieder, sind es ganze 2,80 Euro, die darüber hinaus abgerechnet werden können! Dass so eine angemessene Betreuung dann nicht möglich ist, liegt auf der Hand. So kann und darf es nicht weitergehen!

## Das Anamnesegespräch

Im Folgenden werden die wichtigsten Fragen aufgezählt, die während des Anamnesegesprächs besprochen werden sollten. Natürlich kann so ein Gespräch situations- und beschwerdebedingt auch ganz anders verlaufen.

Hatte die Patientin schon immer **Regelschmerzen** (primäre Dysmenorrhoe) oder sind diese erst später aufgetreten (sekundäre Dysmenorrhoe)? Falls die Regelschmerzen erst später auftraten: Seit wann war das der Fall? Gab es einen Auslöser, etwa Fehlgeburt, Geburt, Abbruch, Spirale, Ausschabung und so weiter?

Zur besseren **Einschätzung der Schmerzen** kann man eine visuelle Analogskala (VAS, siehe Abbildung rechts) benutzen.

## SCHMERZSKALA

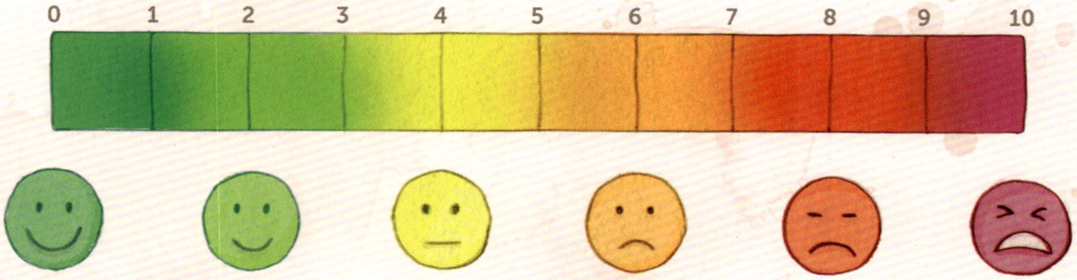


Mithilfe einer sogenannten visuellen Analogskala (VAS) kann die Heftigkeit von Schmerzen eingeschätzt werden: 0 = keine Schmerzen, 3 = man möchte ein Schmerzmittel nehmen, ab 6 wird der Schmerz als schwerwiegend eingestuft, 10 = schlimmster vorstellbarer Schmerz.

Nun gilt es herauszufinden, ob der Schmerz noch »normal« oder tatsächlich eher auffällig ist. Also ist es wichtig zu erfahren, wie stark die Patientin an den Tagen eingeschränkt ist: Ist sie schul- oder arbeitsunfähig? Muss sie das Bett hüten? Muss sie ein Schmerzmittel nehmen, weil ansonsten gar nichts mehr geht?

Wenn **Schmerzmittel** genommen werden, dann ist wichtig zu erfahren, welche, wie häufig und in welcher Dosierung. Wie stark sind die Schmerzen dann? Wird der Schmerz ohne Schmerzmittel auf der Analogskala bei 6/7 eingestuft, kann bereits eine Schul- oder Arbeitsunfähigkeit bestehen. Ist es möglich, mit ein bis zwei Tabletten Buscopan® oder 400 Milligramm Ibuprofen® den Schmerz weitestgehend aufzulösen und damit die Arbeitsfähigkeit wiederherzustellen, dann ist das vertretbar. In diesem Fall helfen aber oft auch andere komplementärmedizinische Verfahren, die man der Patientin zusätzlich vorstellen kann (siehe Seite 182–200).

Besteht eine **vegetative Begleitsymptomatik?** Bei starken Schmerzen reagiert das vegetative Nervensystem mit und es kann zu Übelkeit bis hin zum Erbrechen, aber auch Kollapsneigung und Durchfall kommen. Dann fühlen sich die Patientinnen richtig krank. Das wäre bei leichteren Schmerzen eher nicht typisch.

Die Folgen sind häufig **Fehl- und Schonhaltungen,** die selbst im Liegen beziehungsweise im Bett eingenommen werden.

Wichtig ist es zu erfahren, **wann die Schmerzen innerhalb des Zyklus beginnen:** mit dem Einsetzen der Regelblutung oder schon davor? Manche Frauen mit Endometriose haben auch schon einige Tage vor der Regelblutung ziehende Schmerzen, die dann aber noch nicht so stark sind und auf der visuellen Analogskala meist mit unter fünf angegeben werden.

Man muss auch erfragen, ob andere Unterbauchschmerzen eher zentral lokalisiert sind (also von der Gebärmutter kommen können) oder auch an anderen Stellen (beispielsweise immer im linken Unterbauch) auftreten. Das würde noch auf weitere Herde hindeuten.

Häufig wurde den Patientinnen aufgrund ihrer Beschwerden von ihrer behandelnden Frauenärztin oder ihrem Gynäkologen bereits die Pille verschrieben. Viele Frauen haben sie dann – zumindest zeitweise – auch genommen. Interessant ist hierbei zu erfahren, **wie die Pille genommen wurde.** Häufig bekamen die Patientinnen kombinierte orale Kontrazeptiva (KOK), also sogenannte Kombipillen, die nach dem klassischen 21/7-Einnahmeschema (21 Tage Tabletteneinnahme, 7 Tage einnahmefreies Intervall mit Abbruchblutung) eingenommen wurden. Dann ist es wichtig zu fragen: Wie war die Abbruchblutung? War sie genauso schmerzhaft wie die Regelblutung, weniger oder gar nicht schmerzhaft? Wenn es unter der Abbruchblutung weiterhin zu Schmerzen kam, wäre das ein Hinweis auf eine mögliche Endometriose. Häufig erfolgt dann die Empfehlung, die KOK ununterbrochen zu nehmen – ohne Abbruchblutung. Damit ist oft erst mal alles deutlich besser.

Wenn **trotz Einnahme der Pille weiterhin Schmerzen** auftreten, die dann aber eher unregelmäßig kommen und auch im Unterbauch lokalisiert sind, sind das weitere wichtige Indizien für das Vorliegen einer Endometriose.

Bestehen **azyklische Unterbauchschmerzen?** Diese Frage muss auch Patientinnen gestellt werden, die keine Hormone einnehmen.

Bestehen **Schmerzen beim Wasserlassen** (Dysurie) oder **beim Stuhlgang** (Dyschezie)? Und wenn ja, treten diese Schmerzen zyklisch auf?

Ist die **Darmfunktion** unauffällig oder auffällig? Ist der Stuhl beispielsweise sehr hart oder abwechselnd fest und weich oder extrem weich bis flüssig? Findet der Stuhlgang regelmäßig statt, muss die Patientin ständig zur Toilette oder leidet sie im Gegenteil unter Verstopfung? Ändert sich das zyklisch?

Leidet die Patientin unter einem **Blähbauch?** Und wenn ja, tritt das Phänomen zyklisch auf?

Hat die Patientin **Schmerzen beim Geschlechtsverkehr** (Dyspareunie)? Und wenn ja, wo genau ist der Schmerz zu spüren, am Scheideneingang oder in der Tiefe? Wirkt der Schmerz einschränkend oder wird er »ausgehalten«? Hat die Patientin Schmerzen nach dem Verkehr? Sind die Schmerzen von der jeweiligen Stellung abhängig? Kann überhaupt eine Penetration stattfinden? Vermeidet die Patientin eventuell sogar Sex mit Penetration? Manchen Frauen tut auch der Orgasmus weh oder sie erleben aufgrund der Schmerzen gar keinen Orgasmus.

Alle Fragen rund um den Geschlechtsverkehr und die Penetration sind erfahrungsgemäß sehr sensibel. Hier sind Fingerspitzengefühl und Empathie gefragt. Wir als Ärztinnen und Ärzte sollten uns die Zeit nehmen, die die Patientin braucht, um sich zu öffnen, um auch derart intime Fragen beantworten zu können. Und auch an die Patientinnen mein dringender Rat: Trauen Sie sich! Wenn die Ärztin oder der Arzt Ihres Vertrauens das Thema anspricht, dann aus medizinischem Interesse und um Ihnen zu helfen. Deshalb scheuen Sie sich nicht, mehr zu sagen! Übrigens gibt es auch Sexualmediziner, die hervorragend darin ausgebildet sind, gemeinsam mit den betroffenen Paaren gute Lösungen für ein befriedigendes Sexualleben zu erarbeiten.

Und auch das sensible **Thema Kinderwunsch** sollte jetzt schon angesprochen werden. Zum einen, damit der Behandler weiß, was die Patientin sich vorstellt und wünscht, und dies im Behandlungskonzept berücksichtigen und über die Möglichkeiten informieren kann. Zum anderen, damit man die Patientin rechtzeitig aufklären kann, sofern die Wunschvorstellungen nicht mit den biologischen Chancen übereinstimmen. Nicht selten erfährt man jetzt, dass die Patientin schon länger versucht, schwanger zu werden und es nicht klappt.

**TIPP:** Die neu gegründete Arbeitsgemeinschaft für Endometriose (AGEM) hat einen Schmerz- beziehungsweise Anamnesefragebogen erarbeitet, der hilft, die Situation besser einzuschätzen. Dieser kann von den Internetseiten der AGEM heruntergeladen werden (siehe Anhang).

# Schulmedizinische Untersuchungen

**Nach der eingehenden Anamnese folgt die gründliche schulmedizinische Untersuchung der Patientin. Jetzt geht es darum, herauszufinden, ob Läsionen, Verwachsungen oder Verklebungen zu sehen sind.**

Ich möchte hier aufzeigen, welche Untersuchungen jeweils zielführend sind und worauf im Speziellen zu achten ist. Die Endometriose-Läsionen sind »trickreich« und nicht immer und mit allen Verfahren gleich gut zu erkennen. Dazu gehört auch Erfahrung, von der wir im Endometriose-Zentrum an der Charité sehr viel haben und die wir gerne weitergeben möchten.

# So finden Sie die richtige Ärztin

**Neben den Kolleginnen und Kollegen, die die Schmerzen der Frauen herunterspielen oder ignorieren, gibt es zum Glück auch ganz viele, die sich sehr gut mit Endometriose und Adenomyose auskennen! Ob der betreffende Arzt wirklich darüber Bescheid weiß, können Sie daran erkennen, ob Ihnen die richtigen Fragen zur Schmerzanamnese gestellt werden (siehe Seite 80–83) und wenn er weiß, welche schulmedizinischen Untersuchungen angebracht sind (siehe Seite 83–93). Wird Ihnen gleich zur Operation geraten, ist Skepsis angebracht. Die wichtigsten Punkte finden Sie hier zusammengefasst:**

Die gynäkologische Untersuchung bei Endometriose-Verdacht muss mit einem **Zwei-Blatt-Spekulum** (siehe Seite 85) erfolgen. Denn ein Entenschnabelspekulum lässt eine Betrachtung des hinteren Scheidengewölbes nicht zu, sodass etwa rektovaginale Endometriose nicht zu erkennen ist, sollte diese in die Scheidenhaut eingewachsen sein.

Um die zu untersuchenden inneren Organe beurteilen zu können, muss man **richtig abtasten.** Ich merke an den Reaktionen vieler meiner Patientinnen, dass dies zuvor nie geschehen ist. Vor allem die **rektale Untersuchung** ist vielen völlig neu. Sie muss im Rahmen der Endometriose-Abklärung aber unbedingt erfolgen, so unangenehm sie auch sein mag (siehe Seite 86).

Bei einem auffälligen Tastbefund sollte ein verantwortungsbewusster Arzt (unabhängig vom Kostenfaktor) auch einen **Nierenultraschall** durchführen (lassen), um eine Harnleiterbeteiligung der Endometriose auszuschließen.

Ein Problem scheint es bei einigen niedergelassenen Gynäkologinnen und Gynäkologen hinsichtlich der **gynäkologischen Ultraschalluntersuchung** zu geben: Über die »normale« Vorsorgeuntersuchung kann sie nicht abgerechnet werden. Denn jeder Frauenarzt hat nur eine bestimmte Anzahl an Ultraschalluntersuchungen, die er durchführen und abrechnen darf, darüber hinaus durchgeführte Untersuchungen werden nicht mehr vergütet (Budget). Daher wird der Ultraschall oft als IGeL-Leistung angeboten, muss also von der Patientin selbst bezahlt werden. Hat die Patientin jedoch Beschwerden, ist es selbstverständlich möglich, eine Ultraschalluntersuchung zu machen und diese über die Kassen abzurechnen. Jede Patientin hat ein Anrecht darauf! Tatsache ist, dass es ohne Ultraschall nicht geht: Es gehört sehr viel Erfahrung dazu, eine Endometriose allein anhand eines Tastbefunds zu erkennen, außerdem müssen die Herde dann auch schon ziemlich ausgeprägt sein. Sollte sich Ihre Ärztin oder Ihr Arzt weigern, den Ultraschall zu machen, oder nur wenn

es bezahlt wird, dann suchen Sie am besten eine andere Praxis auf. Sie haben ein Recht auf freie Arztwahl!
Wird Endometriose erkannt, sollte die Diagnose natürlich auch beim Namen genannt und über das weitere Vorgehen gesprochen werden. Falls Sie unsicher sind, was die Diagnose betrifft, so fragen Sie Ihre Ärztin oder Ihren Arzt ganz direkt: »Könnte es Endometriose sein?« Falls Sie die Antwort nicht zufriedenstellt, weil diese Möglichkeit komplett ausgeschlossen wird, sollten Sie unbedingt eine zweite Meinung einholen. Vielleicht machen Sie gleich einen Termin in einem Endometriose-Zentrum in der Nähe Ihres Wohnorts aus, allderings braucht man dafür meist eine Überweisung … Ansonsten ist es immer eine gute Idee, die Nonstop-Einnahme der Pille zu probieren. Sollten sich Ihre Beschwerden dennoch nicht bessern, wäre wieder die Vorstellung in einem Endometriose-Zentrum zu überlegen. Fragen Sie Ihre Ärztin oder Ihren Arzt nach der Möglichkeit, Ihnen das Gestagen Dienogest® zu verschreiben (siehe Seite 111–115). Mit diesem Medikament machen wir an der Charité sehr gute Erfahrungen. Außerdem ist es für die Endometriose-Therapie zugelassen (kein Off-Label-Use) und wird von den Krankenkassen bezahlt. Vielen Frauen wird dieses Medikament nicht angeboten, selbst bei bekannter Endometriose nicht, was ich einfach nicht nachvollziehen kann. Bevor es Generika gab, hieß es oft, das Medikament sei zu teuer, doch inzwischen gibt es auch günstigere Varianten.

## Untersuchung mit dem Zwei-Blatt-Spekulum

Die gynäkologische Untersuchung erfolgt zunächst mit einem Zwei-Blatt-Spekulum, das in die Scheide der Frau eingeführt wird. Hier muss die Aufmerksamkeit speziell auf den Muttermund gerichtet werden: Dort kann man manchmal Blutpünktchen sehen (Portioendometriose), die für das Vorliegen von Adenomyose sprechen. Anschließend sollte man besonders ins hintere Scheidengewölbe schauen. Dazu muss der Muttermund mit dem vorderen Spekulum angehoben werden, mit dem hinteren kann man das Gewebe beurteilen, wenn es etwas zurückgezogen wird: Ist hier alles weich und glatt? Hier könnte auch tief infiltrierende Endometriose (TIE) zu sehen sein, die sich auch als blau durchschimmernde Läsion darstellt, oder die Scheidenhaut ist wulstig, lässt sich nicht glatt ausstreichen. Wird der Muttermund nicht mit dem Spekulum angehoben, würde man gegebenenfalls Entscheidendes übersehen.

## Tastuntersuchungen

Bei der gynäkologischen Tastuntersuchung (Palpation) wird der Unterleib der Patientin mithilfe des Tastsinns innen wie außen untersucht. Dabei werden zunächst in der Scheide die seitlichen Beckenwände ausgetastet. Sollte man bereits am Scheideneingang einen Muskelwulst spüren, der schmerzhaft ist, ist oft der Beckenboden der Patientin stark verspannt. In diesem Fall wird man auch an den Seitenwänden verspannte Muskelfasern ertasten. Ein wichtiger Befund, den man festhalten muss. Diese Verspannungen des Beckenbodens spielen bei den Schmerzen, die die Patientin hat, eine Rolle – und gegen diese Schmerzursache kann man etwas tun. Übrigens: Den Patientinnen tut es immer gut, wenn man ihnen während der Untersuchung einen Befund zeigt und sie mit einbezieht.

Anschließend wird die Gebärmutter mit den Fingern der einen Hand in der Scheide abgetastet und mit den Fingern und der Handfläche der anderen Hand vom Bauch aus. Auf diese Weise kann man die Größe, Ausrichtung (anteflektiert, retroflektiert) und die Beweglichkeit der Gebärmutter gut ertasten. Die Tastuntersuchung ist aber nur erfolgversprechend, wenn man tatsächlich und mit Nachdruck tastet! So eine tiefe Palpation kann leider zum Teil auch schmerzhaft sein. Das ist für viele Frauen ganz ungewohnt, aber notwendig, weil man auf der Suche nach Endometriose vor allem auch den Raum hinter der Gebärmutter (Septum rectovaginale und den Douglas-Raum) und das Bindegewebe seitlich der Gebärmutter (Parametrium) austasten muss. Auch die Größe und Lage der Eierstöcke kann man ertasten, wenn diese vergrößert sind.

Mithilfe der rektovaginalen Tastuntersuchung ist es der Ärztin oder dem Arzt möglich, eine Darmendometriose zu ertasten. Dabei wird ein Finger in den Darm und gleichzeitig ein zweiter in die Scheide eingeführt. Allein die Vorstellung empfinden viele Patientinnen als sehr unangenehm und würden diese Untersuchung gerne vermeiden. Ich stehe dem relativ pragmatisch gegenüber und sage meinen Patientinnen immer: »Wir brauchen schließlich ein Ergebnis, daher muss das sein!«

## Ultraschalluntersuchungen

Mittels Ultraschalluntersuchung (Sonografie) können wir heute die Genitalorgane untersuchen und mit viel Übung auch wirklich sehr viel erkennen. Ein weiterer Vorteil ist, dass diese Untersuchungsmethode den Patientinnen einen operativen Eingriff erspart. Außerdem ist sie risikoarm und verursacht keine Schmerzen. Wie gesagt, Übung macht hier den Meister: Ich selbst habe viele Jahre auch nur die Gebärmutter und die Eierstöcke gesehen – mehr habe ich einfach nicht erkannt. Als Ultraschall-Experten wiederholt behaupteten, dass man auch eine Darmendometriose sehen könne, habe ich das anfangs

nicht geglaubt. Ich konnte sie gut ertasten. Reicht doch, habe ich gedacht. Doch dann ist auch bei mir irgendwann der Knoten geplatzt. Tatsächlich: Man kann das lernen! Heute verstehe ich nicht mehr, wie ich damals den Wald vor lauter Bäumen nicht sehen konnte. Heute schaue ich mir Ultraschallbilder mit ganz anderen Augen an. Man kann tatsächlich sehr viel sehen. Ein weiterer Vorteil ist die Bewegungsmöglichkeit, etwas, das bei anderen bildgebenden Untersuchungsverfahren wie etwa dem MRT nicht möglich ist, sodass wir dynamisch untersuchen können.
Optimalerweise führen wir den Ultraschall von vaginal aus. Sollte die Patientin aber noch Jungfrau sein und keine Tampons benutzen oder Sorge um das Hymen haben, empfiehlt es sich, die Ultraschalluntersuchung von rektal aus zu machen. Das hört sich zwar sehr unangenehm an, das verstehe ich auch, ist aber eine sehr gute Option, um trotzdem ganz genau den Uterus, die Ovarien und den Douglas-Raum zu beurteilen. Viele Ärzte bieten in solch einem Fall den Ultraschall vom Bauch aus an. Nach meiner Erfahrung erkennt man dann aber nicht ausreichend genau, wie die Wände der Gebärmutter beschaffen sind.

## ULTRASCHALLBILDER VON GEBÄRMUTTERBEFUNDEN

Die **Gebärmutterwand** ist 10 bis 15 mm dick; das ist normal. Über 15 mm ist es auffällig.

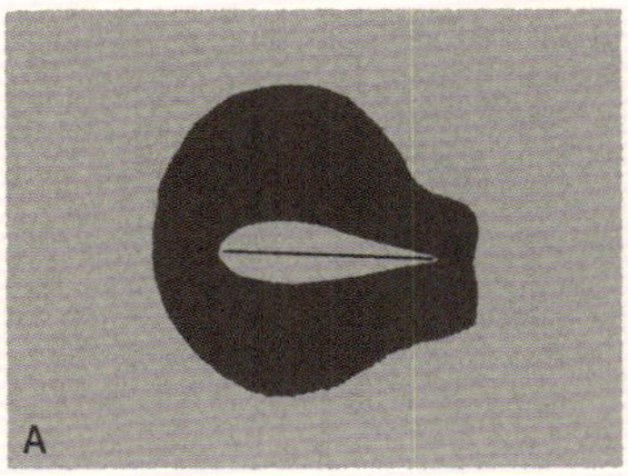


Beide Gebärmutterwände symmetrisch verdickt

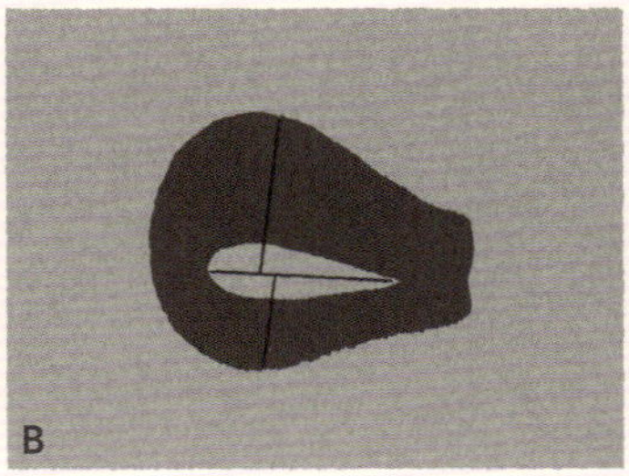


Asymmetrische Verdickung einer Gebärmutterwand

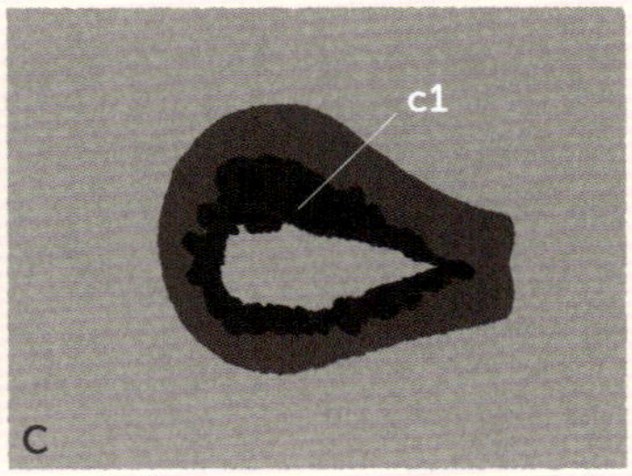


Verdickte und irreguläre Junktionalzone **(c1)**

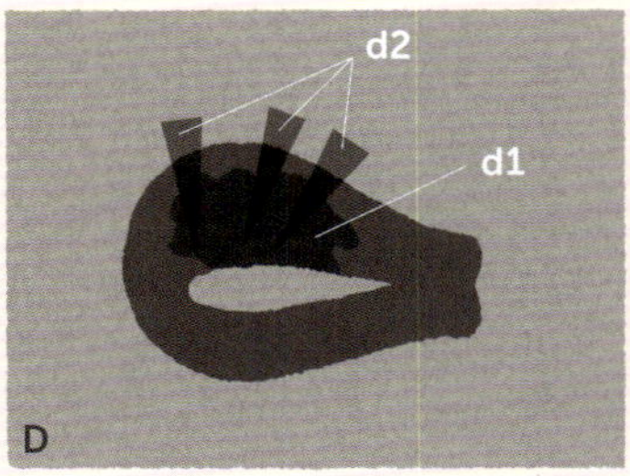


Fokale (herdförmige) Adenomyose **(d1)**, streifige Schatten **(d2)**

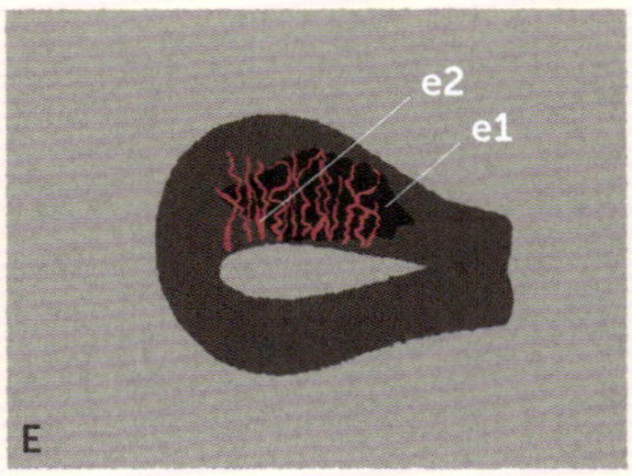


Nicht gleichmäßig aufgebaute Gebärmuttermuskelwand **(e1)**, vermehrte Durchblutung **(e2)**

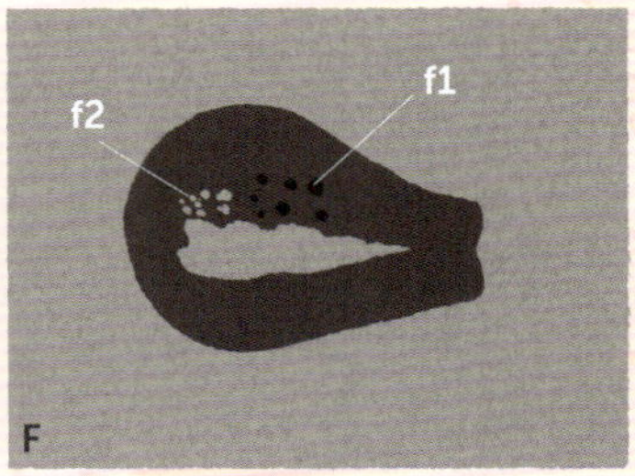


Echoleere Zyste **(f1)**, echogene Inseln **(f2)**

Auch die Ovarien sind so nur sehr eingeschränkt einsehbar. Also besser offen sein für die Option von rektal aus, denn dann kann man sich ein genaues Bild machen.

1. **Blasenwand:** Lässt sich die Blasenwand von der Gebärmutter abschieben? Wenn ja, kann man schon mal ziemlich sicher eine Blasenendometriose ausschließen. Andernfalls hätten wir einen Hinweis auf Knoten, die von der Gebärmutter ausgehend in die Blasenwand einwachsen. Man kann die Blasenwand sehr gut bei halb gefüllter bis gefüllter Blase sehen. Sollte eine Patientin zyklische Blasenschmerzen haben, eventuell mit Blut im Urin, sollte sie mit gefüllter Blase zur Untersuchung kommen – sonst bevorzugen wir ja eher eine geleerte Blase bei der Ultraschalluntersuchung.
2. **Lage und Größe der Gebärmutter:** Wie sind die Gebärmutterwände beschaffen? Sind sie symmetrisch oder asymmetrisch? Liegt eine Seitenwanddifferenz vor? Ist die Muskelschicht der Gebärmutterwand, also das Myometrium, homogen oder inhomogen? Wie ist die Junktionalzone beschaffen? Gibt es Zysteninseln? Liegt eine Adenomyose vor? Wenn ja, schwer oder leicht, diffus oder lokal?
3. Wird der Ultraschallkopf ins hintere Scheidengewölbe hinter den Muttermund geschoben, kann man das **Septum rectovaginale** erkennen und – durch Bewegung des Instruments – auch, ob Flüssigkeit in den **Douglas-Raum** fließen kann: So kann man das Septum beurteilen und ob der Douglas frei ist, und feststellen, ob Darm und Gebärmutter sich gegeneinander verschieben lassen.
4. Beim **Darm** schauen wir uns zunächst die Darmwand des Mastdarms an, die ganz charakteristisch aussieht. Ihm kann man folgen bis zum Sigma (Colon sigmoideum): Verändert sich das Schallsignal, verdickt sich die Darmwand, gibt es dort dunkle (echoleere) Stellen? Dann kann dort Endometriose eingewachsen sein, die charakteristisch halbmondförmige Verdickungen verursacht. Klebt der Darm am Uterus fest? Das wäre dann ein Hinweis auf Darmendometriose beziehungsweise auch dafür, dass Verklebungen und damit eine ausgedehnte Endometriose vorliegen.
5. Betrachtet man die **Eierstöcke,** so lässt sich feststellen, ob sie regelrecht liegen oder irgendwo festkleben, ob sich Raumforderungen finden lassen oder sie eine normale Struktur aufweisen. Im Eierstock sind die Eizellen in sogenannten Follikeln unterschiedlicher Reifungsstadien eingebettet – Primordial-, Primär-, Sekundär- und Tertiärfollikel beziehungsweise Graaf-Follikel. Sie sehen aus wie kleine Bläschen und können nur wenige Millimeter bis zu zwei Zentimeter groß sein. Die Follikel zeigen außerdem die Eizellreserve an: Wir zählen sie sogar aus, denn die Follikelanzahl spielt für die Beurteilung von Schwangerschaftschancen eine große Rolle. Sind jedoch mit Flüssigkeit gefüllte Strukturen von über zwei Zentimetern Größe zu sehen, so handelt es sich um Eierstock- oder Ovarialzysten. In diesen Fällen gilt es zu unterscheiden, ob es sich um Follikelzysten, eingeblutete Zysten oder Endometriosezysten handelt. Wichtig ist dann aber auch zu beurteilen, ob eine Zyste den Rest des Eierstocks plattdrückt, also ob im Rand die Funktionszeichen (Follikel) gut zu erkennen sind.

# FUNKTIONSZUSTAND EIERSTOCK

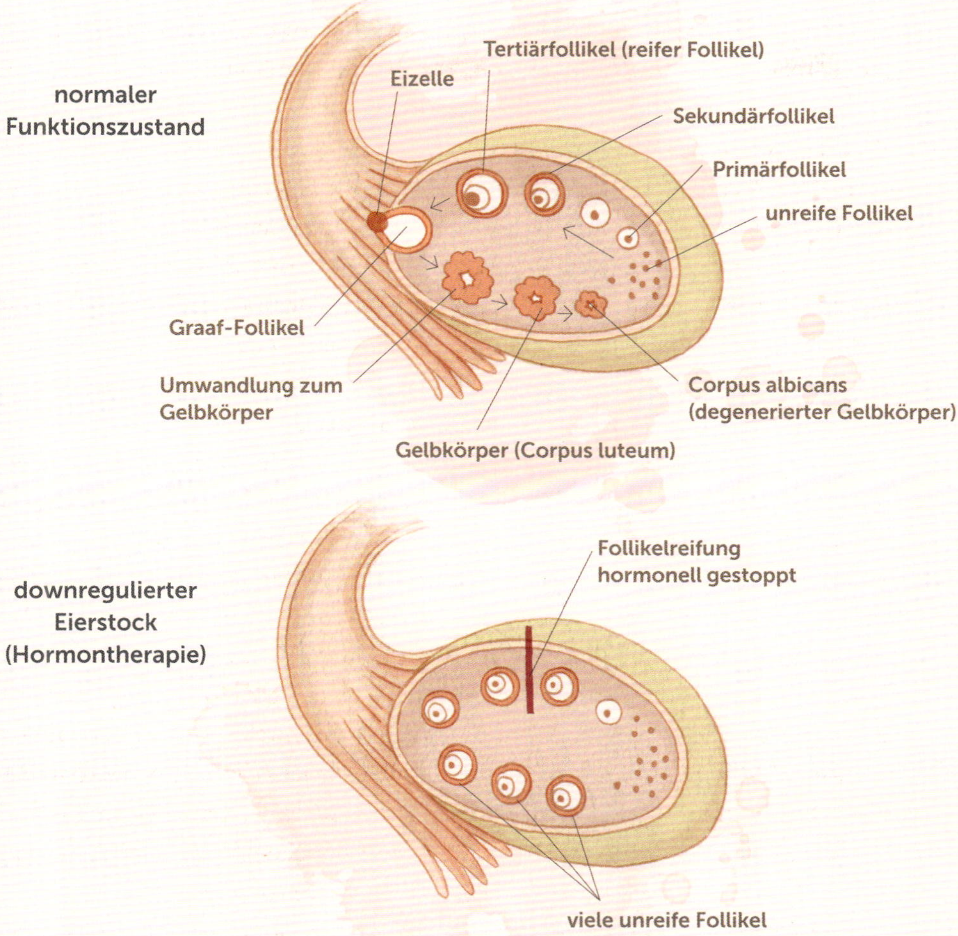


## Eierstockzysten

Zysten können funktionell sein, also sich im Rahmen der zyklischen Abläufe entwickeln, weil etwa ein Follikel mal nicht springt und dann eben einfach bleibt. In diesem Fall handelt es sich um eine harmlose Follikelzyste. Aufgrund einer Einblutung kann eine sogenannte eingeblutete Zyste entstehen, die sich meist von allein wieder zurückbildet. Ist der Inhalt einer Zyste jedoch eher echogen homogen, also mit altem Blut gefüllt und verändert sich wenig, dann könnte es eine Endometriose-Zyste sein (siehe Abb. Seite 69 f.).

# DIAGNOSTIK VON ENDOMETRIOSE-HERDEN

Für die **Diagnostik der Endometriose** reichen bildgebende Verfahren völlig aus. Lediglich für den Nachweis von Bauchfellherden ist eine Bauchspiegelung erforderlich.

**Bauchfellendometriose**
- Bauchspiegelung (Laparoskopie)

**Adenomyose**
- Ultraschall (US)
- Magnetresonanztomografie (MRT)
- Gebärmutterspiegelung (HSK)

**Blasenendometriose**
- Ultraschall (US)
- Zystoskopie
- Magnetresonanztomografie (MRT)

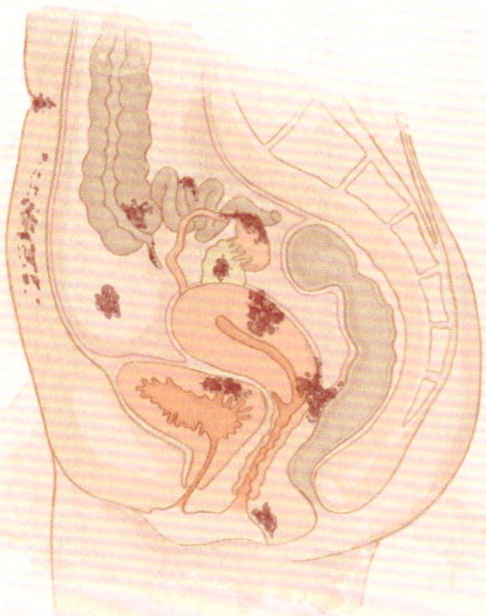

**Rektovaginale Endometriose**
- Spekulum und rektovaginale Tastuntersuchung
- vaginaler Ultraschall
- Nierenultraschall
- Ultraschall vom Darm
- dynamischer Ultraschall (Sliding), um Verschiebungen der Organe zu prüfen
- Enddarmspiegelung
- Endosonografie
- Magnetresonanztomografie (MRT)

**Endometriosezyste (Schokoladenzyste)**
- Ultraschall (US)

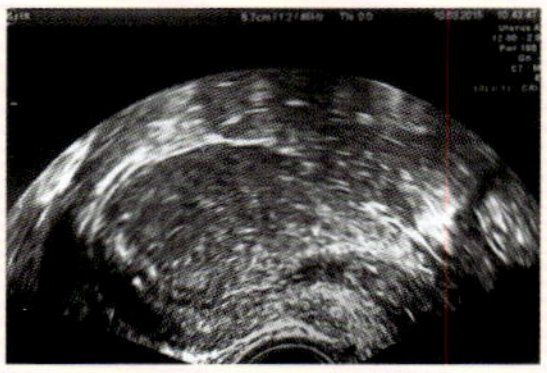

**US Adenomyose**

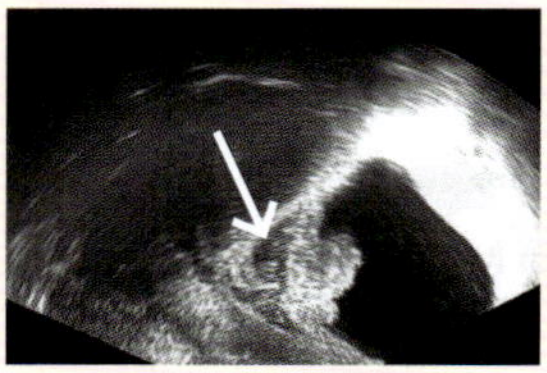

**US Blasenendometriose**

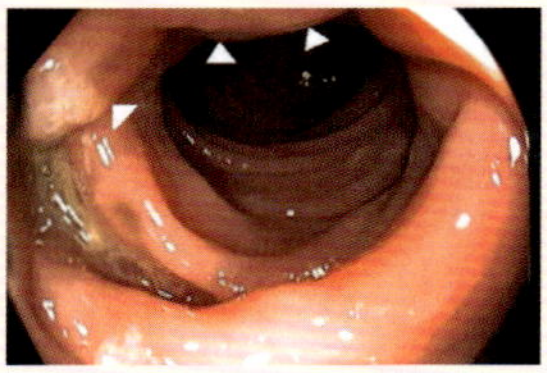

**Endoskopie = Darmspiegelung**

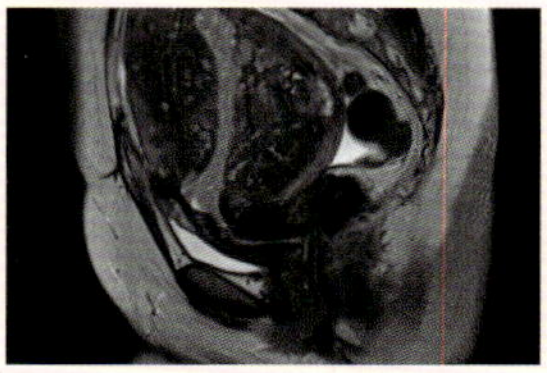

**MRT schwere Adenomyose**

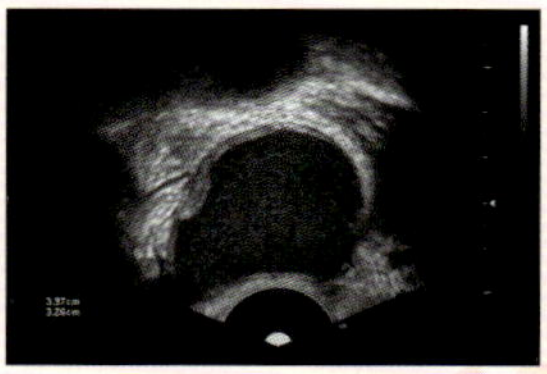

**US Zyste**

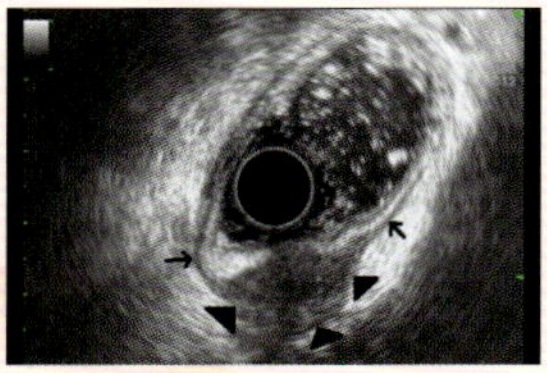

**Endosonografie**

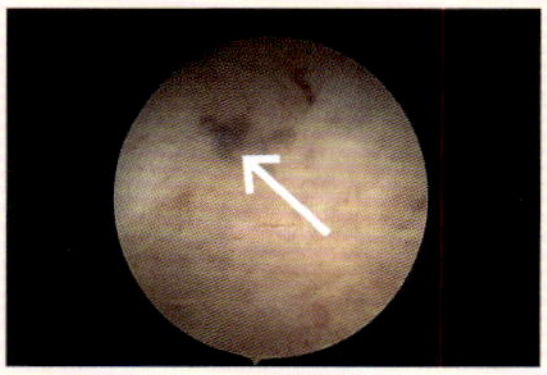

**HSK Adenomyose**

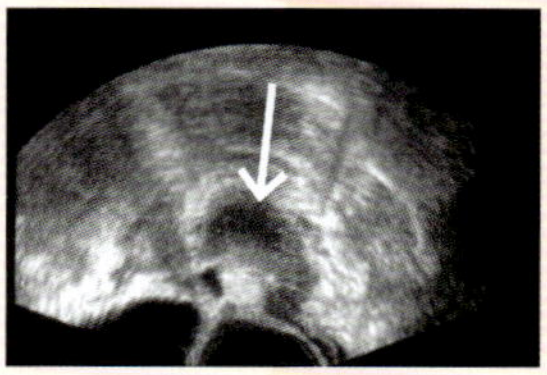

**US Darmendometriose**

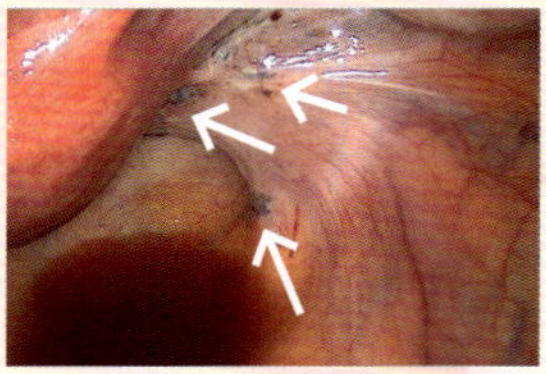

**Laparoskopie Bauchfellherde**

6. Sollte ein auffälliger Tastbefund vorliegen, also der Verdacht auf eine rektovaginale Endometriose, eine Scheiden- oder Darmendometriose bestehen, dann gilt es ebenfalls noch die **Nieren mit dem Ultraschall** anzuschauen. Das ist eigentlich supereinfach und dauert nur eine halbe Minute. Man kann sofort erkennen, ob die Niere gestaut ist. Leider können die niedergelassenen Kolleginnen und Kollegen diese Untersuchung beim Verdacht auf Endometriose scheinbar mit den Krankenkassen nicht abrechnen. Daher wird das oft nicht gemacht. Aber Geld darf hier keine Rolle spielen! Ich rate jeder Patientin dringend, die Kosten dafür gegebenenfalls selbst zu tragen, denn **diese Untersuchung muss sein:** Sollte es durch Endometriose-Herde zu einem Nierenstau kommen, handelt es sich um einen Notfall! Ein unerkannter Nierenstau kann zum Absterben der Niere führen. Rechtzeitig erkannt, kann der Nierenstau durch die Einlage einer Harnleiterschiene sofort behoben und die Niere gerettet werden.

FAST JEDE ENDOMETRIOSE IST PER ULTRASCHALL DIAGNOSTIZIERBAR.

Auf die eben beschriebene Weise kann ein geschulter Endometriose-Spezialist eine Einschätzung der Situation vornehmen. Aber ich bin mir sicher, dass auch jede interessierte Frauenärztin und jeder Frauenarzt dazu in der Lage sind. Wer tiefer in die Materie einsteigen möchte, könnte zum Beispiel in einem Endometriose-Zentrum hospitieren. Ich bin der festen Überzeugung, dass nahezu jede Endometriose per Ultraschall diagnostizierbar ist. Einzige Ausnahme sind die kleinen Bauchfellherde, die leider mittels Ultraschall nicht dargestellt werden können. Da hilft dann nur die Anamnese.

## Endoskopische Untersuchungen, Computer- oder Magnetresonanztomografie?

Bei dem Verdacht einer Darmendometriose empfiehlt es sich, eine Sigmoidoskopie, also eine Teildarmspiegelung vorzunehmen, bei der die unteren 40 bis 50 Zentimeter des Dickdarms untersucht werden. Zusätzlich muss unbedingt auch eine Endosonografie (Optik plus Ultraschallsonde) des Enddarmes durchgeführt werden.
Eine **Sigmoidoskopie** allein reicht keinesfalls aus, denn oft wachsen die Befunde nicht durch die ganze Darmwand, sodass die Darmschleimhaut unauffällig ist. Man sieht dann höchstens Impressionen. Die Sigmoidoskopie ist bei unseren Patientinnen – und wir haben Daten von etwa 600 Frauen – nur ganz selten auffällig. Aber wir lassen sie trotzdem mitmachen, denn manchmal sieht man dann eben doch Einengungen (Stenosen), und das ist die wichtige Information, die wir brauchen.
Ob die Darmwand von Endometriose betroffen ist, kann man mithilfe der **Endosonografie** erkennen, denn die Herde wachsen von außerhalb der Darmwand nach innen in

den Darm hinein. Nur mithilfe der Ultraschallsonde kann man die Darmwand beurteilen: Im Falle von Endometriose-Herden sieht man typische echoleere Halbmonde und bekommt eine Größenmessung. Außerdem können wir erfahren, auf welcher Höhe ab Anus (Poloch) der Befund lokalisiert ist. Die Ergebnisse der Endosonografie sind ganz wichtig für die Planung des weiteren Vorgehens – auch im Hinblick auf eine Operation. Aber auch hierfür braucht man Expertise, da das Krankheitsbild der Endometriose bei Gastroenterologen leider nicht sehr bekannt ist. Als behandelnder Arzt sollte man sich bemühen, im Sinne der Patientinnen herauszufinden, wer in der Region so etwas kann. Besonders wenn man die Gesamtausdehnung einer Endometriose sowie die Beteiligung von Gebärmutter, Darm, Harnleiter und so weiter beurteilen will, ist ein ergänzendes **Becken-MRT** sinnvoll. Außerdem lassen sich Bauchdeckenendometriosen mittels **Magnetresonanztomografie** sehr gut darstellen. Auf diese Weise können wir sehen, wie tief die Infiltration durch die Bauchdecke reicht. Eine Computertomografie des Beckens ist zwar kostengünstiger, bringt in diesem Fall aber nichts. Im MRT können allerdings nur tief infiltrierende Endometriose-Herde gesehen werden, und auch nur dann, wenn der Radiologe einen geschulten Blick dafür hat. Es ist daher wichtig, die Untersuchung bei einem Radiologen machen zu lassen, der das kann. Ich habe schon wirklich abenteuerliche Befunde gesehen. Und auf der anderen Seite wurden schwere Befunde schlichtweg nicht erkannt. Verklebungen oder Bauchfellherde sind im MRT leider nicht sichtbar – keine Chance.

## Blut- und Hormonwerte – wichtig für die Verlaufskontrolle

Leider gibt es bis heute noch keinen **Bluttest** für den Nachweis von Endometriose. Es wurden eine Reihe von Versuchen gemacht und dabei verschiedene Marker getestet, auch in Kombination und in allen möglichen Variationen. Doch bisher ist es leider nicht gelungen, einen ausreichend validen Test zu etablieren. Auch an der Charité haben wir an prospektiven Studien teilgenommen und dazu Frauen, bei denen wir Endometriose vermutet haben, Blut abgenommen. Aber auch ohne einen Bluttest lagen und liegen wir bei unseren Verdachtsdiagnosen zu über 90 Prozent richtig. Das bedeutet, dass wir mit unseren klinischen Möglichkeiten eine Endometriose bereits sehr gut diagnostizieren können. Aber natürlich wäre es sehr schön, wenn wir einen Bluttest hätten. Manchmal ist der **Tumormarker Ca125,** den man im Blut bestimmen kann, auch bei Endometriose erhöht. Allerdings ist dieser Wert unspezifisch, das bedeutet, er kann zum Beispiel auch erhöht sein, wenn Zysten aller Art und Bauchfellveränderungen vorliegen. Von Aussagekraft ist der Tumormarker Ca125 bei Krebserkrankungen des Eierstocks, da hat er einen wichtigen Stellenwert. Interessant ist der Ca125-Wert für

die Verlaufskontrolle, also um zu sehen, wie aktiv die Endometriose ist: War er beispielsweise zu Beginn der Behandlung erhöht, können wir feststellen, dass er im Verlauf der Behandlung sinkt.
Viele Patientinnen vermuten fälschlicherweise, dass Endometriose anhand des Hormonspiegels zu erkennen sei, weil es hier zu Veränderungen kommt, die Endometriose fördern. Das ist nicht so und ist nicht zielführend für die Diagnose! Fast alle Endometriose-Patientinnen haben einen völlig normalen Hormonstatus mit normalen Werten. Jedoch eignet sich der **Östrogenwert** für die Verlaufskontrollen, besonders wenn die Patientin trotz hormoneller Behandlung weiterhin Schmerzen hat. Ist der Östrogenspiegel zu hoch, arbeiten die Eierstöcke zu stark mit und die Hormontherapie muss angepasst beziehungsweise umgestellt werden. Auch sollte der Östrogen-Wert unter einer Hormontherapie langfristig natürlich nicht zu gering sein, weil dann auch die Knochendichte leiden kann. Deshalb ist es ganz gut, den Hormonstatus gelegentlich zu überprüfen und zu schauen, ob alles im Rahmen ist.
Außerdem interessant ist das **Anti-Müller-Hormon** (AMH): Es wird in den Granulosazellen heranwachsender Follikel im Eierstock produziert. Anhand des AMH-Spiegels können wir einschätzen, ob und wie viele reifungsfähige Eizellen vorhanden sind (siehe Seite 68).

## Operation vs. konservative Therapie

**Über das weitere Vorgehen im Falle einer Diagnose auf Endometriose gehen die Expertenmeinungen etwas auseinander.**

So gibt es Medizinerinnen und Mediziner, die folgenden Ansatz verfolgen: Sollte bei einer Patientin der Verdacht auf Endometriose bestehen, jedoch die Behandlung mit kombinierten oralen Kontrazeptiva, also der Kombipille, nicht helfen, plädieren sie für eine Operation – auch, um die Diagnose Endometriose zu sichern. Erst anschließend wird der Patientin das zugelassene Medikament Dienogest® verschrieben, ein synthetisches Gestagen in Form einer Tablette (siehe Seite 111–115). Das ist auch vollkommen in Ordnung, wenn die Patientin damit einverstanden ist: Nach langen Jahren der Beschwerden möchten manche Frauen endlich Klarheit. Und einen histologischen Befund kann man nur durch eine Operation bekommen – denn nur über die Entnahme von Gewebe kann man den mikroskopischen Feinbau des Gewebes, der Zellen und der Zellverbände beurteilen.
Es hat sich allerdings gezeigt, dass die Endometriose trotz Operation – ganz abgesehen davon, dass jede Operation gewisse Risiken beinhaltet – eine hohe Rezidivrate hat: So sind nach einer Operation die Schmerzen nicht unbedingt dauerhaft weg und auch die

# Die Bauchspiegelung

**Die Laparoskopie oder Bauchspiegelung ist das Standardoperationsverfahren bei Endometriose und findet immer unter Vollnarkose statt.**

Sie kann sowohl ambulant erfolgen als auch stationär. Die Krankenkassen bevorzugen ambulante Eingriffe, doch muss die Patientin dann auch zwei bis vier Stunden nach der Operation wieder nach Hause gehen können. Bei kleinen, also eher rein diagnostischen Eingriffen ist das auch kein Problem. Doch wenn richtig operiert wird, weil Herde entfernt werden und eine Drainage gelegt werden muss, ist das nicht mehr ganz so einfach. Kurz: Die wenigsten Patientinnen, die wir in der Charité operieren, möchten noch am selben Tag wieder gehen – geschweige denn aufstehen. Nicht selten lassen wir den Blasenkatheter liegen, bis die Patientin kreislaufstabil ist und aufstehen kann. Ein weiterer Punkt ist die Aufklärung über die Befunde: Die Patientin erfährt vom Operateur, was bei der OP entdeckt und gemacht wurde. Das ist sehr wichtig, weil dann die Fragen, die sich daraus ergeben, besprochen werden können. Vor ambulanten OPs sollte deshalb unbedingt ein Befundbesprechungstermin vereinbart werden. Nehmen Sie dazu gerne eine Begleitung mit, denn vier Ohren hören besser als zwei. Leicht vergisst man Sachen, die gesagt wurden, weil es eben auch viele Informationen sind, die man bekommt. Bei der Laparoskopie wird durch einen kleinen Hautschnitt am Nabel (zehn Millimeter) ein Trokar (Führungsrohr) gelegt, über das der Bauchraum zunächst mit Kohlendioxid ($CO_2$) gefüllt wird, sodass alle Organe besser zu sehen und leichter zugänglich sind. Anschließend wird ein Endoskop (Videokamera und Lichtquelle) in den Bauchraum eingeführt. Schon jetzt können wir das Zwerchfell, die Bauchwände, den Blinddarm und alle Darmabschnitte betrachten. Um ins kleine Becken schauen zu können, muss der OP-Tisch so gekippt werden, dass der Kopf der Patientin tiefer liegt als ihre Füße. So rutscht der Darm nun Richtung Oberbauch und der Blick ins kleine Becken wird frei: Jetzt sehen wir auf die Gebärmutter, die Eileiter und die Eierstöcke (siehe Abbildung Seite 12). Durch drei weitere Einstiche (je fünf Millimeter) im Unterbauch werden weitere Trokare gelegt, über die laparoskopische Instrumente wie Fasszangen und Schere eingeführt werden. Mithilfe dieser Schlüssellochtechnik sind dann alle operativen Verfahren möglich: vom einfachen Entfernen der Bauchfellherde und Lösen von Verwachsungen bis hin zur Eileiterdurchgängigkeitsspülung und Entfernung von Zysten. Auch die Organoperationen an Blase, Harnleiter oder Darm sowie Gebärmutterentfernung oder Eierstockentfernung werden laparoskopisch gemacht. Ich bevorzuge die Laparoskopie, im Gegensatz zur offenen Operation, weil die Kamera eine achtfache Vergrößerung bietet, sodass ich ganz nah an die Strukturen herangehen kann. Auf diese Weise ist es möglich, mit den feineren Instrumenten besonders gewebeschonend zu arbeiten. Bei unerfülltem Kinderwunsch kann zusätzlich eine Gebärmutterspiegelung erfolgen (Hysteroskopie). Dabei schaut man mit einer Mini-Optik auch in die Gebärmutterhöhle und kann Polypen oder Adenomyose gegebenenfalls gleich mit entfernen.

Nur ganz selten, etwa bei Komplikationen, ist es erforderlich, einen Bauchschnitt zu machen. Die meisten Endometriose-Zentren bieten das laparoskopische Vorgehen an. Eine Ausnahme ist die Bauchdeckenendometriose: Sitzt nach einem Kaiserschnitt (siehe Seite 176) Endometriose in der Bauchwand, öffnet man die Naht der Kaiserschnittnarbe wieder und entfernt den Knoten von der Bauchdecke aus.

Endometriose-Herde können wiederkommen, das heißt, die Erkrankung tritt anschließend häufig wieder auf. Daher sollte nach der Operation in jedem Fall eine hormonelle Therapie gegeben werden – vor allem auch zur Rezidivprophylaxe (siehe Seite 102–105). Bei allen Endometriose-Operationen muss es das Ziel sein, nach Möglichkeit kein Organ zu entfernen – auch die Gebärmutter nicht! Gleichwohl ist die Gebärmutter das zentrale Organ im Geschehen und fast immer von Adenomyose betroffen. Das führt natürlich dazu, dass sie auch nach einer OP während der Regelblutung weiterhin Schmerzen machen kann.

## Es wird viel zu häufig operiert

Im Fall der Endometriose und der Adenomyose gebe ich persönlich eindeutig dem Konzept der konservativen Therapie den Vorrang und plädiere eindringlich dafür, operative Eingriffe nach Möglichkeit zu vermeiden. Wenn eine Operation dennoch unumgänglich ist, sollte sie sehr geplant durchgeführt werden (siehe Seite 147–170). Bei Endometriose-Patientinnen gehören Operationen sicherlich zum Therapiekonzept dazu, aber bitte wirklich nur, wenn sie medizinisch tatsächlich sinnvoll sind, und keinesfalls nur zur Diagnostik. Bevor ich zu operieren beginne, muss ich wissen, was ich operieren möchte, welches Konzept dahintersteht, welche Beschwerden die Patientin genau hat und wie ich ihr helfen kann. Das kann aber keinesfalls beurteilt werden, wenn man die Patientin nur einmal kurz gesehen hat. Gerade bei Endometriose und Adenomyose ist die Schmerzgenese sehr komplex (siehe Seite 56–65) – und manche Schmerzen lassen sich gar nicht wegoperieren.

Mit einer Operation nach dem Motto »Eine OP und das Problem ist beseitigt« (wie bei Gallensteinen) ist es im Fall der Endometriose sowieso nicht getan. Nicht selten haben viele Endometriose-Patientinnen schon eine Reihe von OPs über sich ergehen lassen müssen. Und auch minimalinvasive Eingriffe wie Laparoskopien sind kein Pappenstiel (siehe Seite 94 f.). Daher ist es ganz wichtig, die aktuelle Situation bezüglich der Erkrankung mit der Patientin zu erörtern und gemeinsam mit ihr zu überlegen, welche konservativen, aber auch alternativen Therapiemöglichkeiten in ihrem individuellen Fall bestehen.

Wenn nach einer Laparoskopie wieder Schmerzen auftreten, dann folgt schnell der Rat zur erneuten Operation. Leider haben die Krankenkassen kein Rote-Ampel-Konzept, das zum Beispiel anspringt, wenn innerhalb kurzer Zeit wegen ein und derselben Diagnose erneut eine Operation durchgeführt werden soll. Das obliegt der ärztlichen Behandlungsfreiheit.

Manche Patientinnen, die nicht gut aufgeklärt sind, haben oft selbst den dringenden Wunsch, noch mal »nachschauen« zu lassen. Da muss doch was sein, schließlich hatten sie kurz nach der Laparoskopie eine Verbesserung der Schmerzsituation, vielleicht ist nur noch was übersehen worden, das jetzt weggeschnitten werden muss … Ich kann mir gut vorstellen, dass es da manchmal einfacher ist, nachzugeben und die OP zu machen, als dagegenzuhalten. Manche Frauen entwickeln ihre eigenen Krankheitstheorien, die sie bedient haben möchten, und lassen sich davon

## Meine persönliche Meinung zu OPs

Ich selbst habe große Angst davor, operiert zu werden. Das ist total irrational, weil ich als Chirurgin ja selbst Operationen durchführe, doch so ist es nun mal. Ich habe einen Gallenstein, den ich eigentlich rausnehmen lassen sollte – ist doch nur eine kleine Gallenblasen-OP –, und als meine Schwester operiert wurde, habe ich die Kamera geführt. Dennoch habe ich sehr großen Respekt vor Operationen. Was mich selbst betrifft, so möchte ich mich nur dann operieren lassen, wenn es wirklich sein muss. Ansonsten nehme ich gern die Alternativen in Anspruch.

nicht mehr abbringen. Ich selbst habe manchmal meine liebe Mühe, Patientinnen von einem OP-Wunsch abzubringen. Meist wäre es leichter zu sagen »Na gut, dann machen wir es!« – und Geld würde es auch noch in die Kasse spülen.

Im weltweiten Vergleich schneidet das deutsche Gesundheitssystem regelmäßig hervorragend ab. In vielen Ländern der Welt sind Operationen nicht so einfach zu bekommen. So sind etwa in Großbritannien die Hürden für eine Operation relativ hoch, bei uns in Deutschland dagegen ist es fast schon etwas zu einfach. Und was die Endometriose betrifft, so habe ich viele Frauen gesehen, die schon häufig operiert wurden, ohne dass sie wirklich davon profitiert hätten. Ich kenne den Fall eines Mädchens, das im Alter von 16 Jahren bereits drei Laparoskopien innerhalb eines Jahres über sich ergehen lassen musste. Dabei wurde zwar auch Endometriose diagnostiziert und entfernt, doch war in ihrem Fall die Gebärmutter das Problem, weshalb die Operationen nichts gebracht haben. Als sie zum vierten Mal operiert werden sollte, wandte sich ihr Vater an uns. Auch deshalb sehe ich den ausschließlich operativen Ansatz bei Endometriose sehr kritisch.

## Hormontherapie statt Operation

Am Endometriose-Zentrum der Charité haben wir die Endometriose schon immer als chronisch rezidivierende (also immer wieder auflebende) Erkrankung betrachtet. Die Gynäkologin mit Schwerpunkt Endokrinologie und Reproduktionsmedizin Frau Dr. Julia Bartley hat viel Erfahrung mit endokriner Therapie und mir viel beigebracht. Daher weiß ich aus Erfahrung, dass vor allem auch Re-Operationen, also wenn die Endometriose weiter Beschwerden macht, mit großer Vorsicht zu betrachten sind. Ich halte es für wesentlich erstrebenswerter, immer auch endokrine Therapien (Hormonbehandlungen) zu probieren.

An der Charité begleiten wir manche Patientinnen schon über zehn Jahre, sodass wir die Erfolge unserer Therapien überprüfen können, nach dem Motto: Funktioniert das überhaupt, was wir uns da überlegt haben? Auf diese Weise haben wir immer besser verstanden, was die Schmerzen überhaupt verursacht und was man möglicherweise besser machen kann. So haben wir viel Grundlagenforschung zum Verständnis der Schmerzgenese bei Endometriose geleistet (siehe Seite 57–60). Unsere Forschungsgruppe war weltweit die erste, die die Nervenfasern in den Endometriose-Herden untersucht hat: Uns war aufgefallen, dass die Nervenfasern in die Endometriose-Herde einwachsen, sodass sich die Verteilung der Nerven verändert. Außerdem konnten wir nachweisen, dass Nerven- und Immunzellen miteinander kommunizieren und »Tricks« entwickeln, um chronische Dauerschmerzen zu machen, die dann nicht mehr hormonempfindlich sind. Es zeigte sich auch, dass

die starken Schmerzen auf das Schmerzgedächtnis einwirken und die Schmerzwahrnehmung und Verarbeitung verändern, woraufhin vor allem auch der Beckenboden immer mehr zu schmerzen beginnt.
Selbst ich habe zu Beginn meiner Arbeit mit Endometriose-Patientinnen, die bei der Untersuchung extreme Schmerzen hatten, sobald ich den Beckenboden oder den Scheideneingang nur vorsichtig berührte, oft gedacht: »Na, meine Güte, ich mach doch noch gar nichts, wie kann sie jetzt schon Schmerzen haben?« Und so ein kleines bisschen auch: »Na, die stellt sich aber an« oder »Das ist ja vielleicht psychosomatisch auffällig« ... Bis ich endlich verstanden hatte: Bei unseren Endometriose-Patientinnen sinkt die Schmerzschwelle, weil es durch die Erkrankung zu einer sogenannten spinalen Hyperalgesie (gesteigerte Schmerzwahrnehmung, siehe Seite 62–65) kommt. Nicht wenigen Frauen kommen bei der gynäkologischen Untersuchung die Tränen – sie empfinden tatsächlich größte Schmerzen. Dabei machen wir da nichts Schlimmes. Wir tasten lediglich. Ich muss sagen, dass ich mit Betroffenheit daran zurückdenken muss. Wir müssen diese Veränderung als ein sehr wichtiges Zeichen der zentralen Sensitivierung erkennen und alles besser verstehen. Also haben wir damit begonnen, interdisziplinär zu denken: So ist die Therapie der Beckenbodendysfunktion (siehe Seite 185–187) mittlerweile fest in unserem Therapiekonzept verankert. Vor einigen Jahren, 2015, hat da noch niemand dran gedacht! Parallel haben auch andere Forschungsgruppen im Bereich der Endometriose ihre Therapiekonzepte überarbeitet. So habe ich mich sehr über die Publikation meines Kollegen Prof. Charles Chapron gefreut, der in Paris sehr viel Erfahrung mit der Behandlung der Endometriose hat und Ende 2019 zum Paradigmenwechsel sowie zur erneuten Bewertung der Therapiestrategien aufgerufen hat.[1]
Diese Erkenntnisse aus Forschung und Praxis lassen nur einen Schluss zu: Eine hormonelle und multimodale Therapie ist das Mittel der Wahl. Die Operation kann eingebettet sein in ein ganzheitliches Konzept, sollte aber immer geplant erfolgen und möglichst nur einmal. Zur Diagnosestellung ist sie keinesfalls erforderlich!

# ES IST ZEIT FÜR EINEN PARADIGMENWECHSEL

**A Wie es nicht sein sollte:**

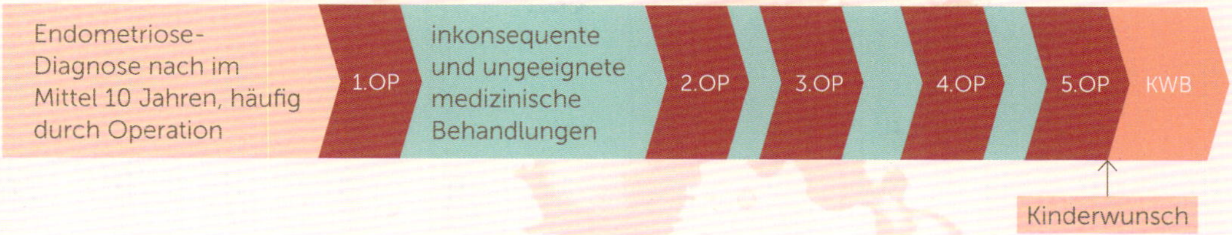


**B Eine einzige geplante Endometriose-Operation aufgrund eines Kinderwunschs:**

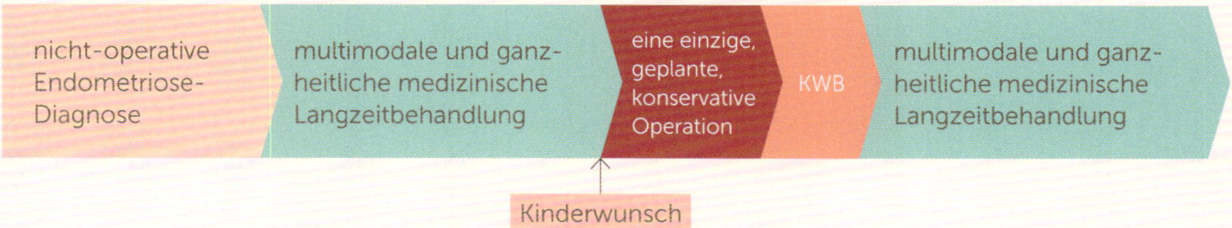


**C Medizinische Langzeitbehandlung ohne Operation:**

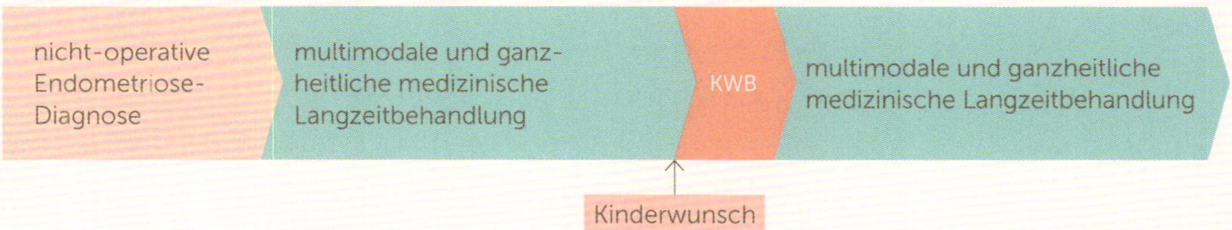


**D Medizinische Langzeitbehandlung und finale Operation nach abgeschlossenem Kinderwunsch:**

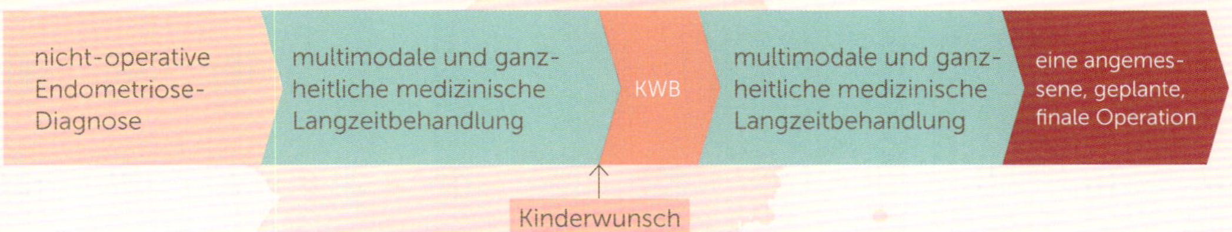


So wie im Zeitstrahl A dargestellt, sollte ein Patientinnenleben mit Endometriose heute nicht mehr verlaufen. Viele Operationen helfen nicht viel. Und wer Kinder haben möchte, sollte nicht zu lange mit der Umsetzung des Kinderwunschs, eventuell auch mit der Kinderwunschbehandlung (KWB) warten. B, C und D zeigen mögliche und angemessene Verläufe der Behandlung in unterschiedlichen Szenarien, die immer abhängig vom individuellen Fall sind.

# DIE THERAPIE – KOMPLEX UND INDIVIDUELL

Wenn es um Endometriose geht, stehen wir vor zwei großen Herausforderungen. Auf der einen Seite sind da die Schmerzen und auf der anderen Seite der unerfüllte Kinderwunsch. Grundsätzlich stehen uns Gynäkologen zur Behandlung der Endometriose zwei Möglichkeiten zur Verfügung: Operationen und Hormontherapien.

Beides muss gemeinsam mit der betroffenen Frau wohl überlegt sein. Mithilfe von Operationen können wir sowohl auf die Schmerzen als auch auf den unerfüllten Kinderwunsch Einfluss nehmen. Mit Hormonen lassen sich lediglich die Schmerzen abmildern. Dem unerfüllten Kinderwunsch kommen wir durch eine hormonelle Therapie nicht näher, im Gegenteil: In diesem Fall verspielt man durch eine Hormontherapie nur wertvolle Zeit. Mit anderen Worten, die Therapiestrategien müssen nach den Bedürfnissen oder Wünschen der Patientin ausgerichtet werden. Wenn der Kinderwunsch im Vordergrund steht, muss ganz anders vorgegangen werden, als wenn die Schmerzen das Hauptthema sind.

## Warum Operationen die Sache nicht erledigen

**Wenn es um die Behandlung von Endometriose-Herden geht, stehen Operationen immer noch an erster Stelle. Grundsätzlich ist dieser Ansatz nachvollziehbar.**

Durch die Operation wird Endometriosegewebe dort entfernt/zerstört, wo es nicht hingehört, und ist somit »erledigt«, wie zum Beispiel bei Myomen: Nimmt man diese heraus, wachsen sie nicht nach. Leider wissen wir heute, dass dem bei Endometriose nicht so ist, denn neue Läsionen werden nachkommen, da Endometriose eine hormonabhängige, chronische Erkrankung ist (siehe Seite 102–105). Warum aber wurde und wird dann doch so viel operiert?

Zunächst ist die Gynäkologie ein sogenanntes operatives Fach, in dem die konservative endokrine Therapie eher stiefmütterlich behandelt wird. Ein weiteres Problem ist, dass die Operateure in den Krankenhäusern selten die Gelegenheit haben, über eigene Sprechstunden ihre OP-Indikationen zu stellen – allerdings ist da langsam Besserung in Sicht. Normalerweise weisen die niedergelassenen Frauenärztinnen und -ärzte ihre Patientinnen zur OP ein. Und auch zur Nachsorge beziehungsweise Verlaufskontrolle wird der Operateur die Patientin kaum wieder zu Gesicht bekommen. Diese Arbeitsteilung hat vermutlich dazu geführt, dass die Probleme der Endometriose-Patientinnen im Prinzip untergegangen sind. Viele Frauen fragen mich immer ganz erstaunt, warum die Forschung hier noch nicht weiter ist. Ich kann nur sagen: Operieren ist ein Handwerk, aber die medizinische Indikation ist eine Wissenschaft.

Dieses Problem hat die **Stiftung Endometriose-Forschung SEF** erkannt, deren Zweck es ist, das Bewusstsein und die Erkenntnis über die Diagnose und die Therapie der Endometriose zu fördern: durch Unterstützung der Forschung, Fortbildung der Ärzteschaft und Öffentlichkeitsarbeit. Dem herausragenden Einsatz von Prof. Karl-Werner Schweppe ist es zu verdanken, dass spezielle Endometriose-Zentren eingerichtet wurden. Dahinter steht die Idee, Endometriose-Patientinnen an Ärztinnen und Ärzte zu vermitteln, die sich klinisch sehr gut mit der Endometriose-Problematik und -Behandlung auskennen. Deutschland spielt hier eine Vorreiterrolle, aber auch unsere deutschsprachigen Nachbarländer sowie andere europäische Länder sind schon im Boot. Dennoch sind noch viele Wünsche offen, auch aufgrund des deutschen Gesundheits- und Krankenhaussystems: Nach wie vor haben Krankenhausärztinnen und -ärzte im Prinzip keine Sprechstunden und keine Möglichkeiten, konservative Therapien überhaupt anzubieten und zu begleiten oder die von ihnen operierten Patientinnen zur Nachkontrolle wiederzusehen. Da gibt es noch viel zu tun.

Durch eine Operation ist das Thema Endometriose also nicht erledigt, denn es hat sich herausgestellt, dass es nach Endometriose-Operationen Rezidive gibt. Das ist im Prinzip nichts Neues, es gibt ausreichend viel, auch internationale Literatur darüber. Trotzdem will ich die Rezidiv-Problematik an dieser Stelle ansprechen.

## Rezidive nach Operationen – Was ist da los?

Was ein Rezidiv ist, wird in den wissenschaftlichen Publikationen unterschiedlich definiert. Die einen bezeichnen das Wiederauftreten von Schmerzen als Rezidiv, die anderen das erneute Auftreten von Läsionen, vor allem von Zysten, die man im Ultraschall ganz gut sehen kann. Wenn man sich nach einer Operation, bei der Endometriose-Herde entfernt wurden, den Verlauf der Schmerzentwicklung anschaut, stellt man häufig fest, dass sich das Schmerzgeschehen zunächst bessert, die Schmerzen aber schließlich mit voller Wucht wieder zurückkehren. Dafür kann es die verschiedensten Ursachen geben:

**Wurden wirklich alle Läsionen entfernt?** Meist geht es bei den Operationen ja um die Entfernung/Verödung der Endometriose-Läsionen, die Organe (Uterus und Ovarien) bleiben erhalten. Daher wundert es mich nicht, dass sich die Dysmenorrhoe bessern kann. Doch warum sollte sie komplett verschwinden, wenn die Gebärmutter nicht entfernt wurde? Dann ist ja die Adenomyose noch da!

Außerdem ist die Sache mit den Schmerzen sehr komplex (siehe Seite 55–65). **Chronifizierte Schmerzen** können bleiben und sich sogar verstärken. Mit anderen Worten: Die Schmerzen haben nicht unbedingt etwas mit einem Rezidiv zu tun. Es gibt durchaus auch Frauen, die erzählen, dass das ganze Drama nach der ersten Operation erst richtig losging. Das Internet ist voll von solchen Berichten.

Dann ist da noch die rASRM-Klassifikation, bei der die tieferen Herde nicht berücksichtigt werden. Vor allem in den angloamerikanischenLändern werden nur rASRM-Stadieneinteilungen verwendet und kein ENZIAN (siehe Seite 16–19). Somit ist nicht klar, ob nicht etwa auch tiefere Herde gar nicht richtig entfernt wurden. Das **Bestehenbleiben von tiefen Endometriose-Herden** (Persistenz) ist schließlich etwas anderes als ein erneutes Auftreten.

Ob sich neue Läsionen angesiedelt haben, kann man leider nur durch einen erneuten operativen Eingriff mit Sicherheit klären. Es gibt dazu einige wenige Publikationen auf Datenbasis von Patientinnen, die mehrfach operiert wurden und deren Behandlungen dokumentiert wurden.[1]

Auch die Operation selbst und die Arbeit der Chirurgin oder des Chirurgen spielen natürlich eine Rolle. Was gemacht wird und wie es gemacht wird, ist zum Teil sehr, sehr unterschiedlich, denn einheitliche Standards gibt es nicht. Der Erfolg von Operationen hängt natürlich auch sehr von der Expertise der Operateure ab.

## Rezidivrisiko nach OP von Bauchfellherden

Je organerhaltender operiert wird, desto höher ist das Rezidivrisiko. Werden die Eierstöcke und die Gebärmutter bei der Operation mit entfernt, kommt die Endometriose selten wieder, denn es fehlen die Grundlagen für den »Nachschub« an Gebärmutterschleimhautzellen und das Östrogen aus den Eierstöcken. Allerdings ist so eine Totaloperation für junge Frauen indiskutabel, auch wenn man das früher durchaus gemacht hat.

*Totaloperation*

»Warum eigentlich nicht?«, werden sich einige an dieser Stelle vielleicht fragen. »Dann ist das Thema endlich erledigt.« So leicht können wir es uns aber nicht machen, denn wir Frauen brauchen das Östrogen. Bis etwa zum 50. Lebensjahr überwiegt der Nutzen des Östrogens im Körper. Die Östrogene sind wichtig für unsere Knochen, die Gehirnfunktion und auch für unser Herz-Kreislauf-System. Erst ab einem Alter von 45 Jahren kann man, wenn es die Situation erforderlich macht, über eine Eierstockentfernung nachdenken – unter Abwägung aller Vor- und Nachteile. Müssen die Eierstöcke zu einem früheren Zeitpunkt entfernt werden, ist eine Hormonersatztherapie erforderlich.

Selbst die Gebärmutterentfernung allein ist ein sehr radikaler Schritt und leider auch nicht immer die Lösung (siehe auch Seite 169 f.). Natürlich sinkt das Rezidivrisiko erheblich, wenn sie entfernt wird, jedoch nicht gegen null, weil ja die Eierstöcke bleiben (und bei Frauen unter 45 +/- auch belassen werden). Das Östrogen sorgt weiter für Persistenz und Rezidive aus mikroskopisch kleinen Zellen, die man bei einer Operation nicht entfernt hat, weil man sie schlicht gar nicht sehen konnte. Daher ergibt sich eine relativ hohe Rezidivrate für Bauchfellherde nach Operationen, wenn Gebärmutter und Eierstöcke belassen werden und keine weitere Therapie erfolgt. Sie liegt bei zehn Prozent pro Jahr mit einer kumulativen Rezidivrate von 50 Prozent nach fünf Jahren. Das ist viel, zumal wir wissen, dass auch kleine Befunde starke Schmerzen machen können – allerdings nicht müssen.
Eine Forschungsgruppe, die dieselben Patientinnen erneut operierte und die Lokalisation der Herde bei der ersten OP gut dokumentiert hatte, konnte zeigen, dass die neuen Herde besonders an den ehemaligen Randgebieten der Resektionsstellen lagen.[2] Für mich ein Hinweis darauf, dass dort bereits mikroskopisch kleine Herde vorlagen, die bei der vorangegangenen OP nicht mit entfernt worden waren.

## Rezidivrisiko Zysten

Aus Italien, wo man großen Wert auf konservative Therapien legt, stammen ausgezeichnete Studien zum Thema Rezidivrisiko von Zysten. So gelang Prof. Paolo Vercellini von der Universität Mailand schon 2010 der Nachweis, dass eine postoperative Hormontherapie nach Entfernung einer Zyste das Rezidivrisiko deutlich reduziert. Darüber hinaus zeigte sich, dass sich das Rezidivrisiko – im Vergleich zu den Frauen, die keine Hormone nahmen – zusätzlich signifikant verringerte, je länger die Frauen die Pille einnahmen (< vs. > als zwölf Monate). Damit konnte das Wiederauftreten über einen Zeitraum von drei Jahren insgesamt um 50 Prozent gesenkt werden. Das ist schon erstaunlich, zumal man vor über zehn Jahren noch nicht an einen Nonstop-Einnahmemodus gedacht oder mit Progesteron only pills (POP) behandelt hat.
Eine aktuelle Studie hat das Wiederauftreten von erneuten Zysten nach einer OP im Hinblick auf das Alter der Patientinnen untersucht.[3] Das Ergebnis: Je jünger die Patientinnen mit Zysten waren, desto höher war das Rezidivrisiko. Das passt gut zu dem, was wir bereits wissen: Je jünger die Patientinnen und je aggressiver und stärker die Schmerzen, desto höher ist das Endometriose-Risiko im Allgemeinen. Das zeigt sich auch in dieser Studie: Die biologische Aktivität der Erkrankung scheint aggressiver zu sein, je jünger die Patientinnen sind. Innerhalb des fünfjährigen Beobachtungszeitraums traten bei den 20- bis 29-Jährigen in bis zu 40 Prozent der Fälle wieder Zysten auf, bei den 30- bis 39-Jährigen in 20 Prozent der Fälle und bei den über 40-Jährigen war das Vorkommen gering. Im Gegensatz dazu kam es in allen drei Gruppen bei den Frauen, die postoperativ mit einer Hormontherapie begonnen hatten, kaum noch zu neuen Zysten. Ein deutlicher Hinweis darauf, dass die Hormontherapie bei Endometriose ins Gesamttherapiekonzept mit aufgenommen werden muss, vor allem bei jungen Frauen, die ihre Familienplanung noch nicht abgeschlossen haben.
Das Alter der Patientin und vor allem ihre persönliche Lebensplanung sind beim Therapiekonzept ebenfalls zu berücksichtigen. Denn vor allem bei Zysten gilt zu bedenken, dass diese selbst – aber auch Operationen – die Eizellreserve erheblich einschränken können. Daher muss der Nutzen einer hormonellen Rezidivprophylaxe klar angesprochen werden (siehe Seite 102–105).

## Rezidivrisiko bei tief infiltrierender Endometriose

In der Literatur wird das Rezidivrisiko nach der Entfernung von tief infiltrierenden Endometriose-Herden mit bis zu fünf Prozent angegeben. Das liegt daran, dass man zum Teil nicht immer alles so entfernen kann, wie man möchte, um die Funktionen der Organe zu schützen. Man lässt dann zum Teil sogar absichtlich Anteile der Endometriose zurück – denn es geht ja auch um die Lebensqualität der Patientin, zum Beispiel darum, ihre Blasenfunktion oder Fortpflanzungsfähigkeit zu erhalten. Das kann etwa sein, wenn eine TIE von der Gebärmutter ausgeht oder wenn das sacrouterine Band (siehe Seite 12) bis in die Tiefe betroffen ist oder Herde am Darm nur abgetragen werden. Wenn also Reste bleiben, können diese wieder nachwachsen. Dann handelt es sich aber nicht um ein Rezidiv, sondern um eine fortbestehende Endometriose. Entfernt man aber einen Darmabschnitt oder einen Blasenabschnitt mit einem Endometriose-Knoten komplett, kann hier auch kein Rezidiv entstehen.

Bei unseren Patientinnen an der Charité mit solch schweren Befunden ist das Rezidivrisiko mit etwa ein bis zwei Prozent allerdings verschwindend gering. Wichtig ist, dass man die Patientinnen über dieses Restrisiko aufklärt, damit sie im Falle eines Falles vorbereitet sind. Sofern es um den dauerhaften Erfolg geht, ist bei tief infiltrierender Endometriose die Operation jedenfalls die erfolgversprechendste Therapie, wenn das OP-Risiko nicht wäre (siehe Seite 95–99).

## REZIDIVE NACH KAISERSCHNITT

Vier Jahre nachdem ich Petra S. aufgrund einer Blasenendometriose operiert hatte, kam sie erneut mit einer Blasenendometriose zu uns an die Klinik. Diesmal lag der Herd jedoch an einer anderen Stelle in der Blase. Frau S. hatte in der Zwischenzeit einem Kind das Leben geschenkt – per Kaiserschnitt. Das konnte nur bedeuten, dass diese Patientin besonders aggressive Gebärmutterstammzellen haben musste, denn bei ihr hatte sich auch noch ein Herd in der Bauchdecke angesiedelt: zwei große neue Endometriose-Herde also – aber eben nach Kaiserschnitt (siehe Seite 176). Petra S. hatte die Nase jedenfalls gestrichen voll und bat uns, die Gebärmutter bei der Gelegenheit gleich mit zu entfernen. Nach diesem Eingriff geht es ihr jetzt gut.

**FAZIT:** Endometriose muss als chronisch rezidivierende Erkrankung verstanden werden, die ein Langzeittherapiekonzept erfordert – und das ist seit 2015 auch international anerkannt.[4] Nach einer Endometriose-Operation ist die Patientin die Krankheit nicht los! Unterzieht man sich nach der Operation einer Hormontherapie, sind vor allem auch die Schmerzen danach besser. Unterbricht man die Hormontherapie, kommen die Schmerzen in der Regel wieder zurück.

# Hormonelle Therapiemöglichkeiten

**Wenn wir Endometriose-Patientinnen mit Hormonen behandeln, geht es im Kern darum, die Eierstöcke »außer Betrieb« zu setzen. Das kann man prinzipiell mit Gestagenen erreichen.**

Diese stehen uns in Form von Progesteronmonopräparaten (Progesteron only pills, POP), aber auch in Form von kombinierten Pillen (KOK) zur Verfügung. Eine lokale hormonelle Therapie kann man mit der Hormonspirale Mirena® erreichen, die das synthetische Gelbkörperhormon Levonorgestrel freisetzt (siehe Seite 51–54). Prinzipiell kann man zur symptomatischen Therapie sowohl KOK als auch POP einsetzen. Die Therapie mit Kombipillen hat sich weltweit durchgesetzt und auch die neuen Endometriose-Leitlinien empfehlen sie als konservative Therapie noch vor Operationen.

DIE GELBKÖRPERHORMONE, DIE IM GELBKÖRPER GEBILDET WERDEN, SIGNALISIEREN DEM HYPOTHALAMUS, DASS IM EIERSTOCK KEINE WEITEREN EIZELLEN HERANREIFEN MÜSSEN. ER DARF ALSO PAUSE MACHEN. DIESES PRINZIP MACHEN SIE SICH ZUNUTZE, WENN SIE DIE PILLE EINNEHMEN.

## Das leidige Thema Kostenübernahme

Da die Kombipille in erster Linie als Verhütungsmittel zugelassen ist und es bisher keine Zulassungsstudie für die Endometriose-Therapie gibt, wird sie von den gesetzlichen Krankenkassen nicht bezahlt. Es handelt sich um einen Off-Label-Einsatz – also die therapeutische Anwendung eines Medikaments außerhalb seiner Indikation –, dessen Kosten die Patientin selbst tragen muss. Nun kann man zwar sagen: »Ist ja auch nicht so teuer!« Die meisten Präparate kosten unter 30 Euro und reichen für sechs Monate. Aber es geht ums Prinzip: Hier ist die Pille ein Medikament zur Behandlung von heftigen Regel- oder Endometrioseschmerzen und einer chronisch rezidivierenden Erkrankung und wird nicht etwa als Lifestyle-Medikament eingesetzt. Ein Patient mit Diabetes Typ 2 beispielsweise muss sein Metformin® auch nicht aus eigener Tasche bezahlen, sondern bekommt es verschrieben.

## Kombipillen – nicht unbedingt die erste Wahl

Kombinierte orale Kontrazeptiva (KOK) – kurz Kombipillen – bestehen aus dem synthetischen Östrogen Ethinylestradiol (EE) sowie einem Gelbkörperhormon, also Gestagen. Früher waren diese Pillen noch relativ hoch dosiert. Heute enthalten die Mikropillen nur noch zwischen 20 bis 30 Mikrogramm Ethinylestradiol. Das Gestagen ist das entscheidende Hormon für die Verhütung, denn es gaukelt dem Körper eine Pseudoschwangerschaft vor, wodurch die pulsatile Ausschüttung vom Gonadotropin-Releasing-Hormon GnRH, dem Schrittmacherhormon des Zyklus (siehe Seite 31 f.) zum Erliegen kommt: Jetzt ist die Konzentration der Hormone FSH und LH im Blut relativ niedrig, sodass die Eizellreifung ausbleibt: ohne Eizellreifung kein Eisprung und eben auch keine körpereigenen Östrogene und kein Aufbau von Gebärmutterschleimhaut. Im Prinzip wird der Körper durch die Pseudoschwangerschaft in die Wechseljahre versetzt, nur dass man durch die Östrogen-Gestagen-Kombination keine Beschwerden

### HORMONELLE STEUERUNG DES ZYKLUS UNTER EINNAHME DER PILLE

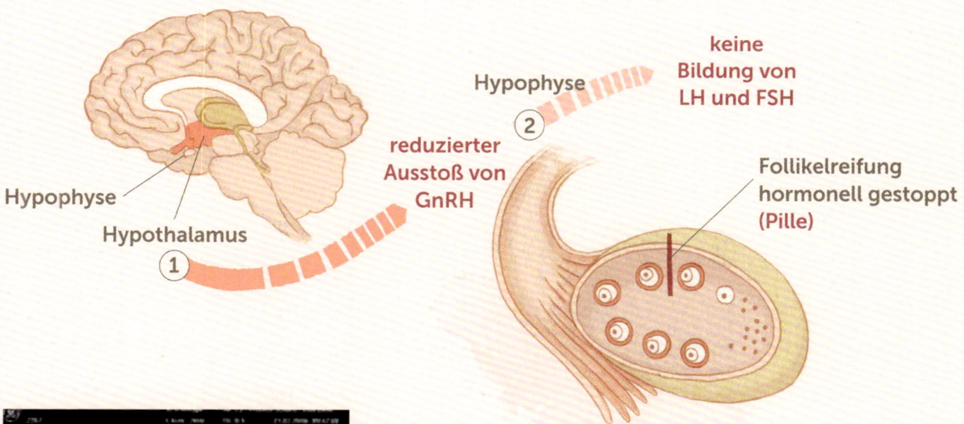


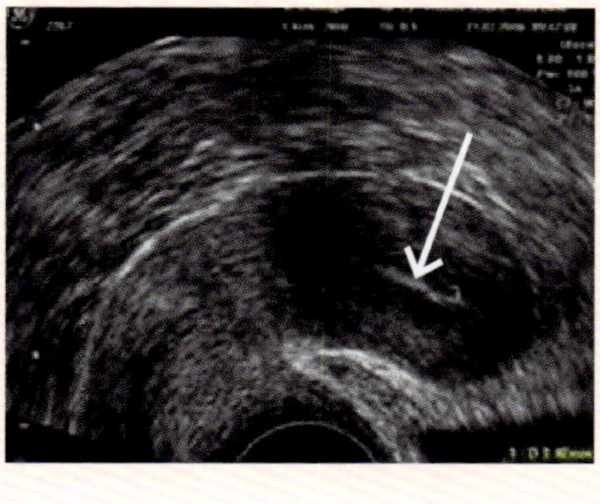

Wenn der Eierstock kein Östrogen mehr bildet, baut sich auch die Gebärmutterschleimhaut nicht auf. Diese ist dann strichförmig und ganz flach im Ultraschall (siehe Pfeil).

wie in den Wechseljahren hat. Normalerweise hätte man dann auch keine Blutung. Doch als die Pille vor 60 Jahren entwickelt wurde, hatte man die Frauen gefragt, wie sie es denn gern hätten. Die Mehrheit wünschte sich, dass alles so bleiben sollte wie immer, also mit Blutung. Vielleicht aus Scham, weil man die Pille nahm, vielleicht aus Unwissenheit und Unsicherheit, weil das Blut doch raus muss, oder? Jedenfalls wurde die Pille so »designt«, dass die Frauen weiterhin ihre Blutungen bekamen. Weil sie es so wollten! »Normalerweise« läuft es doch so: Wenn ein Zyklus abgeschlossen wird, ohne dass eine Eizelle befruchtet werden und eine Schwangerschaft einsetzen konnte, wird die Gebärmutterschleimhaut, die sich aufgebaut hat, abgeblutet. Da aber durch die Pille kein Eisprung stattfindet (wie während einer Schwangerschaft), kein Östrogen ausgeschüttet und keine Gebärmutterschleimhaut aufgebaut wird, fällt auch die Regelblutung aus (in der Schwangerschaft blutet man ja auch nicht). Also kam man auf die Idee, künstlich eine sogenannte Hormonentzugsblutung zu erzeugen: Und so war die Pillenpause erfunden! Nach 21 Tagen, an denen die Frau täglich eine Pille nimmt, folgt eine Einnahmepause von sieben Tagen.

Aber Vorsicht: Länger darf die Pause keinesfalls sein, sonst macht sich sofort ein Follikel auf den Weg … Daher ist das Risiko einer ungewollten Schwangerschaft vor allem in der ersten Zeit nach der Einnahmepause am größten – etwa, wenn man eine Pille vergessen hat, Durchfall hatte, sich übergeben musste und so weiter. Durch den Einnahmemodus 21/7 – also 21 Tage täglich die Pille nehmen, dann exakt sieben Tage Pause – haben die Frauen einen ganz »regelmäßigen Zyklus mit Regelblutung«. Die neuen Pillenpräparate haben die Pause bereits verkürzt oder man lässt sie ganz weg.

## Welches Gestagen für wen?

Je nach Gestagen unterscheidet man bei Mikropillen Präparate erster bis vierter Generation: Die erste Generation enthielt die Gestagene Norethisteron oder Lynestrenol, die zweite Generation enthält Levonorgestrel, die dritte Generation Desogestrel (siehe Seite 114), Gestoden oder Norgestimat und die vierte Generation Dienogest, Drospirenon, Chlormadinonacetat oder Cyproteronacetat.

Die Gestagene in den Mikropillen sind synthetisch und somit kann man durch minimale Veränderungen an den Molekülen unterschiedliche Partialwirkungen an den verschiedenen Rezeptoren (Progesteron-, Östrogen- und Testosteronrezeptoren) erwirken. Das ist der Grund, warum Mikropillen, je nach Hersteller, etwas unterschiedlich wirken, oder anders ausgedrückt, warum Frauen diese oder jene Mikropille individuell besser oder schlechter vertragen. Manchmal kann man die Nebenwirkungen auch für sich nutzen, etwa bei Akne, indem man eine Pille nimmt, die eine antiandrogene Partialwirkung hat, sodass die Testosteronrezeptoren blockiert werden – als Nebeneffekt verbessert sich das Hautbild. Auch bei Patientinnen, die aufgrund des polyzystischen Ovarialsyndroms (POC) unter Hirsutismus leiden, also Bartwuchs haben oder Haare an Stellen, wo sie eher bei Männern üblich sind, können ebenfalls von Pillen mit antiandrogenen Partialwirkungen profitieren.

WENN IN DIESEM BUCH EINFACH NUR VON DER »PILLE« DIE REDE IST, DANN SIND IMMER DIE KOMBINIERTEN ORALEN KONTRAZEPTIVA (KOK) GEMEINT, BEI DENEN ALLE PILLEN DER PACKUNG IMMER DIE GLEICHE DOSIERUNG DER HORMONE ENTHALTEN – ZUM BEISPIEL ETHINYLESTRADIOL UND GESTAGEN (ETWA DIENOGEST).

Frau Dr. Julia Bartley hat es mal sehr anschaulich erklärt: »Um die richtige Pille für sich zu finden, muss man probieren. Das ist wie mit Rotwein. Grundsätzlich mag man ihn, aber von dem einen bekommt man Kopfschmerzen, von dem anderen nicht.« Also muss man halt schauen, welche Pille zu einem passt. Doch das sei hier nur der Vollständigkeit halber erwähnt, denn im Zusammenhang mit Endometriose favorisieren wir die kombinierten Pillen eher nicht.

## Die Pillenpause muss nicht sein

Egal, welche kombinierte Pille Sie nehmen: Eine Pillenpause müssen Sie nicht machen! Sie können die Pillen nonstop nehmen, sodass es zu keiner Abbruchblutung kommt. Im Zusammenhang mit Endometriose halte ich das auch unbedingt für sinnvoll. Gestützt wird meine Meinung durch eine wichtige retrospektive Studie aus dem Jahr 2011.[5] Darin wurden die Daten von Frauen, bei denen Endometriose diagnostiziert worden war, analysiert. Das Ergebnis: Patientinnen, die aufgrund ihrer starken Regelschmerzen anfangs die Pille genommen (damals zyklisch), jedoch irgendwann wieder abgesetzt hatten, bekamen später signifikant häufiger tief infiltrierende Endometriose. Man kann sich natürlich fragen, was zuerst da war: die Henne oder das Ei? Man kann aber auch durchaus vermuten, dass bei der Dysmenorrhoe Endometriose auch schon eine Rolle gespielt hat.

Aber auch aus medizinischer Sicht macht es wirklich überhaupt keinen Unterschied, ob Sie die Pause machen oder nicht. **Wir brauchen diese Abbruchblutung einfach nicht!** Sollte es zu einer Blutung kommen, weil Sie mal eine Pille vergessen haben oder Stress hatten oder was auch immer, dann ist das eben so. Kein Problem. Manche Frauenärztinnen verunsichern ihre Patientinnen und sagen, die Pause müsse sein. Das stimmt aber nicht, **man kann die Pille nonstop nehmen.** Wenn eine Frau damit blutungsfrei ist, kann man das gut machen. Nervig wird es, wenn es zu Zwischenblutungen kommt. Dann muss überlegt werden, ob man mehr Pausen mit Abbruchblutungen macht. Ich selbst habe innerhalb von elf Jahren kaum Blutung

> DIE NONSTOP-EINNAHME EINES HORMONPRÄPARATS, DIE DAZU FÜHRT, DASS DIE REGELBLUTUNGEN AUSBLEIBEN, IST IM VERGLEICH ZUR ZYKLISCHEN EINNAHME (MIT ABBRUCH-BLUTUNGSPAUSE) EFFEKTIVER.

gehabt und mir fehlt rein gar nichts! Es gibt inzwischen immer mehr Präparate, bei denen die Pillenpause verkürzt oder die Nonstop-Einnahme offiziell erlaubt ist. Wenn eine kombinierte Pille genommen werden soll, bevorzugen wir Endometriose-Spezialisten, eine, die das synthetische Gestagen Dienogest beinhaltet. Der Grund: Dienogest (das schon sehr lange auf dem Markt ist, weshalb man es sehr gut kennt) hat eine besonderes gute antiproliferative Wirkung am Endometrium. Das bedeutet, dass sich die Schleimhaut nicht aufbaut und theoretisch damit auch gut gegen Endometriosegewebe wirkt. Prinzipiell können aber auch andere kombinierte Pillen genommen werden. Wenn diese besser vertragen werden, ist das völlig in Ordnung.

## Für die Endometriose-Therapie ungeeignete Pillen

In jedem Fall für Endometriose-Patientinnen ungeeignet sind **Phasenpräparate, die aufsteigende Östrogenkonzentrationen** haben. Diese bitte nicht nehmen, sie können Endometriose verschlechtern. Dann gibt es da noch die **Minipillen,** die nur ein Gestagen enthalten. Eine Packung enthält immer 28 Tabletten, eine für jeden Tag, was ganz klarmacht, dass hier keine Pause vorgesehen ist. Die Präparate, die zur Verhütung gedacht sind, sind sehr niedrig dosiert und führen allein nicht zur zentralen Herabregulation des Systems (siehe Seite 106–108). Unter diesen Präparaten haben Frauen weiterhin einen Eisprung. Sie wirken verhütend, indem sie den Cervixschleim verdicken und verdichten, sodass die Spermien nicht mehr durch ihn hindurchschwimmen können, und nicht als Ovulationshemmer. Daher müssen diese zeitlich auch so genau eingenommen werden, sonst ist der Wirkmechanismus störanfällig. Die meisten Frauen, die eine Minipille nehmen, haben regelmäßige Zyklen, daher sind die Minipillen zur Therapie der Endometriose ungeeignet.Eine Ausnahme ist das Desogestrel (siehe Seite 114), ein synthetisches Gestagen der dritten Generation und die einzige Progesteron only pill (POP), die zur Verhütung zugelassen UND zur Endometriose-Therapie geeignet ist, weil nur sie zur Downregulation der Eierstöcke führen kann.

## Gestagenmonotherapie mit Dienogest

Zugelassen für die Behandlung der Endometriose ist in Deutschland und einigen anderen europäischen Ländern das Gestagenmonopräparat Dienogest in einer Dosierung von zwei Milligramm täglich. Das Dienogest an sich ist schon lange auf dem Markt und in vielen kombinierten Pillen enthalten. Nach einer Zulassungsstudie zur Therapie von Endometriose wurde zunächst vor etwa zehn Jahren das Medikament Visanne zugelassen, worauf es bis Januar 2020 das einzige Dienogest-Monopräparat auf dem Markt war. Seither gibt es nun eine Reihe von Generika, die alle vergleichbar sind, aber deutlich günstiger. Bevor es Dienogest gab, gab es einige andere zugelassene Gestagene wie etwa Orgamentril, die heute aber nicht mehr verfügbar sind.

Jede Frauenärztin und jeder Frauenarzt kann Dienogest verschreiben! Das Medikament muss nicht privat gezahlt werden. Für die Verschreibung reicht die Diagnose von endometriose-assoziierten Beschwerden, es muss keine histologische Sicherung vorliegen, außerdem ist die Zulassung zeitlich nicht begrenzt. Die Verschreibungen haben, seitdem es Generika gibt, um 20 Prozent zugenommen.

Man kann Dienogest zur Dauertherapie einsetzen und muss es nicht, wie manchmal angenommen wird, nach 15 Monaten wieder absetzen. Das wäre für die Behandlung einer chronischen Erkrankung mit Rezidivrisiko auch völlig kontraproduktiv. Ein Diabetiker setzt sein Insulin auch nicht nach 15 Monaten wieder ab, es sei denn, er braucht keines mehr. Sollte die Endometriose »friedlich« sein und das Medikament gut vertragen werden, dann besser so weitermachen, nach dem Motto: »Lieber keine schlafenden Hunde wecken!« Etwas anderes ist es, wenn es Probleme wie Nebenwirkungen gibt, dann muss man anpassen.

Eine weitere Möglichkeit ist die Verschreibung des synthetischen Gestagens Desogestrel als Off-Label-Use. Dieses Gestagen ist das einzige, das den Zyklus zentral runterregulieren und eine therapeutische Amenorrhoe erreichen kann. Das Präparat ist sehr niedrig dosiert, zur Verhütung zugelassen, gut verträglich und für die therapeutische Behandlung der Endometriose geeignet (siehe Seite 114).

### So klappt die Anwendung

Idealerweise beginnen Sie mit der Einnahme der ersten Tablette am ersten Tag Ihrer Menstruationsblutung. Sie können aber auch an jedem anderen Tag des Zyklus einsteigen. Nehmen Sie die 28 Tabletten einer Packung hintereinander weg: jeden Tag eine, ohne Pause. Funktioniert es gleich gut, wird bereits Ihre nächste potenzielle Blutung ausbleiben. Aber wir Menschen sind keine Maschinen und besitzen keinen An-Aus-Schalter, deshalb kann es schon sein, dass sich die Eierstöcke trotz des Hormons nicht brav in die Ecke stellen und sofort nix mehr machen. So kann es durchaus vorkommen, dass es etwas dauert, bis es zur Blutungsfreiheit kommt. In diesem Fall können Sie, solange die Blutung besteht, die Dosis für ein paar Tage (bis zu sieben Tagen) erhöhen, indem Sie morgens und abends je eine Tablette nehmen (1-0-1). Stoppt die Blutung, steigen Sie wieder auf die Dosierung eine Tablette pro Tag um. Nehmen Sie die Tablette ganz regelmäßig zu einer bestimmen Tageszeit ein, also immer morgens zum Frühstück oder abends zu den Nachrichten – auf keinen Fall mal morgens, mal abends. Das funktioniert nicht: Der Wirkspiegel des Hormons schwankt dann zu sehr im Blut.

**Was tun bei Zwischenblutungen?** Sollte die Blutung trotz Tablette länger anhalten, ist wahrscheinlich eine funktionelle Zyste dafür verantwortlich, also ein »Möchtegern-Follikel«, der will und nicht kann, aber genügend Östrogen bildet, um die Gebärmutterschleimhaut anzuregen – und voilà: Die Blutung ist da. Sollte also, trotz doppelter Dosis, die Blutung bleiben, lassen Sie es bluten: Einfach eine Woche Einnahmepause und Abbruchblutung abwarten – denn dann muss das tatsächlich mal raus – und anschließend wieder mit einer Tablette pro Tag beginnen. Das Problem kann prinzipiell auch bei anderen Gestagenen auftreten, die ebenfalls zur Therapie der Endometriose eingesetzt werden können.

Zwischenblutungen (bis hin zu Dauerblutungen) sind der häufigste Grund, warum Patientinnen die Hormontherapie abbrechen – noch dazu, wenn sie trotzdem zusätzlich Schmerzen haben. Das fühlt sich dann schnell so an, als ob die Therapie nichts nützt. Und viele Frauenärztinnen und -ärzte wissen nicht, dass man in solchen Fällen einfach ein bisschen mit der Dosierung schauen muss. Eine Blutungs- und Beschwerdefreiheit kann nur erreicht werden, wenn eine zentrale Downregulation erfolgt. Hier ist Geduld gefragt. Bitte nicht so schnell aufgeben: Mit der Dauer der Hormoneinnahme klappt es in der Regel immer besser und die Patientin wird irgendwann auch blutungsfrei. Manche Frauen müssen etwas länger durchhalten – vier bis sechs Monate kann es in einigen Fällen schon mal dauern.

## Osteoporose-Risiko: Ist der Östrogenmangel ein Problem?

Was vielen Frauen, aber auch ihren behandelnden Ärztinnen und Ärzten manchmal Sorgen macht, ist die lange Zeit der Amenorrhoe durch die Gestagenmonotherapie. Die Sorge gilt dabei dem Osteoporose-Risiko aufgrund des Östrogenmangels. Osteoporose oder Knochenschwund ist eine Störung des Knochenstoffwechsels, die dazu führt, dass die Knochendichte abnimmt, die Knochen porös werden, sich verformen und leicht brechen können. Der Chefarzt für Gynäkologie am Evangelischen Klinikum in Köln Weyertal, Prof. Dr. Thomas Römer, hat sehr viel Erfahrung mit dem Medikament und konnte in mehreren Studien eine sichere Langzeitanwendung belegen.[6] Und auch an der Charité beginnen wir gerade, unsere Langzeitdaten auf einer Basis von etwa 2000 Patientinnen auszuwerten.

> DIE WIRKUNG EINER GESTAGEN-MONOTHERAPIE IST NICHT MIT KÜNSTLICHEN WECHSELJAHREN GLEICHZUSETZEN.

Die Problematik im Blick untersuche ich bei der Verlaufskontrolle der Therapie zum einen die Dicke der Gebärmutterschleimhaut und zum anderen die Funktionszeichen der Eierstöcke. Oft erkennt man noch deutliche Funktionszeichen (Follikel größer als 13 Millimeter): Dann ist es hilfreich, eine Östrogenbestimmung zu machen und zu schauen, ob der Östrogenlevel ausreichend tief (für die Behandlung der Endometriose), jedoch nicht zu tief (für die Knochen) ist. Und auch die Zulassungsstudien des Gestagenmonopräparats Dienogest haben gezeigt, dass es eben nicht zu einem zu tiefen Abfall des Östrogens führt.

Ich empfehle meinen Patientinnen außerdem, nach drei bis vier Jahren einen DEXA-Scan machen zu lassen. DEXA ist die Abkürzung für Dual Energy X-ray Absorptiometry und steht für ein digitales Röntgenverfahren zur Messung der Knochendichte (und des Körperfettanteils) mit geringstmöglicher Strahlendosis. Gegebenenfalls kann man auch über die Haut etwas Östrogen substituieren.

## Als Verhütungsmittel geeignet – ja oder nein?

Das Gestagenmonopräparat Dienogest ist zur Behandlung der Endometriose zugelassen und nicht zur Verhütung! Streng genommen ist es also kein Verhütungsmittel, aber korrekt eingenommen, verhütet es – das verunsichert viele Frauen. Ist ja logisch: Ein Medikament, das den Eisprung und die Monatsblutung verhindert, verhütet natürlich auch. Zudem ist Dienogest als Gestagenkomponente auch in vielen kombinierten Verhütungspillen drin! Die Ovulationshemmdosis von Dienogest ist sogar noch geringer als zwei Milligramm. Aber auf der Packung steht: Nicht zur Verhütung zugelassen.

## Gestagene gegen Gewebevermehrung

Aber Gestagene sorgen nicht nur für die zentrale Herabregulation über die Eierstöcke, sondern scheinen auch auf die Endometriose-Läsionen direkt einen günstigen Einfluss zu haben, was in einigen Studien nachgewiesen werden konnte. So wirken sie antientzündlich, beeinflussen die Immunmodulation, hemmen die Gefäßneubildung und auch Enzyme, die das Gebärmutterschleimhautgewebe in die Tiefe eindringen lässt.[7]

Das künstliche Gestagen Dienogest wird auch deshalb gern gegen die Endometriose-Beschwerden eingesetzt, weil es der Gewebevermehrung entgegenwirkt, das heißt, die Schleimhaut in der Gebärmutter bleibt flach. Dass das gut funktioniert, beweist die Transformationsdosis, die gebraucht wird, um dies zu erreichen. Und das ist der Unterschied zu anderen Gestagenen, die man im Prinzip natürlich auch geben kann, bei denen die Transformationsdosis aber höher ist. Dies bedeutet, dass man die Dosierung erhöhen muss, um das Gleiche zu erreichen, was man mit zwei Milligramm Dienogest erreichen kann (siehe Tabelle unten). Man kann also prinzipiell auch ein anderes Gestagen verschreiben (etwa, weil es besser vertragen wird), braucht dann aber eine höhere Dosierung. Eine gute Alternative wäre beispielsweise Desogestrel. Da es aber so gering dosiert ist, sind viele Frauen darunter nicht blutungsfrei, also muss die Dosierung entsprechend erhöht werden. Erreicht man, dass die Blutung ausbleibt, kann man damit auch gut behandeln. Desogestrel ist aber nicht zur Behandlung der Endometriose zugelassen. Off-Label-Use muss selbst gezahlt werden.

Doch nicht jedes Gestagenpräparat ist garantiert beschwerdefrei, wie eine italienische Studie gezeigt hat: Patientinnen, die zunächst mit Norethisteronacetat (NETA) behandelt worden waren (das wird in Italien gern gegeben) und unter diesem Gestagen weiterhin Schmerzen hatten, wurden auf Dienogest umgestellt, was zu einer Verbesserung

## Transformationsdosen verschiedener Gestagene im Vergleich

Unter einer Transformationsdosis versteht man die Menge an Gestagenen, die zur Umwandlung (Transformation) einer vollständig aufgebauten Gebärmutterschleimhaut mit nachfolgender Menstruationsblutung erforderlich sind.

| Gestagen | Transformationsdosis (mg/Zyklus) | Verfügbare Dosis (mg/Tablette) |
|---|---|---|
| Dienogest (DNG) | 6 mg | 2 mg |
| Desogestrel (DSG) | 2 mg | 0,075 mg |
| Chlormadinonazetat (CMA) | 25 mg | 2 mg |
| Medroxyprogesteronazetat (MPA) | 50 mg | 5 mg |
| Dydrogesteron (DYD) | 140 mg | 10 mg |

der Schmerzsituation führte.[8] Darüber hinaus konnte in Fallstudien mit Dienogest eine schrittweise Größenreduktion bei Blasenendometriose nachgewiesen werden, die sogar so weit ging, dass eine Operation komplett vermieden werden konnte.[9]

## Mögliche Nebenwirkungen der Hormontherapie

Auf der einen Seite stehen die therapeutische Amenorrhoe und die Behandlung der Endometriose, die man mit dem Gestagenmonopräparat erreichen will, auf der anderen stehen die Nebenwirkungen …

Etwa fünf Prozent aller Frauen, die Dienogest-Monopräparate einnehmen, berichten von Stimmungsschwankungen bis hin zu Depressionen als Nebenwirkung. Das kann aber auch bei Kombipillen oder anderen Progesteronmonopräparaten (POP) vorkommen. Dieses »Sich-nicht-selbst«-Spüren und die Stimmungsschwankungen fallen manchen Frauen erst auf, wenn sie mit einer Pilleneinnahme wieder aufgehört haben. Das ist dann vor allem auch der Grund, nicht wieder mit Hormonen anfangen zu wollen. Andere Nebenwirkungen sind eine **trockene Scheide** und **Spannungsschmerzen in der Brust,** die sich jedoch mit der Dauer der Einnahme meist wieder geben.

Ein weiteres häufiges Problem ist der **Libidoverlust** – ein Phänomen, das auch bei der Kombipille (KOK) auftreten kann. Über die Ursachen ist bisher nichts bekannt. Ich persönlich vermute Folgendes: Weil keine Ovulation stattfindet, bleibt auch der natürliche, unterbewusste Trieb »Pling! Reproduktion ist meine Aufgabe! Ich will Sex!« aus. Doch streng genommen ist das nicht unbedingt eine Nebenwirkung.

**MEIN TIPP:** Beim Sex ist es wie mit vielen anderen schönen Dingen im Leben – der Appetit kommt beim Essen! Es gibt viele Gründe, warum die Libido leiden kann. Vielleicht ist der Alltagsstress ein Störfaktor oder die Macht der Gewohnheit? Schauen Sie mal, was Ihnen fehlen könnte, um wieder Schwung in Ihr Sexualleben zu bekommen. Manchmal liegt es gar nicht an den Hormonen.

### Zum Thema Depressionen

Depressive Symptome sind weit verbreitet. Im Laufe ihres Lebens (Lebenszeitprävalenz) wird bei 15 Prozent der Frauen in Deutschland eine Depression diagnostiziert[10].

# Die Pille als Medikament

**Wenn wir Hormone, »Pillen« (POP oder KOK) oder die Hormonspirale zur Behandlung von Endometriose verschreiben, dann als Medikamente, die aufgrund einer medizinischen Indikation gegeben werden: Sie sollen die Blutung verhindern und dadurch die Schmerzen reduzieren, bestenfalls sogar vollständig abstellen, und Rezidive oder das Fortschreiten der Erkrankung verhindern. Es geht darum, den Patientinnen wieder mehr Lebensqualität zu ermöglichen. Keinesfalls werden die Hormonpräparate leichtfertig oder aus Lust und Laune verschrieben. Aber natürlich bleibt es jeder Frau selbst überlassen zu entscheiden, was sie möchte.**

Bei Libidoverlust können auch pflanzliche Präparate eingesetzt werden. Remisens® ist ein pflanzliches Arzneimittel mit natürlichem Damiana-Extrakt. Es ist sanft, gut verträglich und wird als Aphrodisiakum bei nachlassendem, sexuellem Verlangen eingesetzt. Versuchen Sie es.

Wenn die Nebenwirkungen der Hormontherapie deutlich hervortreten, die therapeutische Wirkung auf die Endometriose aber gut funktioniert, kann man überlegen, wie man die Nebenwirkung mit anderen Präparaten in den Griff bekommen kann.

**So besteht die Möglichkeit, andere POPs auszuprobieren wie:**

- Desogestrel: Ist ein Off-Label-Use, zur Verhütung zugelassen, muss privat bezahlt werden, ist aber sehr gut verträglich und einen Versuch wert (siehe Seite 114)
- Chlormadinon: Kann mit der Indikation Dysmenorrhoe verschrieben werden, gute Erfahrungen auch bei Frauen mit Depressionen
- Norethisteronacetat oder Duphaston: Beide Präparate können bei Zyklusstörungen verschrieben werden

Manche Frauen machen auch gute Erfahrungen mit der vaginalen Applikation von Dienogest: Sie haben bei dieser Form der Anwendung manchmal geringere Nebenwirkungen. Das ist auf jeden Fall einen Versuch wert. Oder man gibt zum Dienogest ganz gering über die Haut etwas Östrogengel dazu, das kann auch schon bessern. Oder man versucht dann doch eine kombinierte Pille (Off-Label-Use). Da gibt es verschiedene Möglichkeiten. Es gibt meist eine Lösung.

Wenn aber systemische Hormone überhaupt nicht vertragen werden oder nicht ausreichend sind, könnte die Hormonspirale Mirena® eine gute Alternative sein, die in die Gebärmutter eingelegt wird (siehe Seite 51–54). Auch die Therapie mittels Spirale kann gegebenenfalls mit POPs kombiniert werden.

# Endometriose-Behandlung ohne Hormone

Weil sich so viele Frauen eine Therapie ohne Hormone wünschen, erkläre ich hier, was für eine solche Therapiemöglichkeit spricht, wie wir in diesen Fällen vorgehen und ab wann man realisieren sollte, dass der Verzicht auf Hormone keine gute Idee ist.

Selbstverständlich bleibt es jeder Frau überlassen, selbst zu entscheiden, ob sie Hormone zur Behandlung der Endometriose einnehmen möchte oder nicht. Unter folgenden Umständen kann auf eine hormonelle Therapie verzichtet werden:

- Wenn das Ausmaß der Endometriose eher gering ist, weil keine Organgefährdung vorliegt – etwa weil es keine Zysten am Eierstock und keine Darmherde gibt und die Gebärmutter im Ultraschall keine Auffälligkeiten zeigt.

- Wenn der Patientin bewusst ist, dass sich ihre Endometriose potenziell verschlimmern kann, sie auf ihren Körper »hört« und sich bei Verschlechterung der Beschwerden wieder in ärztliche Behandlung begibt.

- Wenn die Patientin einen Kinderwunsch hat, also schwanger werden möchte.

- Wenn die Patientin auch nach einem ausführlichen Aufklärungsgespräch keine Hormontherapie wünscht.

**Ganz wichtig ist die Aufklärung!** Die Patientinnen müssen die erforderlichen Hintergrundinformationen erhalten, um ihre Entscheidung für oder gegen eine hormonelle Therapie eigenverantwortlich treffen zu können.
Wenn die Monatsblutung nicht unterdrückt wird, sondern weiterhin bestehen bleibt, ist es ausgesprochen wichtig, dass die alternative Behandlung der Endometriose-Beschwerden besonders konsequent durchgeführt wird (siehe Kapitel 7).
Vor allem bei starken Schmerzen, die mit konservativen Maßnahmen kaum zu beherrschen sind und die zu Bettlägerigkeit und Arbeitsunfähigkeit führen, besteht die Gefahr, dass sie chronisch werden (siehe Seite 56 f. und 165–171). Die betroffenen Frauen müssen erstens wissen, wie sie ihre Schmerzen in einem erträglichen Maß halten können, und zweitens, dass die Endometriose eine chronische Erkrankung ist, die sich verschlimmern kann. In beiden Fällen muss die Therapie neu überdacht werden.

## Nebenwirkungen auf emotionaler und psychischer Ebene

Grundsätzlich nehmen wir alles, was uns unsere Patientinnen sagen, sehr ernst. Daher habe ich mit meinem Team ein Forschungsprojekt begonnen, in dem wir unsere Patientinnen vor Beginn der Behandlung und im weiteren Verlauf alle drei Monate zu ihrem psychischen Befinden befragen. Es fehlt einfach an guten Daten und wir hoffen, dadurch einen besseren Überblick zu bekommen, welche Medikamente welche psychischen Nebenwirkungen und Libidoverlust verursachen und ob sich diese durch die Änderung der Medikation oder das Absetzen des Präparates ändert.

Viele Endometriose-Patientinnen, die sowieso schon unter Depressionen oder depressiven Stimmungen leiden, befürchten, dass sich diese noch verstärken, wenn sie Dienogest oder ein anderes Hormonpräparat nehmen. Diese Ängste sind nachvollziehbar, zumal Frauen mit Endometriose, vor allem wenn sie jahrelang Schmerzen und andere starke Beschwerden und Begleiterkrankungen ertragen mussten, häufig zu Depressionen neigen. Diese Nebenwirkung muss nicht sein, lässt sich aber leider auch nicht vorhersagen. Es gibt Frauen, die die Hormontherapie sehr gut vertragen und keine Verschlechterung bemerken, sondern im Gegenteil sogar insgesamt eine Besserung ihrer Situation erleben, weil auch die Schmerzen nicht mehr so heftig sind. Bei anderen wiederum kommt es zu einer Verschlechterung. In diesen Fällen kann man versuchen, die Depression medikamentös zu behandeln und weiter das Gestagenmonopräparat zu nehmen oder es stattdessen mit der Hormonspirale Mirena® zu versuchen (siehe Seite 51–54). Ich behandle eine Reihe von Frauen mit manifester Depression unter systemischer Hormontherapie, die mit Mirena® sehr gut zurechtkommen.

## Ein Wort zu natürlichen Gestagenen

Viele Frauen fragen nach bioidentischen Gestagenen: Das Problem dabei ist, sie in den Körper zu bekommen, denn ihre Bioverfügbarkeit ist sehr gering. Man müsste bildlich gesprochen in ihnen baden, um genügend aufzunehmen und den Zyklus komplett zu unterdrücken. Daher werden natürliche Gestagene auch eher zur Unterstützung in den ersten Schwangerschaftswochen und der Lutealphase eingesetzt (der zweiten Hälfte des Zyklus) die mit dem Eisprung beginnt und mit dem Einsetzen der Regelblutung endet. Aber dennoch, man kann es probieren. Es gibt einige Apotheken, die Salbe in unterschiedlichen Dosierungen herstellen. Diese müssen selbst gezahlt werden. Zur Unterstützung der Lutealphase kann Utrogest® verschrieben werden. Es empfiehlt sich die vaginale Anwendung, weil es über die Schleimhaut der Scheide besser vom Körper aufgenommen wird als oral. Da es sich um ein natürliches Gestagen handelt, wird es meist gut vertragen. Bei dauerhafter Einnahme kann man zum Teil auch Blutungsfreiheit erreichen, insofern sind natürliche Gestagene durchaus eine Alternative.

**ZUSAMMENFASSUNG:** Bei Endometriose ist vor allem die Nonstop-Anwendung der »Pille« sehr sinnvoll und die »Pillenpause« eher kontraproduktiv. Es kommt leider vor, dass Patientinnen trotz zyklischer Einnahme der Pille Endometriose entwickeln. Bei Dauereinnahmen von östrogenhaltigen Pillen kann es zur Kumulation von Östrogen über die therapeutische Grenze hinaus kommen, wodurch es zu aktiven Endometriose-Läsionen und Schmerzen kommen kann, selbst wenn die Patientin blutungsfrei ist. Da der Östrogenanteil bei Kombipillen auch mit einem höheren Thromboserisiko verbunden ist, scheint es nur logisch, einer risikoärmeren, östrogenfreien Gestagenmonotherapie den Vorzug zu geben.[11]

## Alternativen zu Steroidhormonen

**Dadurch, dass mit der kombinierten Pille Östrogene aufgenommen werden und mit Gestagenmonotherapien keine komplette Funktionslosigkeit der Ovarien erreicht werden kann, werden Endometrioseschmerzen möglicherweise nicht komplett unterdrückt.**

Es kommt also vor, dass Enometrioseschmerzen bleiben. Dann folgt die Eskalation, die Second-Line-Therapie, die dann zum Einsatz kommt, wenn die First-Line-Therapie nicht greift.

### Künstliche Wechseljahre mit GnRH-Analoga

Die effektivsten Medikamente, die uns zur Verfügung stehen, um eine zentrale Herabregulation zu erreichen, sind die GnRH-Analoga. Dabei handelt es sich um synthetische Nachbildungen des körpereigenen Gonadotropin-Releasing-Hormons (siehe Seite 31 f.). Ihre Aufgabe ist es, an den GnRHa-Rezeptoren in der Hypophyse anzudocken und so für die zentrale Herabregulation zu sorgen: Durch die Dauerbesetzung der Rezeptoren werden diese dauerstimuliert, dass heißt, die in der Hypophyse gespeicherten Vesikel mit FSH und LH werden so lange freigesetzt, bis sie alle sind – wir nennen das Flair Up, das dauert etwa zwei Wochen. Sind sie leer, kann auch nichts mehr nachkommen, denn der Rezeptor ist dauerbesetzt und dadurch die GnRH-Pulsation aufgehoben, also ist die ganze Sache blockiert. Nach zwei Wochen ist die Frau sozusagen in den künstlichen Wechseljahren, da die Eierstöcke ohne FSH- und LH-Stimulation in den Dornröschenschlaf sinken. Das bedeutet im optimalen Fall: absolut keine Östrogene und absolut keine Aktivität irgendwelcher Endometriose-Herde.

**»Künstliche Wechseljahre«** klingt irgendwie brutal und daher schrecken viele davor zurück, nicht nur Patientinnen. Auch einige Ärztinnen und Ärzte haben großen Respekt davor und verweigern eine Therapie mit GnRH-Analoga. Das ist sehr schade, denn für bestimmte Endometriose-Patientinnen ist diese Therapie als Zweitlinientherapie eine sehr gute Lösung, deshalb möchte ich hier erklären, wann sie sinnvoll und vertretbar ist:

- wenn die Endometriose zu starken chronischen Dauerschmerzen geführt hat.
- wenn andere Hormontherapien nicht ausreichend wirken, weil die Östrogenbildung nicht komplett blockiert wird.
- um Endometriose-Schmerzen von anderen Schmerzen zu unterscheiden.

Ganz wichtig: Die Therapie mit GnRH-Analoga ist voll reversibel, denn es handelt sich lediglich um eine biochemische Blockade. Sobald das Medikament nicht mehr gegeben wird, setzt der natürliche Zyklus wieder ein und alles geht seinen Gang.

Das Medikament muss einmal monatlich gespritzt werden. Es hat an sich gar keine Nebenwirkungen. Die Nebenwirkungen sind sozusagen die Wirkung, nämlich die Wechseljahreserscheinungen durch den Östrogenmangel! Der ist zum einen gewünscht, soll zum anderen aber auch nicht zu stark ausfallen, damit die Patientinnen nicht die Krise bekommen: Hitzewallungen, Schlaf- und Konzentrationsstörungen und so weiter. Deshalb gibt man gleichzeitig zu GnRHa geringe Dosen Östrogen und Gestagen als Add-Back-Therapie (Hormonersatztherapie) – gerade so viel, wie die Knochen brauchen, und um die Hormonentzugserscheinungen gering zu halten. Auf diese Weise merken viele Patientinnen gar nichts, außer, dass ihre Schmerzen – zum Teil leiden die Frauen ja unter ungeheuren Dauerschmerzen – langsam erträglicher werden. Allerdings ist auch hier Geduld gefragt: Wir schauen uns das Ganze zunächst drei Monate an. Sollte sich eine Besserung einstellen, kann die Gabe von GnRHa auf sechs Monate verlängert werden. Ohne Add-Back-Therapie darf man GnRH-Analoga maximal ein Jahr lang geben, mit Add-Back-Therapie mitunter auch länger. Für die Add-Back-Therapie eignen sich das synthetische Steroid Tibolon oder auch Östrogengel in Kombination mit Utrogest®. Es muss immer eine Kombination sein: Mit einer Östrogenmonotherapie würden wir sonst wieder die Endometriose stimulieren, deshalb brauchen wir den Gegenspieler Gestagen in Kombination dazu. Tibolon geht an beide Rezeptoren, also die Östrogen- und Progesteronrezeptoren.

In wissenschaftlichen Studien zeigte sich, dass der Schmerzverlauf und die Schmerzreduktion sowohl mit GnRH-Analoga als auch mit KOK/POP vergleichbar positiv sind. Daher werden die GnRH-Analoga wirklich nur als Zweitlinientherapie eingesetzt, wenn also Hormontherapien mit KOK oder POP erfolglos bleiben. Immerhin haben kombinierte orale Kontrazeptiva (KOK) und Progesteron only pills (POP) weniger Nebenwirkungen und kosten nicht so viel.

## GnRH-Antagonisten – Zukunftsmusik?

Eine noch bessere Variante sind oral verfügbare GnRH-Antagonisten, die den Rezeptor nur blockieren, ohne ihn zu stimulieren. Damit ist der Effekt sofort da. Und er ist oral verfügbar, sogar in unterschiedlicher Dosierung. Das Besondere ist hier, dass man eine Wahl hat in Bezug auf das Ausmaß der Östrogen-Unterdrückung. Die individuelle Dosierung erlaubt uns, eine personalisierte, individuelle Therapie anzubieten. Mit den oralen GnRH-Antagonisten gibt es nicht mehr nur den Alles-oder-nichts-Ansatz. Mit den unterschiedlichen Dosierungen kann bei jeder Patientin die Unterdrückung des Östrogens auf ihre Anforderungen angepasst werden. Es muss nicht notwendigerweise der Menopausen-Effekt traditioneller GnRH-Analoga erreicht werden. Es gibt mehrere, die für eine Zulassung in Deutschland infrage kommen. Das sind die Wirkstoffe: Elagolix, Relugolix und Linzagolix. In den USA ist Elagolix bereits seit einigen Jahren zugelassen, hier in Deutschland warten wir bisher leider vergeblich darauf. Für Relugolix und Linzagolix wird die Zulassung für die Indikation Endometriose im Jahr 2022 erwartet. Relugolix wird in Kombination mit einer Hormonersatztherapie verfügbar sein, sodass das Risiko der Knochendichtereduktion nicht erwartet wird. Das wäre aller Voraussicht nach eine sehr gute Lösung für Frauen, die mit den kombinierten oralen Kontrazeptiva (KOK) und Progesteron only pills (POP) nicht so gut fahren. Mit diesen Wirkstoffen aber kann sozusagen die zentrale Herabregulation so eingestellt werden, dass die Eierstöcke gerade genug Östrogen bilden, sodass wir uns nicht um die Knochendichte sorgen müssen, aber trotzdem eine gute Wirksamkeit besteht. So versprechen es zumindest die Studien.[12] Leider habe ich selbst noch keine Erfahrungen mit dem Medikament und bin sehr gespannt.

## Mit Aromatase-Inhibitoren die Östrogenbiosynthese blockieren

Dummerweise sind die Endometriose-Läsionen selbst ebenfalls in der Lage, sich Wachstumsfaktoren zu beschaffen und Östrogene zu produzieren! Dies mithilfe des Enzyms Aromatase, das unabhängig von den Eierstöcken Östrogen bilden kann. Doch kann dieses Enzym mit sogenannten Aromatase-Inhibitoren gehemmt werden. Durch die orale Einnahme des Wirkstoffs beziehungsweise des Arzneimittels Letrozol wird im ganzen Körper die Östrogenbiosynthese blockiert, denn Östrogene werden nicht nur in den Eierstöcken, sondern auch im Fettgewebe aromatisiert. Das Medikament wurde primär zur antihormonellen Therapie im Rahmen der Behandlung von Brustkrebs eingesetzt. Klugen Köpfen fiel auf, dass man die Aromatase-Inhibitoren auch bei der östrogenabhängigen Endometriose ausprobieren könnte. Einige wissenschaftliche Studien konnten zeigen, dass messbare Befunde (zum Beispiel Blasenendometriose) unter dem Einfluss von Aromatase-Inhibitoren deutlich kleiner wurden. Das war das erste Mal, dass prämenopausale Frauen (also mit regelmäßigen Zyklen) das Medikament genommen haben. Wenn man Aromatase-Inhibitoren jedoch Frauen gibt, deren Eierstöcke noch funktionieren und die daraufhin kein Östrogen mehr bilden, dann bekommen wir ein Problem: Hypophyse und Hypothalamus melden zu wenig Östrogen, woraufhin die Schaltzentrale im Gehirn meint, dass sie mehr Gas geben muss, was zur Überstimulation der Eierstöcke führen kann. Die Folge: Weil das follikelstimulierende Hormon FSH hochreguliert wird, beginnen sich Zysten zu bilden. Das wollen wir natürlich nicht!

Deshalb hat man in einer weiteren Studie den Aromatase-Inhibitor in Form eines Scheidenrings verabreicht, der zusätzlich noch ein Gestagen zur zentralen Downregulation enthielt. Eigentlich eine Superidee. Leider haben aber die Studienergebnisse keinen signifikanten Unterschied zur Placebogruppe gezeigt und das Konzept wurde nicht weiterverfolgt. Gründe dafür, dass das alles nicht so recht geklappt hat, waren wahrscheinlich eine zu geringe Dosierung und eine Nicht-Akzeptanz der vaginalen Applikation.

**FAZIT:** Es gibt ein Medikament, das für die Behandlung von Brustkrebs zugelassen ist. In einigen Fällen habe ich Endometriose-Patientinnen empfohlen, es zu probieren, vor allem wenn auch GnRH-Antagonisten nicht zum Erfolg geführt haben (Off-Label-Use). Wenn scheinbar nichts hilft, könnte man durchaus Aromatase-Inhibitoren als Ergänzung zu einer laufenden Therapie probieren.

## Neue Forschungsansätze

Ein neuer Ansatz bei der Behandlung von Endometriose wäre die **Hemmung der Gefäßneubildung.** Klingt logisch: Dreht man den Endometriose-Herden den Saft ab, weil es keine neuen Blutgefäße gibt, können sie nicht wachsen. Im Fall der Endometriose ist das gut belegt. Auch in der Krebstherapie wird dieser Effekt genutzt, denn dort gilt das Gleiche: Neues Gewebe braucht Blut, denn ohne Blutversorgung kein Wachstum. Natürlich wird das Gefäßwachstum komplex gesteuert: vor allem über Gefäßwachstumsfaktoren (VEGF), die wiederum an VEGF-Rezeptoren binden, die in den Wänden der Zellen sitzen und Wachstumssignale in die Zelle hinein übertragen. Diese Rezeptoren werden mit dem **VEGFR2-Inhibitor Avastin** gehemmt, sodass ein Großteil der Gefäßneubildung blockiert ist.

In der Tumortherapie (etwa bei Krebs im Dick- oder Enddarm) ist das Medikament Avastin heute nicht mehr wegzudenken. In der Endometriose-Forschung wurde seine Wirksamkeit im Tiermodell geprüft. Doch leider lassen sich die Daten aus Tier-

## KANN ES SEIN, DASS EINFACH NICHTS HILFT?

Ich hatte eine junge Patientin, bei der ich fast geneigt war zu glauben, dass sie unsere Therapieempfehlungen regelmäßig in den Wind schlug. Nichts, aber auch gar nichts hat funktioniert. Sie kam mit der Diagnose Endometriose rASRM II zu uns in die Charité, war bereits operiert worden und berichtete von unglaublich heftigen Schmerzen, obwohl sie kontrolliert Morphium einnahm. Sie war kurz davor, wegen ihrer vielen Fehlzeiten den Ausbildungsplatz zu verlieren. Wir versuchten alles: GnRHa – Blutung, GnRHa plus Dienogest – Blutung, nur KOK – Blutung. Wir schickten sie in die multimodale stationäre Schmerztherapie. Dort hielten die Kollegen die Patientin für psychisch auffällig und stellten ihre Bereitschaft, an den therapeutischen Maßnahmen mitzuwirken, infrage, sodass auch ich vermutete, dass sie die Medikamente vielleicht nicht richtig nahm. Also habe ich ihr die Hormonspirale Mirena® eingelegt (da kann man ja nicht schummeln, drin ist drin), doch die Patientin hat weiter geblutet. Also zusätzlich Dienogest, doch es kam weiter zu Blutungen. Dann haben wir ihr wieder GnRHa gegeben und trotzdem schön funktionierende Eierstöcke gesehen, auch der Östrogen-Spiegel war sehr hoch. Was blieb uns also anderes übrig, als es mit Aromatasehemmern zu probieren? Und was soll ich sagen, nach kurzer Zeit war sie endlich blutungsfrei und konnte ihre Schmerzmittel reduzieren. Heute kommt eine völlig veränderte junge Frau herein, wenn sie mein Zimmer betritt. Endlich, endlich sehe ich, dass es ihr besser geht – nicht nur physisch und psychisch, auch der Östrogenwert ist deutlich gesunken. Es gibt also tatsächlich Patientinnen, die nahezu auf keine Therapie ansprechen.

versuchen nicht ohne Weiteres auf den Menschen übertragen. Außerdem stehen die Nebenwirkungen von Avastin in keinem Verhältnis zum Nutzen. Gefäße werden ja nicht nur in den Läsionen immer wieder neu gebildet, sondern auch im Uterus und in den Eierstöcken, eben überall, wo funktionelle Gewebe sind. Eine nicht hormonelle Therapie, die nicht vereinbar ist mit Kinderwunsch und zudem starke Nebenwirkungen und Risiken hat, ist nicht sinnvoll. Deshalb hat sich diese Therapie bei Endometriose nicht durchgesetzt.

Ein neuer, sehr vielversprechender Ansatz, der in eine ähnliche Richtung geht, ist die Therapie mit einem **D2-Rezeptor-Agonisten,** der die Wirkung von Dopamin am D2-Rezeptor aufhebt. Dieses Medikament ist bereits für die Behandlung von Hyperprolaktinämie oder zum Abstillen zugelassen und scheint die Fortpflanzungsfähigkeit nicht negativ zu beeinflussen. In einem Tumor-Mausmodel zeigte sich, dass der Agonist teilweise auch die VEGF/VEGFR2-vermittelte Gefäßneubildung hemmt, aber eben nur teilweise und nicht so stark. Daher kommt es zur Gefäßneubildung, zugleich schrumpfen aber Tumore. In der Hoffnung, dass das auch bei Endometriose klappen könnte, wird weiter geforscht. Derzeit läuft eine klinische Phase-II-Studie. Wir warten auf die Ergebnisse. Wenn alles klappt, sollte das Medikament die Endometriose-Herde schrumpfen lassen. Zugleich bliebe der Zyklus bestehen und es gäbe weniger Nebenwirkungen – ein Traum, wenn es funktioniert.

Es gab noch die Hoffnung, dass **selektive Progesteronrezeptormodulatoren,** kurz **SPRM,** die bereits bei der Behandlung von Myomen eingesetzt wurden, eine vielversprechende Substanz auch für die Behandlung von Endometriose sein könnten. Doch aufgrund der Nebenwirkungen an der Leber ist die Zulassung dieses Arzneistoffs quasi auf inoperable Myome beschränkt: Es darf nur gegeben werden, wenn es keine andere Option mehr gibt, und nur unter strenger Leberüberwachung. Da wird sich im Bereich der Endometriose-Therapie also erst mal nichts tun.

Da Endometriose eine chronisch entzündliche Erkrankung ist, wäre der Einsatz von **Immunmodulatoren** naheliegend. Hier ist auch schon einiges probiert worden, zum Beispiel mit TNF-alpha-Inhibitoren, einem klassischen, antientzündlich wirkenden Medikament. Leider war die Wirkung ungenügend. In diese Richtung sollte aber unbedingt noch weiter geforscht werden.

## Wichtige Helfer gegen Schmerzen: Schmerzmittel

**Ich bin immer wieder sehr erstaunt darüber, wie leidenswillig viele Frauen sind, bevor sie sich erlauben, ein Schmerzmittel zu nehmen. Ich höre ganz häufig, dass Frauen keine Schmerzmittel nehmen wollen, und erlebe, dass sie unglaublich lange warten, oft bis sie fast nicht mehr aufstehen können, ehe sie sich eine Schmerztablette erlauben. Und wenn doch, dann nehmen sie so wenig wie möglich.**

Das ist grundsätzlich sehr lobenswert, aber wir sprechen hier von ENDOMETRIOSE-SCHMERZEN: Das sind Schmerzen, die auf der visuellen Analogskala mit sieben bis neun angegeben werden. Das sind wehenartige Schmerzen, bei denen sich viele Frauen im Kreißsaal eine Periduralanästhesie (PDA) geben lassen, eine örtliche Betäubung im Periduralraum. Ich bin häufig schockiert über die große Unsicherheit, die in dieser Frage besteht. Selbstverständlich will ich nicht zum Schmerzmittelmissbrauch aufrufen. Natürlich muss die Einnahme von Schmerzmitteln verantwortungsbewusst erfolgen und darf nicht übertrieben werden – aber erlaubt sind Schmerzmittel schon. Daher möchte ich diesem Thema auch große Aufmerksamkeit widmen, indem ich die

Mittel vorstelle, die eine Bedeutung für die Endometriose-Schmerztherapie haben. Die Angaben, die ich mache, können selbstverständlich nur der Orientierung dienen. Sie ersetzen kein Gespräch und keine Überwachung durch Ihre behandelnde Ärztin oder Ihren Arzt. Es ist mir aber wichtig, die verschiedenen Substanzen und Wirkungsweisen kurz zu erklären, denn dann können Sie viel besser verstehen, warum die Schmerztherapie sinnvoll und auch notwendig ist.

Ganz wichtig ist mir zu erklären, wie Schmerzmittel eingenommen werden müssen. Endometriose ist eine chronische Schmerzerkrankung wie Rheuma. Rheuma-Patientinnen beispielsweise wird zur Dauermedikation die tägliche Einnahme des Analgetikums Diclofenac® verschrieben. Da sagt kein Mensch was dagegen. Das gehört mit zum Gesamtkonzept einer Rheumatherapie. Durch ein gutes Schmerzmanagement können die Patientinnen wieder ein Stück Lebensqualität zurückgewinnen. Machen Sie sich nicht aus falschen Gründen das Leben schwerer, indem Sie Ihre Schmerzen nicht behandeln. Das nützt wirklich niemandem. Im Gegenteil: Jahrelange wiederkehrende, unzureichend behandelte oder unbehandelte Schmerzen führen dazu, dass sie chronisch werden und die ganze Situation verschlimmern (siehe Seite 56 f.).

## Nichtsteroidale Antirheumatika und COX-2-Hemmer

Endometriose-Herde beginnen zur Zeit um die Menstruation, innerhalb und außerhalb der Gebärmutter Schmerzbotenstoffe freizusetzen, sogenannte Prostaglandine (PG). Für uns ist das Prostaglandin E2 (PGE2) interessant: Es ist am Entzündungsgeschehen und an der Schmerzvermittlung beteiligt. Prostaglandine ganz allgemein aktivieren peripher und zentral Nozizeptoren, also Schmerzrezeptoren (siehe Seite 133). Daher ist es eine sehr gute Idee, bereits die Bildung dieser Botenstoffe zu hemmen. Dafür sorgen die klassischen nichtsteroidalen Antirheumatika (NSAR): Sie hemmen die Bildung der Prostaglandine und wirken somit schmerzlindernd und antientzündlich! Mit den NSAR können wir also nicht nur etwas gegen die Schmerzen, sondern auch gegen die Entzündung machen. **Die nichtsteroidalen Antirheumatika sollten also in die Schmerztherapie von Endometriose-Patientinnen eingebunden werden.** Wie gesagt, bei Rheuma sind sie fester Bestandteil der Medikation.

Ein kleiner Wermutstropfen sind die Nebenwirkungen: Leider ist alles nicht so einfach. Das Enzym, das die Bildung von Prostaglandinen anstößt, heißt Cyclooxigenase (COX) und kann durch NSAR gehemmt werden. Allerdings gibt es zwei Arten von Cyclooxigenase: COX 1 und COX 2. COX 1 findet sich überall im Körper, ist auch für die Bildung anderer Prostaglandine verantwortlich und ist zum Beispiel für die Instandhaltung der Magen- und Darmschleimhäute wichtig. COX 2 wird nur da hoch-

## Lasst euch von den Schmerzen nicht einschränken!

**Wenn es um Schmerzen geht, stellt sich mir manchmal die Frage, ob das nicht so ein »Gender-Ding« ist. Frauen sind schmerzempfindlicher als Männer, das ist eine Tatsache. Es ist das weibliche Hormon Östrogen, das die Nervenfasern sensitiver für Schmerzen macht. Aber müssen Frauen deshalb leiden? Ist es okay, wenn Frauen Schmerzen haben? Warum akzeptieren wir das stillschweigend? Darüber sollten wir dringend nachdenken.**

Weltweit warten Frauen, die mit Schmerzen in die Notaufnahme kommen, länger als Männer, ehe sie versorgt werden. So werden etwa Frauen mit Herzinfarkt meist später diagnostiziert als Männer. Wird der Schmerz eines Mannes wichtiger genommen, nach dem Motto »ein Indianer kennt keinen Schmerz«, und wenn der Indianer was hat, dann muss es schon was Ernstes sein? Gleichzeitig sind Männer mit Schmerzen meist viel anstrengender, ungeduldiger. Immerhin kennen sie ja keinen physiologischen Zustand wie die Regel oder Geburt, wo Schmerz erwartet wird. Ich bin überzeugt davon, dass Männer solche regelmäßigen Schmerzzustände bei sich selbst niemals akzeptieren würden – und ihr Umfeld natürlich auch nicht. Sie würden sich sicher **NICHT** sagen oder sagen lassen: »Na ja, ist halt so. Dann kannst du das Meeting eben nicht leiten, dann kannst du diesen Job eben nicht erfüllen, dann musst du eben was anderes machen oder die Arbeit reduzieren. Dann fällt auch nicht auf, dass du nicht so leistungsfähig bist, musst nicht immerzu sagen, dass du Schmerzen hast, oder dich verstellen …« Ich möchte nicht wissen, wie viele Karrieren durch Endometriose-Schmerzen schon zerstört wurden, angefangen mit Schule, Ausbildung, Studium und dann auch im Job.
Die Influencerin Anna Wilken war Kandidatin der Show »Germany's Next Topmodel« und hat sich als Endometriose-Betroffene geoutet, weil sie den Herausforderungen einer internationalen Karriere als Model aufgrund ihrer Krankheit nicht mehr gewachsen war: Flüge zu verpassen, weil man nicht von der Toilette kommt, und bei Shootings auszufallen, weil die Schmerzen unerträglich sind – das funktioniert nicht. Zum Glück hat sie für sich eine berufliche Alternative gefunden, aber viele Frauen haben keine. Ich muss meinen Patientinnen häufig ärztliche Bescheinigungen ausstellen, weil ihre Leistungsfähigkeit aufgrund ihrer starken Schmerzen eingeschränkt ist und beispielsweise um die Verlängerung einer Abgabefrist gebeten wird.
Ich selbst bin definitiv nicht gewillt, Schmerzen auszuhalten. Wenn ich auch nur merke, dass ich Kopfschmerzen bekomme, nehme ich sofort eine Schmerztablette in ausreichender Dosierung. Dann kommt der Schmerz gar nicht erst auf. Da habe ich überhaupt keine Bedenken.

reguliert, wo es Entzündungen gibt, also am Ort des Geschehens. Leider hemmen NSAR sowohl COX 2 als auch COX 1. Daraus ergeben sich mögliche Nebenwirkungen wie

- Verminderung der Magenschleimproduktion und damit der Magenprotektion, was zu Magenproblemen bis hin zum Magengeschwür und gastrointestinalen Blutungen führen kann.
- schlechtere Nierendurchblutung und Nierenfunktion, was zu Nierenschädigungen führen kann.

Daher waren alle erst ganz euphorisch, als Coxibe, auch COX-2-Hemmer genannt, entwickelt wurden. Coxibe können selektiv nur COX 2 hemmen, wodurch es also genau dort wirkt, wo es Entzündungen gibt. Außerdem zeigte sich das Medikament als sehr wirksam bei Endometriose-Schmerzen. Doch leider kam es auch zu Nebenwirkungen, da COX 2 eben doch auch an anderer Stelle wie im Gehirn, den Nieren und den Fortpflanzungsorganen vorkommt. Vor allem die kardiovaskulären Nebenwirkungen haben zu einer sehr strengen Indikationsstellung geführt. Daher müssen COX-2-Hemmer verschrieben werden und sind nicht frei verkäuflich.

## Ibuprofen und Naproxen

Mit Ibuprofen und Naproxen stehen uns zwei gut wirksame Schmerzmittel zur Verfügung, die – in geringerer Dosierung – frei verkäuflich sind. Weil das so ist, fehlt uns aber auch der Überblick darüber, was Frauen sich selbst kaufen und wie viel sie wirklich nehmen. Es ist ein Dilemma: Die Ärztinnen und Ärzte können sich so einerseits der Verantwortung entziehen, denn die liegt ja jetzt in den Händen einer jeden selbst. Doch was bleibt den Frauen andererseits übrig, wenn sich keiner kümmert?

### Über den richtigen Umgang mit Ibu und Co.

Solange es um zyklische Schmerzen geht, die maximal drei Tage lang mit Schmerzmitteln behandelt werden und die sich mit Ibuprofen oder Naproxen gut beherrschen lassen, halte ich die Einnahme für risikoarm. Frauen, die unter Endometriose leiden, sind in der Regel ja jung und gesund hinsichtlich ihrer anderen Organe. Vorsicht jedoch, wenn da was bekannt ist! Im Prinzip handelt es sich ansonsten um eine Intervalltherapie: einmal im Monat für drei Tage. Sollten Sie allerdings das Bedürfnis haben, mehr als zehn Tage im Monat Schmerzmittel nehmen zu müssen, gehören Sie in die Hände einer Spezialistin oder eines Spezialisten. Außerdem sollten Sie immer an einen Magenschutz denken, die Mittel nicht auf nüchternen Magen nehmen und ausreichend viel trinken. Sollten Sie regelmäßig die Maximaldosis erreichen, geht das natürlich auch nicht!

## Über den verantwortungsbewussten Umgang mit Schmerzmitteln

**Wer über einen längeren Zeitraum oder dauerhaft auf Schmerzmittel angewiesen ist, der sollte die folgenden Regeln im Umgang mit Analgetika beherzigen:**[13]

1. **Faustregel:** Bei jedem Schmerzmittel ist die geringste noch ausreichend wirksame Dosis anzustreben (siehe Punkt 2), um die Nebenwirkungen so gering wie möglich zu halten.
2. Wenn Schmerzmittel genommen oder verordnet werden, dann bitte in einer **wirksamen Dosierung:** Also gegebenenfalls höher dosieren, falls es nicht ausreichend wirkt. Wirkt es zwar gut, aber nur sehr kurz, dann sollte die Dosis gesteigert werden, ohne jedoch die erlaubte Höchstmenge zu übersteigen. Ein Beispiel: Wenn Ibuprofen 400 nur kurzzeitig wirkt, können 600 oder 800 Milligramm versucht werden. Ein Medikament, das acht Stunden braucht, um vom Körper wieder abgebaut zu werden, sollte maximal dreimal täglich genommen werden.
3. **Bei Unwirksamkeit des Schmerzmittels muss die Therapie angepasst werden:** Wechsel zu einem anderen Präparat oder einer anderen Substanzgruppe oder auch Kombination. Das ist wichtig! Ich erlebe immer wieder Patientinnen, die trotz unzureichender Wirkung weiterhin an ihrem Schmerzmittel festhalten, davon dann aber Unmengen einnehmen. Das kann schwerwiegende Folgen haben – insbesondere für die Nieren.
4. **Die therapeutische Einnahme von Schmerzmitteln muss dauerhaft überwacht werden.** Das sagt sich so leicht, zumal sich kaum eine Ärztin/ein Arzt für die Schmerzmittelverordnung und Beratung verantwortlich fühlt. Mein Rat: Notieren Sie sich zu Ihrem eigenen Schutz die Namen und die Dosierungen der Schmerzmittel, die Sie nehmen. Ärztinnen und Ärzte sollten sich verantwortlich fühlen für die Schmerzen ihrer Patientinnen und deren Behandlung: Das gehört zur Basisversorgung.

Wenn Sie bemerken, dass Sie immer höhere Dosen nehmen müssen oder die Schmerzmittel gar nicht mehr wirken, sprechen Sie bitte mit Ihrer Ärztin oder Ihrem Arzt! Wichtig ist auch der Zeitpunkt, zu dem das Schmerzmittel eingenommen wird. Es ist überhaupt nicht gut, so lange zu warten, bis die Schmerzen sehr stark geworden sind.

Denn dann muss man das Schmerzmittel höher dosieren, damit die Schmerzen sich wieder beherrschen lassen. Der Grund: Durch das lange Zuwarten können noch weitere Mechanismen wie Stress und Muskelverkrampfung dazukommen.
Ganz konkret empfehle ich an den kritischen Tagen die frühzeitige Einnahme der geringsten wirksamen Dosis – und zwar regelmäßig: also zum Beispiel 400 Milligramm Ibuprofen dreimal täglich. Wenn das nicht ausreicht, 600 Milligramm. Das dann aber bitte mit der Ärztin oder dem Arzt absprechen.
Was ist los, wenn 2 400 Milligramm Ibuprofen und mehr nicht mehr wirken? Dann sind neben der lokal entzündlichen Reaktion, also der Freisetzung von Schmerzbotenstoffen (Prostaglandinen) andere Mechanismen dazugekommen, die die Schmerzen beeinflussen: neurogene Inflammation, zentrale Sensitivierung, viszerale Schmerzen und so weiter. Ibuprofen und Naproxen beeinflussen die Prostaglandin-Freisetzung – das ist zwar eine **wichtige,** aber eben nur **eine** Komponente der Schmerzentstehung.
**ACHTUNG:** Naproxen hat mit zwölf Stunden eine relativ lange Wirkdauer, braucht also lange, ehe es wieder abgebaut wird. Daher dürfen nicht zu viele Tabletten hintereinander genommen werden.
Es ist also viel Eigenverantwortung gefragt, um bei der Selbstmedikation die richtige Balance zu finden. Eigentlich würde ich mir wünschen, dass hier auch die Gynäkologinnen und Gynäkologen mehr Verantwortung übernehmen. Denn wer bitte soll sonst dafür mitverantwortlich sein und das begleiten?

## Metamizol und Flupirtin

Metamizol ist vielen ein Begriff als Medikament gegen starke Schmerzen, Fieber und Krämpfe. Es gehört **nicht** in die Gruppe der nichtsteroidalen Antirheumatika, sondern hat einen anderen Wirkmechanismus, weshalb sich auch eine Kombination anbietet, wenn beispielsweise Ibuprofen allein nicht ausreichend ist. Metamizol wirkt auf spinaler und zentraler Ebene antinozizeptiv – also gar nicht an den Läsionen selbst. Außerdem hat es eine muskelentkrampfende (spasmolytische) Wirkung. Besonders wenn die glatte Muskulatur der Gebärmutter, aber auch anderer Organe wie Darm oder Blase verkrampft, führt das zu sehr starken Schmerzen, wie etwa Wehenschmerzen oder Kolikschmerzen bei Gallen- oder Nierensteinen. Metamizol kann die Verkrampfung lösen, sodass sich das Muskelgewebe wieder entspannt. Auch die Nebenwirkungen sind recht überschaubar: Selten kommt es zu allergischen Reaktionen. Patientinnen mit Histaminintoleranz vertragen Metamizol oft nicht. Ausgesprochen selten kann es zu Agranulozytose kommen, einer starken Verminderung der Granulozyten, bestimmter weißer Blutkörperchen (in 1:3 000–5 000 Fällen), die sich aber meist sofort wieder bessert, sobald das Medikament abgesetzt und eine Gegentherapie eingeleitet wird.

Ein Medikament, das ebenfalls **nicht** in die Gruppe der nichtsteroidalen Antirheumatika gehört, ist Flupirtin. Es handelt sich um ein mittelstarkes, nicht-opioides Schmerzmittel, das sowohl schmerzstillend als auch muskelentspannend wirkt. Jedoch ist es weit weniger bekannt und es gibt auch nur wenige wissenschaftliche Studien dazu. Der Arzneistoff sorgt nicht für die Hemmung der Prostaglandin-Synthese, sondern wirkt zentral über eine selektive Beeinflussung der neuronalen Kaliumkanäle (der Kaliumausstrom stabilisiert dann die Membran). Es kommt indirekt zu einer Hemmung von NMDA-Rezeptoren, sodass die Membranen der Nerven nicht erregbar sind. Dadurch kann das Schmerzsignal nicht weitergeleitet werden.
Der Vorteil von Flupirtin: Es führt nicht zur Freisetzung von Histamin und ist somit auch für Frauen eine potenzielle Möglichkeit, die eine **Histaminintoleranz** haben und die anderen Medikamente nicht nehmen können.

## Opiate

Zum Schluss noch ein Wort zu Opiaten. Manche Frauen, die wegen ihrer Schmerzen ein jahrelanges Martyrium hinter sich haben, fragen mich danach. Bevor man jedoch darüber nachdenken kann, müssen alle Komponenten der Erkrankung fachgerecht beurteilt worden sein. Die Gabe von Opiaten sollte so weit wie möglich vermieden werden. Ansonsten sollten diese Wirkstoffe tatsächlich Schmerztherapeuten vorbehalten bleiben. Idealerweise sollte ein interdisziplinäres Team über die Behandlung mit entscheiden.
Alle Opiate machen potenziell abhängig, weshalb wirklich Vorsicht geboten ist. In einigen Fällen (etwa bei Nervenschmerzen) kann es sinnvoll sein, das Arzneimittel Tramal® retard aus der Gruppe der Opioide zu versuchen.

# Medikamente, die die Wirkung von Schmerzmitteln unterstützen

**Es gibt gut wirksame Medikamente, die nicht zu den Schmerzmitteln im eigentlichen Sinne gehören, die aber sehr wichtig sind und die Wirkung der Schmerzmittel unterstützen und somit zur Schmerzlinderung beitragen: Koanalgetika.**

## Koanalgetika (Buscopan, Antidepressiva)

Viele Endometriose-Patientinnen haben mit Buscopan bereits ihre Erfahrungen gemacht, wenn sie zu uns kommen: Manche kommen damit auch super zurecht, andere sagen, das hilft gar nicht. Ist auch kein Wunder, denn es ist kein Schmerzmittel im eigent-

lichen Sinne. Dass es trotzdem gut ist, liegt daran, dass es spasmolytisch wirkt: Es macht die glatten Muskeln wieder locker und entspannt. In Kombination mit einem Schmerzmittel ist es ideal, denn es wirkt ergänzend, ohne mit anderen Schmerzmitteln zu interagieren. Allerdings wird es bei oraler Gabe kaum vom Körper aufgenommen. Ideal wäre die Infusion, die man zu Hause jedoch nicht durchführen kann, daher ist hier das Zäpfchen (für den Po) das Mittel der Wahl: Buscopan plus Suppositorien (in Kombination mit Paracetamol) gibt es rezeptfrei in der Apotheke und wird zur Nacht genommen.
**Klassische trizyklische Antidepressiva** sind analgetisch wirksam und werden daher auch zu den Koanalgetika gerechnet. Der Ansatzpunkt der Antidepressiva ist zentral: So werden aufsteigende Schmerzimpulse gehemmt und die Schmerzsignale im Rückenmark durch Verstärkung der schmerzhemmenden absteigenden Systeme abgeschwächt. **Antidepressiva** werden bei Endometriose-Patientinnen nicht zur Behandlung einer Depression, sondern in der Schmerztherapie eingesetzt. Sie können sehr gut helfen. Viele Frauen sind zunächst irritiert, vor allem auch, weil im Beipackzettel nichts von dieser Indikation steht. Für die Schmerztherapie werden die Antidepressiva sehr niedrig dosiert: zehn bis 50 Prozent der Normaldosis. Zudem wird die Dosis ganz langsam gesteigert. Die schmerzlindernde Wirkung setzt mit einer zeitlichen Verzögerung von einigen Tagen bis zu zwei Wochen ein, meist schwächen sich dann auch die Nebenwirkungen ab. Manche Antidepressiva, zum Beispiel Amitriptylin®, fördern zudem den Schlaf, andere sind stimmungsaufhellend. Schlaffördernde Medikamente sollten selbstverständlich vor dem Zubettgehen genommen werden.

GUTER SCHLAF IST SCHMERZLINDERND: WER ÜBERMÜDET UND ÜBERREIZT IST, SPÜRT SCHMERZEN VIEL STÄRKER!

## Hanf als Arzneimittel – medizinisches Cannabis

Nachdem die Hanfpflanze (Cannabis) jahrzehntelang als Grundlage von Rauschmitteln wie Marihuana und Haschisch unter Generalverdacht stand, finden Cannabinoide in pharmazeutischer Qualität inzwischen zunehmend Anwendung in der Medizin unter anderem bei chronischen und neuropathischen Schmerzen und Spastiken.
In Marihuana und Haschisch ist der Anteil des psychoaktiven Tetrahydrocannabinol (THC) relativ hoch, daher auch die berauschende Wirkung, denn THC ist eine psychoaktive, high machende Substanz, die zu Glücksgefühlen, Euphorie und einem erhöhten Puls führt. CBD-Öl (Cannabidiol) ist ein Extrakt, welcher aus den Blüten und blütennahen Blättern des Hanfs hergestellt wird. Im Gegensatz zu THC wirkt CBD weder psychoaktiv noch berauschend, sondern beruhigend, entkrampfend, entzündungshemmend

und schmerzstillend. Es ist in Deutschland und der Europäischen Union frei verkäuflich. THC kann nur über einen Antrag, den man mit dem Schmerztherapeuten stellen muss, verschrieben werden. Therapieresistente Schmerzen gelten als mögliche Indikation.

Frei verkäuflich ist CBD-Öl in der Europäischen Union in Dosierungen von zwei bis zehn Prozent. Viele Frauen berichten, dass ihnen die Einnahme sehr guttut, doch leider ist das Öl teuer und muss selbst bezahlt werden. Die Kassen übernehmen die Kosten nicht. In den Niederlanden gibt es ein THC/CBD-Öl, das man auch selbst herstellen kann (siehe Anhang). Leider hat CBD eine nicht so optimale Bioverfügbarkeit, weil es zum größten Teil in der Leber abgebaut wird, sodass nur maximal 20 Prozent des aufgenommenen Wirkstoffs im Blut und am »Ort des Problems« ankommen.

Ein Vaginalzäpfchen der US-amerikanischen Firma Foria enthält 60 Milligramm THC und zehn Milligramm CBD. Bisher sind diese Zäpfchen jedoch nur in den USA (in Kalifornien und Colorado) erhältlich, wo Cannabis frei verkäuflich ist. Die amerikanische Arzneimittelbehörde FDA plant, in absehbarer Zeit Cannabis-Tampons zuzulassen, weshalb an der Harvard Medical School eine Studie läuft, an der 400 Frauen teilnehmen. Dabei wird der Tampon über mehrere Monate getestet und seine Wirkung dokumentiert. Die Studie ist noch nicht veröffentlicht. Cannabis-Tampons lassen sich selbst herstellen (siehe Anhang).

Eine australische Online-Umfrage unter Endometriose-Patientinnen, die sich gegen ihre Schmerzen mit verschiedenen Cannabinoiden versorgen, ergab eine hohe Akzeptanz und signifikante Verbesserung des Schmerzerlebens.[14] Randomisiert kontrollierte Studien dazu stehen aber noch aus.

Ein weiterer natürlicher Ligand des Endocannabinoid-Systems ist Palmitoylethanolamid (PEA), eine endogene Fettsäure, die an den Cannabinoidrezeptor andockt und eine hohe antientzündliche Wirkung hat. In Studien konnte eine Schmerzreduktion bei Patientinnen mit Endometriose nachgewiesen werden.[15]

Bei neuropathischen Schmerzen haben sich Tetrahydrocannabinol (THC) und Cannabidiol (CB) bereits bewährt.[16]

Insgesamt werden Cannabinoide aber noch eher zurückhaltend und nur bei Therapieversagen anderer Wirkstoffe gegeben. Ihr Hauptnutzen liegt im Bereich chronischer Schmerzen und weniger im Akutschmerz.

## Bioverfügbarkeit

Die Bioverfügbarkeit gibt an, wie schnell und in welchem Umfang ein Wirk- oder Arzneistoff über den systemischen Kreislauf des Körpers aufgenommen wird und am Ort, an dem er wirken soll, zur Verfügung steht.

## Das Endocannabinoid-System

Cannabinoide verändern das Schmerzempfinden. Die Erforschung dieser Wirkstoffe der Cannabispflanze hat zur Entdeckung des Endocannabinoid-Systems im menschlichen Organismus geführt. Cannabinoide sind Botenstoffe des CB-1-Rezeptors und CB-2-Rezeptors dieses Systems, das an vielfältigen neuronalen Prozessen beteiligt ist und beispielsweise einen der wichtigsten Akteure der Schmerzwahrnehmung hemmt: den TRPV-1-Rezeptor. Das heißt, durch Cannabinoide kommt es zur zentralen Hemmung der Schmerzweiterleitung und zur Hemmung der Aktivierung von Schmerzrezeptoren an den Nozizeptoren. CB-1-Rezeptoren sind in vielen neuronalen Strukturen vorhanden, CB-2-Rezeptoren auch in vielen immunaktiven Zellen. Dort erhöhen sie speziell die Freisetzung von Transmittern, die für die Neuroplastizität wichtig sind.[17]

## Antiepileptika

Auch **Antikonvulsiva** können für die Behandlung von Schmerzen, die von Endometriose herrühren, eingesetzt werden. Diese Anti-Krampf-Medikamente wurden ursprünglich für die Behandlung des zentralen Krampfleidens Epilepsie entwickelt. Dass sie auch bei neuropathischen Schmerzen helfen, ist zufällig entdeckt worden.
**Neuropathische Schmerzen** sind Schmerzen, die durch die Nervenfasern selbst ausgelöst werden, weil etwas auf sie drückt oder beispielsweise Endometriose-Herde in sie hineinwachsen (infiltrieren), weil Umgebungsreaktionen sie reizen, sich Narben bilden und die Nerven einengen (etwa nach Operationen) oder weil Nerven selbst verletzt wurden. So hat man festgestellt, dass Antikonvulsiva in der Lage sind, die sogenannten Phantomschmerzen bei Patienten nach einer Amputation abzuschwächen. Deshalb wissen wir, dass sie nicht nur die Impulsrate, sondern auch die Nervenschmerzen hemmen. Nervenschmerzen werden als brennende Schmerzen beschrieben, die häufig komplett azyklisch auftreten – und daher meist nicht auf eine Hormontherapie ansprechen. Dennoch kann durchaus auch eine zyklische Komponente oder Verstärkung beobachtet werden. In diesen Fällen kommen dann auch wieder Hormontherapien infrage. Bei Endometriose kommen die beiden Präparate Gabapentin® und Pregabalin® zum Einsatz. **Achtung:** Bei beiden Medikamenten bestehen Wechselwirkungen mit Alkohol und Beruhigungsmitteln. Dennoch sind beide gut verträglich, jedoch sollte man nach der Einnahme seine Fahrtüchtigkeit prüfen.

Die Dosierung der Antikonvulsiva wird ganz langsam (einschleichend) gesteigert, damit sich der Körper gut anpassen kann und die Nebenwirkungen gering bleiben. Wir haben schon bei einer Reihe von Patientinnen sehr gute Erfahrungen gemacht.

Neuropathische Schmerzen verkomplizieren die Gesamtsituation definitiv. Viele Frauen haben die Vorstellung, dass »da was sein muss, was man vielleicht wegoperieren kann, und dann ist wieder alles gut«. Das ist aber leider oft nicht so, im Gegenteil: Ich persönlich halte es für absolut gefährlich, zum Beispiel das Schamgeflecht **(Plexus sacralis)** zu operieren, wenn da keine Endometriose ist. Es kann nämlich auch allein durch den chirurgischen Eingriff, dem Öffnen der Räume, in dem der Plexus eingehüllt ist, zur Narbenbildung kommen, die anschließend gar nicht mehr beherrscht werden kann, denn **in diesem Bereich kann man genau einmal operieren und dann nie wieder.** Stimmt hier die Indikation nicht, hat man nach einer OP manchmal viel mehr Probleme als vorher.

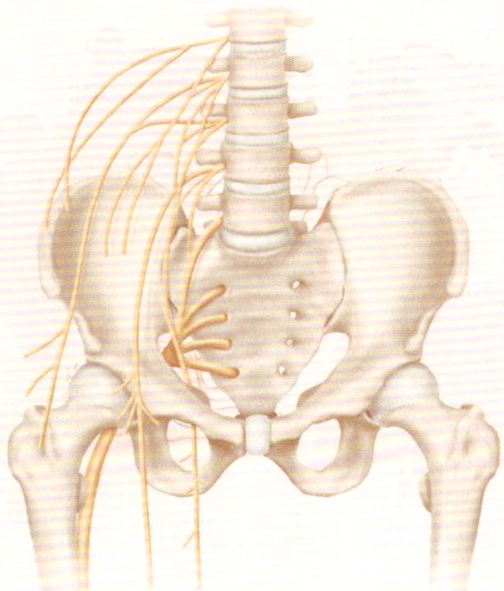

Darstellung der Nervenaustritte aus dem Rückenmark, der sogenannten Lumbosacralwurzel. Hier formieren sich dann die peripheren Nerven.

Endometriose an Nerven ist in der Regel sichtbar: Das sind dann Knoten, die auch im MRT zu sehen sind oder ertastet werden können, und keine mikroskopisch kleinen Endometriose-Läsionen. Das Endometriose-Zentrum der Charité hat eine der weltweit größten Fallserien mit dem Befund »sakrale Endometriose« publiziert: Allesamt große Befunde, bei denen es im Rahmen einer TIE auch zur Infiltration des Plexus sacralis gekommen ist.[18]

## Nervenschmerzen behandeln

**Neuropathische Schmerzen sind extrem belastend und schwer zu behandeln. Die Therapie ist nicht einfach und sollte unbedingt auf vielfältige Art und Weise erfolgen, das heißt auch medikamentös und in Kombination mit komplementären Behandlungen, etwa mit Entspannungstechniken oder Osteopathie. Vorsicht mit Operationen kann ich nur sagen. Sie sollten, wenn überhaupt, dann nur von ausgewiesenen Experten durchgeführt werden und können, wenn die Indikation nicht stimmt, mehr schaden als nützen.**

## Neurostimulatoren

Zu den ganz neuen Therapieansätzen gehört die Implantation von Neurostimulatoren – wenn bei einer Patientin sonst gar nichts hilft. Dabei werden Elektroden an die Nerven angelegt, die dann die Impulsgebung regulieren und damit die unkoordinierte Impulsgebung aufheben. Das ist aber ein komplexes und aufwendiges Verfahren, das nicht so ohne Weiteres verschrieben werden kann. Dazu gehören viele Therapieversuche über eine lange Zeit. Zudem muss die Übernahme der Kosten von den gesetzlichen Krankenkassen bewilligt werden.

Auch mithilfe der Neuraltherapie können Schmerzen gemildert und Entzündungen verringert werden. Dazu wird ein lokales Betäubungsmittel gespritzt, das die Reizleitungen des vegetativen Nervensystems beeinflusst. Daher ist beim Verdacht auf neuropathische Schmerzen differenzialdiagnostisch auch eine lokale Blockade von bestimmten Nerven mittels einer lokalen Betäubung durchaus sinnvoll, um herauszufinden, ob diese das Problem verursachen. So kann etwa der Schamnerv (Nervus pudendus) selektiv von der Scheide aus blockiert werden. Der Schamnerv entspringt dem Schamgeflecht (Plexus sacralis) in der Tiefe des Beckens und führt seitlich an der Scheide vorbei zum Damm und den Schamlippen. Er neigt zur **Pudendusneuralgie,** die typischerweise einseitig brennende Schmerzen macht. Hat die Patientin nach der selektiven Blockade Ruhe, ist bewiesen, dass es sich um Nervenschmerzen handelte. Allgemein sind neuropathische Schmerzen eher einseitig als beidseitig. Das ist eine wichtige Differenzialdiagnose, denn eine Pudendusneuralgie kann man natürlich auch nach Nicht-Endometrioseoperationen bekommen oder nach einem Sturz (Trauma).

Neuraltherapeutisch kann die wiederholte Injektion von zwei Prozent Procain in die Nähe des Nervs versucht werden. Meist hält der Effekt jedoch nur wenige Tagen an und muss wöchentlich wiederholt werden, was jedoch auch mit erhöhter Infektionsgefahr einhergeht. Eine Kombination mit Cortison kann den Effekt verlängern.

Alternativ kann **Botulinumtoxin,** kurz Botox, gespritzt werden. Myofasziale Beckenschmerzen sind eher diffus und beschränken sich nicht nur auf den Nerv. Daher kann auch überlegt werden, das Botulinumtoxin in die myofaszialen Triggerpunkte zu applizieren. Das neurotoxische Protein unterbindet die Freisetzung von Acetylcholin aus dem präsynaptischen Spalt, was zu einer neuromuskulären Blockade führt, das heißt, die quergestreifte und glatte Muskulatur wird sozusagen gelähmt. Dadurch nehmen der lokale Muskeltonus und der Druck auf die Nervenschmerzen ab, nimmt man doch an, dass die übersteigerte Muskelaktivität bei der Schmerzentwicklung eine große Rolle spielt. Man vermutet aber auch eine retrograde Aufnahme des Toxins in die Nervenbahnen mit einem antinozizeptiven Effekt. Hierbei handelt es sich also wieder um eine Off-Label-Anwendung.

## Neuraltherapie

Die Neuraltherapie gehört in den Bereich der Komplementärmedizin und ist eine alternative Methode zur Behandlung chronischer Schmerzen, die jedoch wissenschaftlich nicht ausreichend untersucht und anerkannt ist. Daher werden die Kosten für diese Therapieform von den gesetzlichen Krankenkassen nicht übernommen. Eine neuraltherapeutische Behandlung sollte immer durch eine speziell ausgebildete Person erfolgen – ich empfehle, das nur von einer Schmerztherapeutin machen zu lassen oder von einem diesbezüglich erfahrenen Gynäkologen, der beispielsweise auch eine Pudendusblockade durchführen kann, bei der in Beckennähe auf beiden Seiten der Scheide Injektionen gesetzt werden, die den Schmerz im Bereich des Nervus pudendus ausschalten.

Grundsätzlich wird der Patientin über verschiedene Applikationswege zweiprozentiges Procain, ein Lokalanästhetikum, verabreicht: Es kann zum Beispiel zur oberflächlichen Narbenbehandlung in die Haut (subkutan) injiziert werden, aber auch in tiefer gelegene Nerven. Man kann das Procain auch als Infusion oder lokal in die Blase geben (bei schmerzhaftem Blasensyndrom).

So soll über die Blockade der Natriumkanäle nicht nur der Schmerz ausgeschaltet, sondern auch ein antientzündlicher Effekt erzielt werden. Die Methode ist umstritten, wir haben an der Charité jedoch ganz gute Erfahrungen damit gemacht. Allerdings gibt es wie so oft keine Studien, sondern nur Fallserien, und diese sind ohne randomisierte kontrollierte Studien in ihrer Aussagekraft beschränkt. Beweisend wären randomisierte Studien mit Patientengruppen, die alle die gleichen Voraussetzungen erfüllen, was bei Schmerzen und Endometriose eine extreme Herausforderung ist, denn keine Situation gleicht der anderen. Außerdem müsste es eine Kontrollgruppe geben, die mit Placebos behandelt wird, denn der Placebo-Effekt ist nicht zu unterschätzen. Kein Wunder also, dass es diese Studie noch nicht gibt.

# PRAKTISCHES VORGEHEN ANHAND TYPISCHER BEFUNDE

**Die praktische Vorgehensweise bei häufig vorkommenden Befunden und Problemen erkläre ich nun anhand typischer Konstellationen. Dabei gehe ich auf die Therapien – hormonelle Therapie, OP-Indikationen und weitere Maßnahmen – ein und zeige auf, was zu tun ist.**

Da die unterschiedlichen Möglichkeiten der Hormontherapie in Kapitel 5 ausführlich beschrieben sind, gebe ich hier nur kurze Hinweise. Außerdem werde ich erklären, was im Falle eines Kinderwunsches zu beachten ist. Nachdem die Anamnese, der körperliche Untersuchungsbefund, Tast- und Ultraschalluntersuchungen durchgeführt worden sind, können folgende Situationen vorliegen:

- Endometriose-Patientin ohne Organdestruktion
- Sehr junge Patientin unter 18 Jahren (Endometriose in der Adoleszenz)
- Patientin mit Endometriomen, Verwachsungen und Verklebungen (Adhäsionen) ohne tief infiltrierende Endometriose (TIE)
- Patientin mit Organdestruktion, also tief infiltrierender Endometriose (TIE), die Darm, Blase, Harnleiter oder Bauchdecke betreffen
- Chronische Schmerzpatientin (unabhängig vom Stadium)

# Die Patientin ohne Organdestruktion

**Bei Adenomyose und bei Endometriose-Herden im Bauchfell (rASRM I–II) handelt es sich um die häufigsten Formen der Endometriose, jedoch leider auch um die, die meist lange nicht erkannt werden.**

Der Grund: Die betroffenen Frauen haben »nur« Schmerzen, ohne dass wir Ärzte besondere Befunde in den bildgebenden Diagnoseverfahren sehen können. Diese »unsichtbare« Endometriose kann nur laparoskopisch, also mittels Bauchspiegelung diagnostiziert werden. Gerade solche Patientinnen müssen unbedingt ernst genommen werden. Hier ist eine gründliche Anamnese erforderlich (siehe Seite 79–83). Viele der betroffenen Frauen haben schon seit ihrer ersten Regelblutung starke Beschwerden. Durch die häufig unbehandelten oder nicht richtig behandelten Schmerzen kommt es nicht selten zu entsprechenden Sensitivierungsprozessen und Chronifizierung von Schmerzen (siehe Seite 56–65). Im Schnitt sind die Patientinnen bei der Diagnosestellung 20 bis 30 Jahre alt, haben meist noch keine Kinder, jedoch einen prospektiven Kinderwunsch in zwei bis fünf Jahren.

## Anamnese und gynäkologische Untersuchung

Die Anamnese ergibt eine primäre Dysmenorrhoe, auch stark einschränkend bis hin zur Bettlägerigkeit, anlagetikapflichtig, oft zunehmend therapieresistent, es müssen also immer mehr Schmerzmittel genommen werden. Meist haben die Patientinnen zeitweilig die kombinierte Pille (KOK) genommen, zyklisch also mit Pillenpause (21/7), was zu schmerzhaften Abbruchblutungen geführt hat. Da das also unbefriedigend ist, setzen viele betroffene Frauen die Pille daraufhin wieder ab. Die Folge: Die Regelschmerzen nehmen teilweise so stark zu, dass sie kaum noch auszuhalten sind. Manchmal haben die Frauen auch zyklische Unterbauchschmerzen vor der Blutung, zum Teil mit Dysurie, Dyschezie oder Dyspareunie, aber nicht immer. Einige Patientinnen haben so starke Schmerzen – auch Beckenschmerzen –, dass sie mehrere Tage das Bett hüten müssen.

Bei der gynäkologischen Untersuchung und im Ultraschall zeigt die Gebärmutter dezent-deutliche Zeichen der Adenomyose (siehe Seite 9 f. und 13–15), die restlichen Organe sind aber frei, also Douglas frei, Beweglichkeit der Organe Darm/Gebärmutter gegeben, Septum und Darmwand frei, Blase abschiebbar, Eierstöcke abschiebbar und in typischer Lokalisation, ohne Zysten.

Konzentrieren sich die Schmerzen sehr stark auf die Blutungstage, kann die Gebärmutter führend sein – ein deutlicher Hinweis auf Adenomyose. Haben die Frauen vor der Blutung auch zyklische Unterbauchschmerzen, können eventuell zudem Bauchfellherde vorliegen. Liegen starke Schmerzen im Becken und Beckenboden vor, zum Beispiel bei der Tastuntersuchung, so deutet dies außerdem auf eine zentrale Sensitivierung hin (spinale Hyperalgesie mit Beckenbodendysfunktion).

## Therapie ohne Kinderwunsch

Möchte die Patientin in naher Zukunft nicht schwanger werden, ist es sinnvoll, mit einer Hormontherapie zu starten. Natürlich ist die Nonstop-Einnahme von oralen Kontrazeptiva eine Möglichkeit, allerdings sind östrogenfreie Progesteronmonotherapien (POP) zu bevorzugen. Ist eine Patientin aufgrund der therapeutischen Amenorrhoe (das ist Voraussetzung) dann wieder völlig beschwerdefrei, hat sie also keine Blutung und keine Schmerzen mehr, kann diese Behandlung fortgesetzt werden, bis der Kinderwunsch aktuell wird. Es kann bis zu sechs Monate dauern, bis die Blutungsfreiheit einsetzt – also bitte nicht vorher aufgeben und die POP jeden Tag zur selben Zeit einnehmen. Die Blutungsfreiheit sollte unbedingt erreicht werden, ansonsten ist die Therapie anzupassen (Optimierung der Hormontherapie, gegebenenfalls Präparatewechsel). Auch wenn sich zwar die Schmerzsituation bessert, jedoch die Nebenwirkungen anschließend im Vordergrund stehen, muss die Hormontherapie angepasst werden.

Alternativ könnte eine Patientin zunächst auch versuchen, allein mit komplementärmedizinischen Methoden die Schmerzen in den Griff zu bekommen. Der Grund für die Schmerzverstärkung ist oft die spinale Hyperalgesie (siehe Seite 62–65), weshalb parallel dazu unbedingt eine adäquate multimodale Schmerztherapie eingeleitet werden muss. Dazu gehören intensive Beckenbodenübungen, Yoga, Osteopathie und auch eine konsequent antientzündliche Ernährung. Wenn die Patientin die Schmerzen auf diese Weise in den Griff bekommt, ist das wunderbar.

Sollten die Schmerzen jedoch weiterhin bestehen bleiben oder sich verstärken, dann überwiegen die Nachteile: Am Ende sind die betroffenen Frauen zwei Wochen im Monat mit den Schmerzen beschäftigt und die Endometriose beziehungsweise Adenomyose ist zu aktiv. Mithilfe einer Hormontherapie kann in den meisten Fällen nämlich auch ein Fortschreiten (Progress) der Erkrankung gestoppt werden, weil der Zyklus pausiert und damit die Hormonschwankungen ausbleiben. Gerade auch im Hinblick auf eine spätere Schwangerschaft ist es wünschenswert, dass die Situation stabil bleibt, sich die Endometriose also nicht verschlimmert.

Die meisten Endometriose-Patientinnen sagen, dass es ihnen wesentlich besser geht, wenn sie die ergänzenden, komplementärmedizinischen Maßnahmen konsequent und regelmäßig durchführen. Aber viele Frauen kommen auch allein mit der Hormontherapie gut zurecht, sofern diese eingeleitet wird, bevor es zur zentralen

## Maßgeschneidertes Wellness-Programm

**Endometriose-Patientinnen, die eine Hormontherapie machen, sollten auch komplementäre Maßnahmen in ihren Alltag integrieren: Bei dieser chronischen Erkrankung ist die Anpassung des Lebensstils unbedingt sinnvoll. Finden Sie heraus, was Ihnen persönlich wirklich guttut, und kreieren Sie Ihr eigenes Wellness-Programm. Wichtig ist, dass Sie Lust auf die Übungen, Rezepte und Behandlungen haben und Sie diese gut in Ihren Alltag einbauen können. Es nützt leider wenig, wenn Sie nur halbherzig bei der Sache sind. Wenn Sie aber Ihre Lebensumstände an Ihre Krankheit anpassen, können Sie sich ganz viel Lebensqualität zurückerobern!**

Schmerzsensitivierung kommt und der Beckenboden mit betroffen ist. Denn ist das einmal geschehen, ist das Schmerzgedächtnis programmiert. Die Folge: Ab jetzt wird die Patientin auch bei kleineren Querelen, wie etwa einer funktionellen Zyste, schmerzempfindlicher reagieren, weil das Schmerzgedächtnis die Signale anders bearbeitet (siehe Seite 63–65).

Doch auch wenn die Patientin ihren Therapieweg erfolgreich verfolgt, bedeutet dies nicht, dass nie wieder geschaut werden soll, wie der Status der Genitalorgane ist. Wenn die Diagnose »Verdacht auf Endometriose/Adenomyose« einmal gestellt wurde, muss regelmäßig überprüft werden, ob die Befunde stabil bleiben: Es ist nicht ausgeschlossen, dass sich die Endometriose weiterentwickelt, vor allem wenn eine Kombipille (KOK) zyklisch, also mit Pause, genommen wird. Regelmäßige Kontrolluntersuchungen sind also zwingend erforderlich.

## Bauchspiegelung zur Diagnosesicherung?

Natürlich könnte sich eine Patientin auch jetzt schon für eine Laparoskopie entscheiden, um einfach sicherzugehen – so wie es auch oft empfohlen wird. Manche wünschen sich Klarheit, bevor sie Hormone nehmen. Ich kann das zwar verstehen, und mache das auf Wunsch der Patientin auch, bin aber eher dagegen: Wir können heute aufgrund der nichtinvasiven Diagnosemöglichkeiten ziemlich sicher herausfinden, was los ist (siehe Abbildung Seite 90), und so auch schwere Endometriose ausschließen und die Therapie einleiten. Bei sehr jungen Frauen ist in diesem Stadium oft noch gar keine Bauchfellendometriose sichtbar, weil die Adenomyose noch führt.

Deshalb kann es nach einer Laparoskopie zum Urteil »negativ« kommen, Bauchfellherde werden ausgeschlossen und die Frau wird mit der Aussage, dass sie »ja gar nichts hat«, nach Hause geschickt. Natürlich bleiben die Beschwerden bestehen, niemand kann sich erklären, warum, und eine adäquate Behandlung findet nicht statt. Nicht selten werden diese Frauen dann wegen ihrer Beschwerden mehrfach operiert, bis endlich irgendwann die Diagnose Endometriose gestellt werden kann.
Sollte sich aber bereits nach der ersten Operation herausstellen, dass Endometriose vorliegt, lautet die Empfehlung ebenfalls Hormontherapie.

## Wann operieren?

**Für eine Laparoskopie spricht, wenn trotz Hormontherapie mit Blutungsfreiheit und dem Verdacht auf Endometriose Schmerzen bestehen – meist unregelmäßige Unterbauchschmerzen. Wenn operiert wird, dann bitte immer mit einem klaren Konzept und unter Berücksichtigung der Familienplanung. Wenn sich also die Beschwerden nicht bessern, ein unerfüllter Kinderwunsch besteht oder Hormone wegen der Nebenwirkungen oder Unverträglichkeiten nicht genommen werden können, ist die Bauchspiegelung eines unserer wichtigsten Instrumente.**

**Wann ist eine Operation sinnvoll?** Das Einzige, was für eine Laparoskopie spricht, sind Schmerzen, die selbst unter einer effizienten Hormontherapie (egal, ob KOK oder POP) weiterbestehen. Denn wenn die Patientin trotz einer therapeutischen Amenorrhoe weiterhin Schmerzen hat, meist azyklische Unterbauchschmerzen, dann ist zu über 90 Prozent auch eine **Bauchfellendometriose** mit im Spiel – zusätzlich zur Adenomyose, die nicht wegoperiert werden kann, da sie ja die Gebärmutterwand betrifft.
Bei einer Bauchfellendometriose ist eine Laparoskopie nicht nur zur Diagnosesicherung sinnvoll, sondern auch als Therapie. Wenn die Patientin trotz Hormontherapie Schmerzen hat, können wir ihr mit der Entfernung der Bauchfellherde wirklich helfen. Haben wir die Hormontherapie vorher jedoch nicht ausprobiert, können wir gar nicht wissen, wo die Schmerzen herrühren – von der Gebärmutter oder von den Bauchfellherden. Dann ist der Erfolg der OP unsicher. Übrigens: Schon allein wegen der Rezidivprophylaxe (siehe Seite 102–105) wird auch nach einer Operation zur hormonellen Therapie geraten, solange kein Kinderwunsch besteht. Also egal, wie, die Hormone bleiben ein Begleiter bei dieser Erkrankung. All dies spricht dafür, operative Eingriffe so gering wie möglich zu halten.

## Bei Kinderwunsch – Kinderwunschtherapie

**Sollte die Patientin irgendwann ein Baby bekommen wollen, werden die Hormone einfach abgesetzt und die Familienplanung kann beginnen.**

Nehmen in dieser Situation die Beschwerden wieder zu, kann man eine Laparoskopie durchführen und gleichzeitig die Durchgängigkeitsprüfung der Eileiter machen. Sind die Beschwerden beherrschbar, dann ist jetzt der Zeitpunkt, um schwanger zu werden. Sollte jedoch innerhalb eines Jahres keine Schwangerschaft eintreten, wäre allerdings noch eine Laparoskopie sinnvoll: Jetzt liegt der Verdacht nahe, dass sich Bauchfellherde entwickelt haben, die durch entzündliche Reizung im Bauchraum Einfluss auf die Fertilität nehmen. Doch bleiben Sie gelassen: Bei vielen meiner Endometriose-Patientinnen kommt es zur Schwangerschaft und alles wird gut!

Vor allem das Jahr nach einer Endometriose-OP – nachdem alle Herde entfernt und Verklebungen gelöst wurden und die Tubendurchgängigkeit geprüft wurde – ist die ideale Zeit, um den Kinderwunsch in die Tat umzusetzen. Daraus folgt, dass gerade bei jungen Frauen, bei denen die Familienplanung noch nicht aktuell ist, ein operativer Eingriff so lange hinausgezögert werden sollte, bis der Kinderwunsch Thema ist. Zur OP-Planung gehört immer auch die Kinderwunschberatung – und da ist das Alter mit ausschlaggebend. Eventuell muss bei Frauen ab 35 Jahren die Familienplanung auch mal »sanft angeschoben« werden. Ehrlich gesagt, bin ich immer wieder ganz erstaunt, wenn mir eine Enddreißigerin in puncto Familienplanung ganz selbstverständlich erzählt: »Ja, natürlich, unbedingt, aber JETZT doch noch nicht …«

Den Bauchfellherden kann man bei der Operation auf zwei Arten zu Leibe rücken: durch die chirurgische Entfernung des Gewebes (Exzision) oder die Zerstörung mittels Strom (Verödung). Bei kleinen Herden, die absolut oberflächlich liegen und zu keiner ausgedehnten Entzündungsreaktion geführt haben, reicht sicherlich das Veröden. Dennoch bevorzugen viele Chirurginnen und Chirurgen die »richtige« Entfernung von Endometriose-Herden, wenn das Gewebe verändert aussieht:

## Keine Hormone vor der OP

**Es ist sehr, sehr wichtig, vor einer Laparoskopie die hormonelle Therapie auszusetzen. Vor der OP sollte mindestens eine eigene Menstruationsblutung erfolgt sein, besser noch zwei oder drei. Der Grund: Vor allem frühe Stadien der Bauchfellendometriose, sogenannte glasige Herde, sind unter einer hormonellen Downregulation nicht gut bis gar nicht sichtbar. Es kommt aber darauf an, dass der Operateur solche »Bläschen« erkennt, sonst kann er sie nicht entnehmen. Es hängt sowieso sehr von der Erfahrung des Operateurs ab, ob auch kleine Läsionen erkannt werden – und selbst erfahrene Medizinerinnen und Mediziner können falschliegen.**

Weil man nie sicher weiß, wie tief die Herde ins Gewebe eindringen, wie stark die Entzündungen drumherum sind, wie weit die Fibrosen (krankhafte Vermehrungen von Bindegewebe) darunter reichen. Vor allem wenn Herde über dem Harnleiter liegen, ist die Exzision sicherer, als mit Hitze zu nah am Harnleiter zu arbeiten und diesen eventuell zu gefährden. Wie lang die Operation dauern wird, hängt vom realen Befund ab: Was uns erwartet, erkennen wir Operateure erst, wenn wir im Bauch sind und sehen können, was tatsächlich los ist. Wir bevorzugen, alles innerhalb einer OP zu erledigen: Wenn wir operieren, dann erwarten wir auch Bauchfellherde und planen den Eingriff so, dass wir diese gleich entfernen können. Außerdem entfernen wir auch das entzündete und fibrotische Gewebe großzügig, weil sich auch dort Herde verstecken können.

An der Charité haben wir in einer aktuellen Beobachtungsstudie unsere postoperativen Ergebnisse ausgewertet und dokumentiert.[1] Hier die Ergebnisse:

1. Nahezu alle Patientinnen hatten Bauchfellherde, ganz so, wie wir es auch prognostiziert hatten.
2. Mit der Entfernung der Herde waren auch histologisch ausgedehnte Entzündungen und Fibrosen im Gewebe nachweisbar.
3. Die Schmerzverbesserung war signifikant: 25 Prozent der Patientinnen sind nach der OP schmerzfrei und 50 Prozent erleben eine Schmerzreduktion um 50 Prozent. Bei 25 Prozent der operierten Frauen handelt es sich um sogenannte Non-Responder, bei denen das chronische Schmerzsyndrom im Vordergrund steht oder die eine schwere Adenomyose haben. Diese Ergebnisse decken sich mit den Erfahrungen anderer Zentren weltweit.
4. In 63 Prozent der Fälle von Frauen mit unerfülltem Kinderwunsch ist nach der Operation eine Schwangerschaft eingetreten – sowohl auf natürlichem Wege als auch nach künstlicher Befruchtung.

**FAZIT:** Wenn Ihnen eine Operation (Laparoskopie) empfohlen wird, sollte man Sie gleichzeitig über Alternativen aufklären: Lassen Sie sich auch die konservativen Verfahren beziehungsweise komplementärmedizinischen Möglichkeiten erklären. Das Für und Wider einer Operation muss ausführlich besprochen werden: unter Einbeziehung ihrer aktuellen persönlichen Situation und ihrer Familienplanung. Wenn das nicht passiert und keine gemeinsame Planung stattfindet, dann wäre ich skeptisch, denn es gibt immer mehrere Wege. Wählen Sie für Ihre Operation unbedingt ein Endometriose-Zentrum mit entsprechender Expertise.

## Die sehr junge Patientin unter 18 Jahren

Je jünger die Patientinnen sind, desto häufiger steht die Archimetrose (siehe Seite 9) beziehungsweise die beginnende Adenomyose im Vordergrund (Endometriose in der Adoleszenz). Die Beschwerden reichen von zyklischen Unterbauchschmerzen und »Endobelly« (siehe Seite 196 f.) bis hin zu schwerer Dysmenorrhoe, oft begleitet von Übelkeit, Erbrechen, Kollapsneigung und Durchfall.

Wenn die jungen Frauen mehr als eine Schmerztablette täglich einnehmen müssen, wenn Buscopan® komplett wirkungslos bleibt, wenn der Schulbesuch aufgrund der Beschwerden unmöglich ist, ist es höchste Zeit, eine therapeutische Amenorrhoe einzuleiten (siehe Seite 28 und 111). In unserem Endometriose-Zentrum an der Charité behandeln wir aktuell mehr als 300 junge Mädchen, von denen einige wirklich schwer betroffen sind. Eine behutsame Untersuchung ist natürlich unerlässlich, zumal manche der jungen Frauen noch keine Erfahrung mit Frauenärztinnen oder Geschlechtsverkehr haben. Nichtsdestotrotz sollte die gynäkologische Untersuchung angeboten werden und der Ultraschall gegebenenfalls auch von rektal durchgeführt werden. Meist haben die jungen Frauen so einen hohen Leidensdruck, dass sie damit sehr reif umgehen und den Umfang der Untersuchung sehr gut selbstbestimmt mitgestalten können.

WÜNSCHENSWERT WÄRE EINE ALLGEMEINE AMBULANTE ENDOMETRIOSE-VORSORGE-UNTERSUCHUNG ZUR RISIKOEINSCHÄTZUNG.

Auch bei den sehr jungen Patientinnen ist ein multimodales, begleitendes Therapieprogramm absolut sinnvoll. Es ist sehr wichtig, die jungen Frauen besonders gut aufzuklären und zu beraten: Sie müssen wissen, wie ihr Zyklus funktioniert und WARUM eine Hormontherapie beziehungsweise eine therapeutische Amenorrhoe so wichtig ist. Ohne Therapie haben diese jungen Frauen ein sehr hohes Risiko, Endometriose zu entwickeln!

Ganz wichtig ist es, die betroffenen Mädchen ernst zu nehmen: Ganz klar, dass sie große Angst bekommen, wenn sie Schmerzen haben, die sie buchstäblich umhauen, und gleichzeitig zu hören kriegen, dass sie sich nicht so anstellen sollen, dass das normal sei, und dass alle Frauen da durch müssten. Nicht selten sind die jungen Frauen regelrecht froh, wenn sie die Diagnose Adenomyose oder Endometriose bekommen: Jetzt ist es amtlich, dass sie nicht »überempfindlich« sind, sondern wirklich etwas haben. Zudem haben viele Mädchen Angst, niemals schwanger werden zu können, weil sie im Internet gelesen haben, dass es da Probleme gibt – auch das ist extrem belastend. Glücklicherweise unterstützen immer mehr Mütter und auch Väter ihre Töchter aktiv und wehren sich dagegen, dass ihre Töchter als Simulantinnen abgestempelt werden, die sich nur vor dem Sportunterricht drücken wollen. Immerhin wird vielen Mädchen bei starken Menstruationsbeschwerden die Pille empfohlen, jedoch ohne ausreichende Aufklärung, warum und weshalb sie gut sein soll. Das ist schlecht: Die Pille ist heutzutage bei den jungen Frauen nicht sehr beliebt. Vor allem die Nonstop-Einnahme wird als unnatürlich angesehen. Dann nehmen die Mädchen sie mit Pause und die Abbruchblutungen und die Schmerzen bleiben … und nichts ist gewonnen.

## GEBÄRMUTTER RAUS MIT 19?

Zur Zeit ist die Nichte eines Kollegen bei uns in Behandlung. Die junge Frau kommt aus einem europäischen Nachbarland und hat die typische Vorgeschichte: Schon immer schwerste Regelschmerzen, die Pille wurde ihr zwar angeboten, doch sie hat sie nicht genommen. Plötzlich bekam sie einen starken Dauerschmerz, was dazu führte, dass sie mit Verdacht auf Blinddarmentzündung ins Krankenhaus eingeliefert wurde. Bei der folgenden Laparoskopie wurde Endometriose entdeckt. Bei einer zweiten Laparoskopie wurden die Endometriose-Herde entfernt. Zunächst erhielt sie nur Schmerzmittel. Weil die Schmerzen aber immer schlimmer wurden, bekam sie schließlich Hydromorphon, ein Opioid, mit dem man starke bis stärkste Schmerzen behandelt, das aber auch abhängig macht. Inzwischen hat die Patientin einen Entzug hinter sich. Eine unzureichende hormonelle Therapie, unter der sie weiter geblutet hat, führte natürlich zu keiner Besserung. Vier Monate später eröffnete man ihr, dass ihre Gebärmutter entfernt werden müsste – mit 19 Jahren! Wir behandeln sie derzeit multimodal. Die Gebärmutter bleibt selbstverständlich.

Der Fall zeigt deutlich, wie wichtig eine frühzeitige hormonelle Therapie ist, die zum Ausbleiben der Regelblutung führt (therapeutische Amenorrhoe, siehe Seite 28). Dieses Beispiel ist sicherlich extrem, doch ich sehe immer wieder junge Frauen, denen Ähnliches widerfahren ist.

Auch für junge Frauen unter 18 Jahren ist der Wirkstoff Dienogest zugelassen, deshalb kann er zur Einleitung der therapeutischen Amenorrhoe eingenommen werden. Da jedoch in einer Zulassungungsstudie ein leichter reversibler Knochendichteabfall beobachtet wurde, empfehle ich unter 18-jährigen Patientinnen, es zunächst mit einer Kombipille (KOK) zu versuchen. Sollten wegen des Östrogens jedoch Schmerzen bestehen bleiben, kann immer noch zu einem östrogenfreien Präparat gewechselt werden. Wenn allerdings weiterhin Beschwerden bestehen bleiben, kann es durchaus sinnvoll sein, die Hormone abzusetzen und die Endometriose-Herde mittels einer Bauchspiegelung zu entfernen. Unsere jüngste Patientin, die histologisch gesicherte Endometriose hatte, war 14 Jahre alt. Auch hier ist es wichtig zu erfahren, wie die junge Patientin bisher mit den Hormonen zurechgekommen ist, denn leider sind die Schmerzen nach der Operation ja meist nicht weg – weil die Gebärmutter weiterhin ihren Anteil beiträgt. Wir haben in diesem Zusammenhang sehr gute Erfahrungen mit der lokalen hormonellen Therapie durch die Hormonspirale Mirena® gemacht (siehe Seite 51–54). Diese kann zum Abschluss der Operation in die Gebärmutter eingelegt werden, sodass die junge Frau das nicht ohne Narkose erleben muss. Auch bei ganz jungen Frauen mit Adenomyose ist die Gebärmutter in der Regel bereits etwas vergrößert, sodass die Mirena®

## GEBÄRMUTTERFEHLBILDUNG UND ANDERE PROBLEME

Eine 16-jährige Patientin hatte trotz der Einnahme einer Kombipille (KOK) weiterhin Schmerzen, sodass wir uns zur Operation entschieden. Dadurch haben wir neben Endometriose rASRM II auch eine Fehlbildung der Gebärmutter (Uterus unicornis) festgestellt. Frauen mit Gebärmutterfehlbildung haben ein erhöhtes Risiko für Endometriose: Ist die Gebärmutter nicht vollständig ausgebildet, kommt es zu veränderten Kontraktionen und das Risiko für den Rückfluss von Zellen in den Bauchraum ist erhöht. Nachdem die Herde entfernt worden waren, nahm die junge Frau weiterhin eine Kombipille (KOK). Allerdings wurde bald eine genetisch bedingte Thromboseneigung (Thrombophilie) diagnostiziert, weshalb wir von den östrogenhaltigen Hormonen zu Dienogest wechseln mussten. Das vertrug die Patientin aber überhaupt nicht – sie bekam Depressionen davon. Wir versuchten es alternativ mit Chlormadinon®. Allerdings war die Patientin nur mit erhöhter Dosierung blutungsfrei, was wiederum zu starken Stimmungsschwankungen führte und daher auch nicht zufriedenstellend war. Also haben wir mittels Gebärmutterspiegelung die Hormonspirale Mirena® eingelegt. Eine Weile ging alles gut, wir hatten uns schon gefreut, doch dann kam es wieder zu Blutungen. Nun nimmt die Patientin zusätzlich Chlormadinon® in geringerer Dosierung – das ist nicht optimal, doch sie kommt zurecht. Das Problem ist, dass mit der Blutung auch immer sofort die Schmerzen kommen.

(im Vergleich zur Jaydess®, die zwei Millimeter kleiner ist) trotzdem immer gut passt. Dies ist auch eine Möglichkeit für Mädchen, die noch keinen Geschlechtsverkehr hatten. Manchmal ist die Mirena® allein ausreichend. Sollten dennoch weiterhin Schmerzen bestehen, sollte zusätzlich ein östrogenfreies orales Hormonpräparat eingenommen werden. Gleichzeitig ist eine intensive multimodale Therapie unbedingt erforderlich!
Die gute Nachricht zum Schluss: Meist finden die jungen Patientinnen wieder aus der Schmerzspirale heraus, allerdings ist dazu viel Know-how, Disziplin und Reife erforderlich. Letztlich müssen die jungen Frauen lernen, mit ihrer chronischen Erkrankung zu leben. Ich möchte unbedingt betonen, dass die meisten jungen Frauen absolut gut behandelt werden können und schließlich wieder ein normales Leben ohne Sorgen und Ängste führen.

## Die Patientin mit Endometriose-Zysten und Verklebungen ohne TIE

**Wenn sich im Eierstock Endometriose-Zysten (auch Endometriome oder Schokoladenzysten genannt) befinden, ist die nächsthöhere Stufe einer Endometriose erreicht. Mit Glück liegen nur diese Zysten vor, oder aber die Eierstöcke sind zudem mit der Beckenwand verklebt und es ist aufgrund der Entzündungen im Bauchraum bereits zu Verklebungen (Adhäsionen) gekommen (rASRM III–IV oder ENZIAN PXOX). Das gesamte Ausmaß ist von erfahrenen Frauenärztinnen oder -ärzten mithilfe von Tast- und Ultraschalluntersuchungen zu erkennen. Zunächst gilt es herauszufinden:**

- ob einseitig oder beidseitig Zysten bestehen
- wie groß die Zysten sind
- ob funktionelles Eierstockgewebe drum herum vorliegt
- ob ausgedehnte Verklebungen vorliegen
- ob auch TIE mit dabei ist

Sollte eine OP erforderlich sein, entscheiden diese Kriterien über die Dauer der Operation, die Planung und die Aufklärung der Patientin. Weiß sie nur von einer Zystenentfernung, darf der Operateur formaljuristisch »spontan« keine komplexe Endometriose-Operation durchführen, sondern »nur« die Zyste entfernen, der Rest bleibt drin. Das kommt leider häufig vor. Doch bei Endometriose-Operationen muss man auf alles vorbereitet sein: Manchmal sehen wir erst dann, dass sich beispielsweise die Eierstöcke hinter der Gebärmutter berühren (sogenannte kissing ovaries), was auf eine ausgedehnte Endometriose hinweist, oder der Darm ist mit betroffen, oder der Harnleiter …

Kurioserweise haben die Frauen in diesem Endometriose-Stadium oft gar nicht so extreme Schmerzen, manche haben nicht mal klassische Regelschmerzen, vielleicht einen Druck auf der Seite der Zyste, kommen aber insgesamt gut zurecht. **Frauen mit Endometriose-Zysten und starken Schmerzen** (Regelschmerzen, Darmschmerzen, Schmerzen beim Geschlechtsverkehr) haben häufig zudem ausgedehnte tief infiltrierende Herde (TIE). Danach sollte man gezielt schauen und diese vor einer Operation entweder finden oder ausschließen können.

Zysten bedeutet für viele Ärzte automatisch eine OP-Indikation: also Laparoskopie mit Zystenenukleation (chirurgische Entfernung des abgegrenzten Gewebebereichs). Weil Zysten im Eierstock auch bösartig sein können, muss das Gewebe zur Abklärung und Diagnosestellung im Labor feingeweblich untersucht werden. Darüber hinaus besteht die potenzielle Gefahr der Stieldrehung: Ist eine Eierstockzyste mit viel Flüssigkeit gefüllt, kann sie sich bei Körperdrehungen mitdrehen und den Eierstock sozusagen »mitnehmen« (das kann auch im Schlaf passieren), wodurch der Abfluss des venösen Bluts blockiert werden kann, während die arterielle Blutzufuhr noch bestehen bleibt. Die Folge: Der Eierstock »pumpt« sich mit Blut auf. Dann muss sofort operiert werden, weil das Ovar sonst abstirbt. Das ist einer der wirklich sehr seltenen Notfälle in der Gynäkologie. Doch eine Stieldrehung bemerkt man schnell: Sie beginnt normalerweise mit plötzlich einsetzenden, enormen Schmerzen, die sich mit Ibuprofen nicht bessern und zu Erbrechen führen können. Hier muss sofort operiert werden! Geschieht das noch rechtzeitig, kann man den Eierstock zurückdrehen, sodass er sich erholen kann – und entfernt die Zysten gleich mit. Frauenärztinnen und -ärzte müssen auf die Gefahr einer Stieldrehung bei Zysten hinweisen, auch um sich juristisch abzusichern.

Mithilfe sogenannter Tumormarker (Blutwerte) kann man noch mehr Informationen bekommen. Keine Angst: Tumormarker haben nicht zwingend etwas mit Krebs zu tun. Als Tumor wird in der Medizin grundsätzlich jede Raumforderung beschrieben. Hinter dem Begriff Tumor kann sich also sowohl eine gutartige als auch eine bösartige Zyste verbergen.

Wenn es im Eierstock zu einer Raumforderung kommt oder das Bauchfell von Endometriose betroffen ist, ist der Tumormarker CA125 interessant: Er kann bei Endometriose (bei Zysten, aber auch bei anderen Läsionen) erhöht sein. Bei Verdacht auf bösartige Tumore wird er generell mitbestimmt und ist dann oft extrem erhöht. Um Krebs auszuschließen, werden in der Regel noch weitere Tumormarker bestimmt, die sogar darüber Aufschluss geben können, um welche Art von Tumor es sich handelt. Für uns wichtig ist noch der Marker HE4, der bei Eierstockkrebs erhöht ist, bei Endometriose aber nicht. Oft sind Patientinnen extrem verunsichert, wenn es plötzlich heißt, der Tumormarker ist erhöht. Wir hatten schon Patientinnen, deren CA125-Werte sehr hoch waren (bis zu 2000), sodass wir selbst Sorge hatten, dass es bösartig sein könnte – bisher war es zum Glück immer »nur« Endometriose.

# Zysten

**Zysten im Ovar sind ein komplexes Thema, denn der Eierstock besteht aus unterschiedlichen Geweben, vereinfacht gesagt aus dem bindegewebigen Stützgerüst (Stroma), den Keimzellen und den Epithelzellen. Demzufolge können sich je nach Zelltyp unterschiedliche Arten von Zysten bilden, die meist gutartig sind und nur ganz selten bösartig werden können.**

Der Eierstock ist ein Organ, das bei Frauen im fortpflanzungsfähigen Alter funktionell aktiv ist. Hier reifen die Follikel heran. Jeder reife Follikel erreicht eine Größe von über 20 Millimetern. Sollte ein Follikel mal nicht springen oder einbluten oder ein Gelbkörper einbluten und über 20 Millimeter groß werden, handelt es sich um eine **funktionelle Zyste,** die entweder mit Flüssigkeit gefüllt ist (schwarzer Fleck im Ultraschall) oder mit Blut (inhomogen/echogen im Ultraschall). Zysten entstehen, weil der Eierstock »arbeitet«. Normalerweise sind sie völlig harmlos, selbst wenn sie schon mal Schmerzen machen, und bilden sich meist wieder zurück. (Die Situation ist allerdings eine völlig andere, wenn Frauen in den Wechseljahren sind – aber über diese Frauen sprechen wir in diesem Buch nicht.)
Bei funktionellen Zysten sollte man zunächst einfach abwarten: Sie verändern sich oft schon nach ein paar Wochen, werden kleiner und verschwinden von selbst. Nur wenn die Zysten extrem schmerzen oder reißen und es zur Blutung in die Bauchhöhle kommt, muss operiert werden.
Viel seltener sind **»echte« Zysten,** also Neubildungen, die vom Epithel (z.B. Zystadenome) ausgehen oder von Keimzellen (sogenannte Dermoidzysten). Diese verschwinden nicht von allein und sollten operiert werden. Weil sie nicht so sehr mit dem Eierstockgewebe verwachsen, lassen sie sich oft ganz einfach »herausschälen«. Vor allem wenn sie sehr groß sind, stören sie und drücken das Gewebe im Eierstock platt. Bösartige Befunde sind bei jungen Frauen bis zur Menopause sehr selten. Es gibt Ultraschallkriterien und Blutwerte, die helfen, das zu klären: Sind Zysten im Ultraschall irgendwie suspekt, erfüllen sie also nicht die Kriterien der gutartigen Zysten (die immer glatt begrenzt sind und keine soliden Anteile haben) und sind sie teils durchblutet, müssen sie entfernt werden, eventuell auch gleich mit dem Eierstock, denn dann geht die onkologische Sicherheit vor. Auch sogenannte Borderline-Tumore, die als Krebsvorstufe gelten, müssen operativ entfernt werden.
**Endometriose-Zysten** sind aber in jedem Fall gutartig, vor allem wenn diese bei jungen Frauen auftreten. Ein gewisses Risiko besteht bei Frauen über 45, dann könnte eine Zyste auch mal bösartig sein (siehe Seite 172–174). Zysten müssen also genau angeschaut und beurteilt werden (Ultraschall, Tumormarker). Ist etwas unklar, muss operiert werden.

## Operation am Eierstock und Hormontherapie

Die Diagnose Endometriose-Zyste ist relativ leicht zu stellen. Wenn sicher von einer Schokoladenzyste ausgegangen werden kann, muss nicht zwingend operiert werden, vor allem wenn die Frau noch Kinder haben möchte. Bei abgeschlossener Familienplanung und ab 40 Jahren kann man anders entscheiden. Doch bei Frauen, die noch schwanger werden wollen, steht zunächst die Funktion der Eierstöcke im Vordergrund, denn mit einer Operation am Ovar reduzieren wir auch die Eizellreserve.

Endometriome entstehen sehr wahrscheinlich durch das Einwachsen von Endometriose-Herden von der Oberfläche des Eierstocks hinein in den Eierstock, wenn Endometriose-Herde an den Stellen der Beckenwand liegen, an denen auch der Eierstock anliegt. Der abgeschlossene Raum einer Endometriose-Zyste unterliegt dem zyklischen Geschehen: Sie bluten zyklisch und dieses Blut sammelt sich als altbraune Flüssigkeit in ihrem Inneren. Die Zystenwand ist oft sehr fest mit dem Gewebe des Eierstocks verwachsen und lässt sich nicht leicht lösen (anders als bei einer Dermoidzyste).

Der Zystenbalg muss zum Entfernen der Zyste herausgezogen werden (strippen), dazu muss die Schicht zwischen Zyste und Eierstock gefunden und vorsichtig voneinander getrennt werden. Das lässt sich mit dem Schälen einer Orange vergleichen: Manchmal geht das wunderbar, manchmal aber auch nicht, dann pult man die Schale von der Orange mühsam ab. Nur ist es beim Eierstock anders herum: Wir wollen die Schale erhalten, das Fruchtfleisch wäre die Zyste. Man muss also die Oberfläche (Schale) des Eierstocks öffnen und dann den Inhalt (Fruchtfleisch) herausziehen. Trennt sich das nicht gut voneinander, zieht man immer etwas gesundes Gewebe mit heraus, das lässt sich leider nicht vermeiden. So entsteht ein Wundbett, aus dem es blutet, also muss die Blutung gestillt werden. Das geschieht durch Veröden mit Strom. Dabei muss man sehr vorsichtig sein, sonst gehen dabei auch noch Eizellen zugrunde. Die Zyste muss komplett entfernt werden, andernfalls wächst sie sofort nach. Zurück bleibt das Ovar (quasi die Schale der Orange), das sich im Verlauf von Tagen zusammenzieht und wieder zur ursprünglichen Größe formiert. Je größer die Zyste war, desto stärker wurde der Eierstock auseinandergezogen, desto mehr Fläche war mit der Zyste verbunden, desto mehr Gewebe kann zugrunde gehen.

### Kinderwunsch nach und trotz Eierstock-OP

Dass Eierstockgewebe zugrunde gehen kann, ist noch gar nicht so lange bekannt. Seit einigen Jahren hat man entdeckt, dass der Wert des Anti-Müller-Hormons (AMH, siehe Seite 68) die Eizellreserve widerspiegelt. Anhand von Messungen der AMH-Werte vor und nach Laparoskopien hat man festgestellt, dass diese nach der Entfernung von Endometriomen oft dramatisch abfallen.[2] Das sollte bei Patientinnen mit Kinderwunsch berücksichtigt werden: Also erst mal den AMH-Wert bestimmen, um dann das weitere Vorgehen zu besprechen. Ich erlebe leider häufig Patientinnen, die bereits an den Eierstöcken operiert wurden und dann entweder gar nicht mehr schwanger werden oder nur noch mithilfe aufwendiger Kinderwunschbehandlungen. Die Möglichkeit, Kinder zu bekommen, ist für Frauen leider zeitlich befristet und deshalb müssen wir darüber sprechen. Dazu gehört eben auch die Familienplanung. Ist der AMH-Wert nach einer Zystenentfernung bei einer 25-Jährigen niedrig, kann diese sehr wahrscheinlich trotzdem noch schwanger werden, weil sie jung ist und ihre Eizellen auch. Betrifft das aber eine Frau, die über 35 ist, ist die Situation eine völlig andere, weil die Eizellqualität bereits nachgelassen hat. Eine junge Patientin muss also wissen, dass sie ihren Kinderwunsch nicht zu lange aufschieben sollte. Es gibt in dieser Situation genau zwei Möglichkeiten: Ein paar Eizellen für später einfrieren lassen (Social Freezing) oder aber das Abenteuer Schwangerschaft gleich angehen. Dieses Thema muss extrem sensibel behandelt werden: Hat eine junge Frau in dieser Situation einen dringenden Kinderwunsch, aber keinen Partner, ist das natürlich ein Problem, das psychisch ganz schön belastend ist.

Meine sehr geschätzte Kollegin, die Gynäkologin und Sexualmedizinerin Nicole Gehrmann, die viele unserer Patientinnen mitbetreut, schimpft manchmal mit mir, weil sie findet, dass ich beim Kinderwunschthema zu direkt bin und die Frauen mit diesen Informationen in eine persönliche Krise stürzen könnte. Doch was nützt es, wenn man das Thema nicht anspricht und die Situation nicht erklärt? Die junge Frau freut sich, dass ihre Zyste weg ist, und lebt weiter, als wäre nichts gewesen. Mit Glück macht ihr die Endometriose auch keine Probleme mehr, bis sie dann mit Ende 30 versucht, schwanger zu werden. Die OP vor Jahren ist längst vergessen … Doch es stellt sich heraus, dass ihr AMH-Wert zu niedrig ist, und damit ist das Thema erledigt. Deshalb möchte ich erreichen, dass Frauen mit Endometriose die Chance haben, sich zu entscheiden, und nicht Jahre später vor vollendeten Tatsachen stehen. Natürlich ist das nicht einfach. Besonders die jungen Frauen befinden sich nicht gerade in der Lebensphase, in der sie Kinder bekommen können oder wollen, und andere haben gar keinen Partner.

Was die Erhaltung der Fruchtbarkeit betrifft, so brauchen wir eine bessere Aufklärung und Versorgung der Frauen. Das ist eine gesundheitspolitische Angelegenheit. Das Netzwerk für fruchtbarkeitsgewährleistende Maßnahmen FertiPROTEKT richtet sich bisher nur an Mädchen und Frauen, die eine schwere Autoimmunerkrankung wie Rheuma oder aber Krebs haben (siehe Anhang). So kann im Falle einer Krebsoperation, Chemotherapie oder Bestrahlung die Fruchtbarkeit durch verschiedene Maßnahmen geschützt oder erhalten werden. Dies wird auf Antrag seit neuestem von den Kassen bezahlt. Für Endometriose-Patientinnen gibt es solche Angebote und damit eine Kostenübernahme bisher nicht.

# Social Freezing, Samen- und Eizellspende

**Die Möglichkeit, eigene Eizellen für den späteren Gebrauch einfrieren zu lassen, wird von vielen Kinderwunschzentren angeboten. Dazu braucht man mindestens 15 Eizellen, besser jedoch eine pro eigenem Lebensjahr, damit die Behandlung auch zum Erfolg führt. Denn beim Auftauen, Befruchten, Einsetzen und Einnisten kann immer etwas schiefgehen.**

Die Kosten werden von den Krankenkassen nicht übernommen. Pro Durchgang sind etwa 4000 bis 6000 Euro fällig. Bei einer jungen Frau, die keine Endometriose hat und nie am Eierstock operiert wurde, können durchaus 20 Eizellen pro Zyklus entnommen werden. Das ist bei Frauen mit Endometriose leider meist nicht so einfach: Je niedriger der AMH-Wert, desto schwieriger ist es, Eizellen zu stimulieren und desto weniger Eizellen können punktiert werden.

Dies betrifft auch Frauen, die wegen einer Krebserkrankung Eizellen einfrieren lassen möchten. Bislang oblag es in dieser Situation dem Ermessen der Krankenkassen, die Kosten zu übernehmen oder eben nicht. Aktuell gibt es aber doch die Sicherung der Kostenübernahme über die Krankenkassen (www.g-ba.de/presse/pressemitteilungen-meldungen/878).

Das ist neu und ich habe erst kürzlich den ersten Antrag einer Endometriose-Patientin unterschrieben. Ich hoffe, dass er bewilligt wird, denn dann wäre ein sehr wichtiger Schritt getan!

Am besten sind die Chancen, wenn man direkt versucht, schwanger zu werden. Single-Frauen könnten ihren Kinderwunsch zum Beispiel per Samenspende angehen. Ob in Berlin, Kopenhagen oder Barcelona, es gibt viele Adressen, an die sich Frauen auch ohne Partner wegen einer Kinderwunschbehandlung wenden können. Das wollen zwar nicht viele, aber darüber nachdenken kann man ja. Vielleicht sollten wir alle offener mit diesem Thema umgehen. Ich habe eine Patientin, die das nach einer OP bei uns machen ließ. Nachdem die Insemination (Eingeben der Samen in die Gebärmutter) geklappt hat, ist sie heute eine glückliche Mutter.

Ist die eigene Eizellreserve zu gering, könnte man auch auf eine Eizellspende zurückgreifen. Da das in Deutschland verboten ist, lassen viele Frauen die Spende im Ausland durchführen.

Mit diesem Wissen muss man nun überlegen, was man mit Endometriose am Ovar macht. Wenn die Ärztin oder der Arzt eine Zyste im Eierstock entdeckt, wird zunächst meist vereinbart, die Situation in ein paar Monaten nochmal anzuschauen. Oft wächst die Zyste in der Zwischenzeit, sodass es schließlich zur OP am Eierstock kommt. Wichtig wäre aber, sofort mit einer Hormontherapie zu starten, damit die Zyste nicht weiter wachsen kann. Wenn eine Zyste stabil klein bleibt, richtet sie auch keinen weiteren Schaden an. Bei großen Zysten sieht das schon ganz anders aus, denn sie könnten das gesunde Gewebe beschädigen, wodurch der AMH-Wert sinkt, oder Entzündungen verursachen, die die Funktion des Eierstocks stören.
Eine Stieldrehung (siehe Seite 148) passiert bei Endometriose-Zysten fast nie, weil das Ovar oft mit der Umgebung verwachsen ist und sich deshalb gar nicht drehen kann.

**Wir haben gute Erfahrungen mit folgender Vorgehensweise:** Wenn eine Frau, die aktuell keinen Kinderwunsch hat, mit typischen Endometriose-Schmerzen zu uns kommt oder mit einer Zyste, die kaum Beschwerden macht, bestimmen wir zunächst den AMH-Wert, damit wir wissen, wo wir stehen. Ist er in Ordnung und ist die Zyste nicht größer als vier oder fünf Zentimeter, leiten wir eine hormonelle Therapie ein. (Bei größeren Zysten muss man eventuell anders entscheiden). So bleibt die Zyste stabil oder wird sogar wieder kleiner. Die Zyste und der AMH-Wert werden regelmäßig überprüft – solange alles stabil bleibt, sollte die Fruchtbarkeit nicht weiter beeinträchtigt sein. Meist verschwinden mit der Hormontherapie nebenbei auch die Schmerzen. Ist der Kinderwunsch dann aktuell – bitte nicht warten, bis Sie fast 40 sind –, werden die Hormone abgesetzt und die Frau kann versuchen, auf natürlichem Weg schwanger zu werden. Wir empfehlen immer, frühzeitig ein Kinderwunschzentrum mit einzubeziehen, denn es ist ja auch wichtig zu prüfen, ob beim Partner alles okay ist – die Spermien müssen ebenfalls top sein, damit alles klappen kann.

## Wann operiert werden sollte

Wenn es auf natürlichem Wege nicht zur Schwangerschaft kommt und auch das Kinderwunschzentrum eine Operation für sinnvoll hält, kann man eine komplette Sanierung der Endometriose durchführen, denn meist haben die Patientinnen nicht nur eine Zyste. Man plant dann eine Laparoskopie inklusive Entfernung der anderen Läsionen, Zystenentfernung, Prüfung der Tubendurchgängigkeit und so weiter. Anschließend kann das Paar es weiter versuchen oder man beschreitet den Weg der künstlichen Befruchtung (IVF, siehe Seite 74).
Aber wenn die Beschwerden trotz Hormontherapie bestehen bleiben oder die Zyste trotzdem größer wird, muss die Hormontherapie beendet und eine Operation durchgeführt werden. Nach der OP wird entweder die Hormontherapie wieder

aufgenommen, damit sich keine weiteren Zysten mehr entwickeln (Rezidivrisiko), oder die Patientin versucht, noch einmal schwanger zu werden.
Sehr große Zysten lassen sich nicht mehr so einfach »verkleinern«, da sollte sehr wohl operiert werden. Da bei diesem Befund der AMH-Wert oft schon sehr niedrig ist, könnte man versuchen, vor der Operation noch Eizellen zu gewinnen (Beratung im Kinderwunschzentrum). Manchmal entscheiden wir uns aber auch zu zwei Operationen: Mit der ersten OP werden die Zysten nur geöffnet und entleert und sofort mit einer Hormontherapie behandelt. Das klappt oft ganz gut: Dann ist die Zyste erst mal leer und das Gewebe des Ovars zieht sich wieder zusammen. In einem zweiten Schritt kann die weitere Operation erfolgen, mit der Idee, dass dann weniger Schaden am Ovar verursacht wird, oder aber das Kinderwunschzentrum übernimmt wieder. Klappt es mit einer Schwangerschaft direkt, kann später, nach der Geburt, die eigentliche Zyste in einer zweiten OP entfernt werden. Solche Szenarien besprechen wir gern mit dem Kinderwunschzentrum, um die beste Strategie für unsere Patientinnen zu finden. Das ist ein sehr individuelles Vorgehen.
Wenn ein Paar bereits seit Längerem versucht, schwanger zu werden, nehmen wir ebenfalls Kontakt mit dem Kinderwunschzentrum auf. Bei kleinen Zysten kann man es direkt mit einer In-vitro-Fertilisation versuchen oder man operiert zunächst. Das muss ausführlich besprochen werden, denn da kommen viele Faktoren zusammen.
Generell kann man sagen: Je länger der Kinderwunsch bereits unerfüllt ist und je älter die Patientin, desto wahrscheinlicher geht man in Richtung In-vitro-Fertilisation, vor allem wenn auch der AMH-Wert niedrig ist. Sind die Zysten jedoch so groß, dass sie stören, überlegt man eher in Richtung OP: Bestehen ansonsten gute Chancen für eine natürliche Schwangerschaft, desto eher kann man mit der Operation die Situation verbessern. Manchmal folgt nach einer Operation aber auch die Empfehlung für eine In-vitro-Fertilisation, denn letztlich erkennt man das ganze Ausmaß der Verklebungen, etwa an den Eierstöcken, oder ob die Eileiter stark mitbetroffen sind, erst während der Operation.
Bei Frauen, die bereits an den Eierstöcken operiert worden sind, bestimmen wir routinemäßig den AMH-Wert, um die Patientin gezielt beraten zu können. Vor allem diese Frauen sollten unbedingt eine Hormontherapie machen, auch wenn sie keine Beschwerden mehr haben, denn je jünger sie sind, desto höher das Rezidivrisiko. **Jede Operation an den Eierstöcken wirkt sich negativ auf die Eizellreserve aus!** Deshalb muss alles dafür getan werden, dass nicht nochmal eine Zyste entsteht. Vor allem wenn beidseitig Zysten operiert worden sind, ist davon auszugehen, dass die Reserve vermindert ist. Zudem haben vermutlich viele Frauen mit Endometriose generell eine reduzierte Eizellreserve (sicherlich viele auch nicht), aber einige wenige Studien deuten darauf hin, dass das vorkommt.

# Die Patientin mit tief infiltrierender Endometriose (TIE)

**Bei etwa zehn Prozent aller Endometriose-Patientinnen liegt eine tief infiltrierende Endometriose (TIE) vor. Häufig betrifft die TIE das Areal zwischen dem Mastdarm und der Scheide (rektovaginal) oder dem Enddarm und dem inneren Gebärmuttermund (retrocervikal).**

Die Läsionen können, müssen aber nicht in das Gewebe der Scheide oder des Darms eindringen (Scheiden- oder Darminfiltration). Seltener ist das Sigma, noch seltener der Coecalpol/Blinddarm (Teil des Dickdarms mit Blinddarm dran) betroffen oder der Harnleiter und die Blase (ENZIAN: ABC, FI, FB, FO). Wenn der Verdacht auf eine tief infiltrierende Endometriose besteht, sind zwei weitere Untersuchungen dringend erforderlich:

1. Nierenultraschall, um einen Nierenstau auszuschließen, denn dann ist der Harnleiter verlegt.
2. Kleine Darmspiegelung (Sigmoidoskopie) in Kombination mit endoskopischem Ultraschall (Endosonographie), um eine Stenose (Verengung) des Darmes auszuschließen, denn diese beiden Situationen sind die absoluten Operationsindikationen bei Endometriose.

Ein unerkannter **Nierenstau** kann zum Verlust der Niere führen! Bei einem Nierenstau (medizinischer Notfall) muss sofort eine Schiene eingelegt werden, die den Harnleiter wieder öffnet. Sobald der Urin wieder abfließen kann, erholt sich die Niere meist wieder. Wir lassen anschließend immer auch ein Nierenszintigramm erstellen, um die Funktion der Nieren zu überprüfen und zu sehen, wie gut sie arbeitet. Hat der Nierenstau schon länger bestanden, kann es nämlich sein, dass das Nierengewebe geschädigt wurde und es zum Funktionsverlust oder zum Absterben der Niere kommt. Erstaunlicherweise kann sich die Niere sehr gut erholen. Ist die Nierenfunktion normal, kann eine Laparoskopie geplant werden, andernfalls sollte die Nierenfunktion sechs bis acht Wochen nach Schieneneinlage wiederholt untersucht werden, um dann zu entscheiden, wie es weitergehen soll. Dummerweise spürt man einen Nierenstau nicht. Manchmal haben die Frauen leichte Flankenschmerzen, aber das ist selten beunruhigend. Daher sind bei TIE regelmäßige Sonokontrollen der Nieren sinnvoll.

Die **Darmstenose** kann dazu führen, dass im Darmlumen eine Engstelle entsteht, die nicht so ohne Weiteres vom Stuhl überwunden werden kann. Außerdem ist nicht auszuschließen, dass sich dieses Areal weiter verengt, was eine ganz seltene, jedoch lebensbedrohliche Situation zur Folge haben kann: einen akuten Darmverschluss (siehe Seite 156). Der ist zum Glück sehr, sehr selten, kommt jedoch leider durchaus vor. Ich habe mindestens zehn Patientinnen erlebt, die mit akutem Darmverschluss notoperiert werden mussten. Da das ein chirurgisches und kein gynäkologisches Problem ist, werden die Frauen in der Notaufnahme von Chirurginnen oder Chirurgen behandelt. Häufig interpretieren die Kollegen der Notfallchirurgie im intraoperativen Befund die Endometriose-Herde als tumorverdächtig (»Verdacht auf Darmkrebs«). Das ist natürlich erst mal ein Schock, bis der feingewebliche Befund die Diagnose Endometriose im Darm ergibt.

Ein Darmverschluss entwickelt sich nicht spontan, sondern kündigt sich an: Wenn es zu zyklischen Verstopfungen kommt und man tagelang nicht auf die Toilette kann, krampfartige Schmerzen vor dem Stuhlgang hat oder der Stuhl bleistiftdünn ist, sind das Vorboten für einen zyklischen Darmverschluss. Viele Patientinnen, die mit Darmverschluss operiert wurden, waren zuvor sogar mehrfach wegen ihrer Verstopfungen in einer Notaufnahme, wurden dort aber nur mit Buscopan® abgespeist und haben maximal noch einen Einlauf bekommen. Doch ein Einlauf nützt in diesem Fall nichts, denn der entleert den Darm unterhalb der Engstelle im Darmlumen, der Darminhalt staut sich aber darüber auf! Es gilt also: Starke Schmerzen beim Stuhlgang und Stuhlunregelmäßigkeiten sind Vorboten, die Sie sehr ernst nehmen müssen. Zum Glück sind Nierenstau und Darmverschluss jedoch sehr selten. Wurde also beides ausgeschlossen, kann man wieder individuell vorgehen: Im Prinzip geht es um die Abwägung Operation oder Hormontherapie.

Ob eine reine Beobachtung infrage kommt, hängt von der Situation ab: Bei einer Frau über 40 mit seit Langem bestehenden asymptomatischen Befunden wäre das eine Möglichkeit, denn diese haben keine starke Wachstumstendenz. Bei jungen Frauen jedoch steht der Schutz der Organe im Vordergrund. Deshalb sollten wir vermeiden, dass die Endometriose-Herde weiter wachsen. Also gilt es zu besprechen, wie die Situation im Einzelfall ist: Bestehen Beschwerden? Gibt es einen Kinderwunsch – aktuell oder erst später?

**Bei aktuellem Kinderwunsch** kann man, wenn die Schmerzen tolerabel sind, zunächst versuchen, schwanger zu werden. Probiert die Frau das jedoch schon ein Jahr oder länger ohne Erfolg, wäre eine Operation sinnvoll, vor allem dann, wenn außerdem starke Schmerzen vorliegen. Grundsätzlich kann eine künstliche Befruchtung auch ohne Operationen erfolgen, doch bei starken Schmerzen ist eine Operation vorzuziehen.

Besteht kein Kinderwunsch, oder erst in weiterer Zukunft, könnten wir mit einer hormonellen Therapie zunächst versuchen, die Beschwerden zu kontrollieren. Bessert sich die Situation, kann man abwarten. Bleiben die Beschwerden bestehen, vor allem die Darmbeschwerden, oder wird ein Befund größer, muss eine Operation überlegt werden. Zur Kontrolle sollten alle sechs Monate eine Endosonografie und ein Nierenultraschall gemacht werden.

## Operation bei tief infiltrierender Endometriose

Eine Operation bei tief infiltrierender Endometriose ist eine ganz andere Nummer als eine Laparoskopie zur Sanierung von Bauchfellherden und Zysten, denn hier müssen, je nachdem, wo die Endometriose-Herde hineingewachsen sind, Teile des Darms, der Scheide, des Harnleiters oder der Blase operativ entfernt werden. Manchmal muss man in einer OP sogar an mehreren Organen arbeiten. Das wird laparoskopisch gemacht, jedoch immer stationär, dauert mehrere Stunden, muss im Voraus gut geplant sein und sollte nur von erfahrenen Operateuren durchgeführt werden. Je nach Befund arbeiten die Endometriose-Zentren interdisziplinär: Zum operativen Schritt der Darmteilresektion etwa kommt optimalerweise ein Chirurg oder eine Chirurgin dazu, für die Harnleiter- und Blasenoperationen eine Urologin oder ein Urologe.

Meine Kolleginnen und Kollegen fragen mich oft, warum die Vorbesprechungen der Operation mit meinen Endometriose-Patientinnen immer so lange dauern. Bei Krebspatientinnen geht das viel schneller. Ja, das stimmt, denn eine Patientin mit der Diagnose Krebs hat eigentlich keine Wahl. Hier gilt: Je radikaler Krebs im gynäkologischen Bereich operiert wird, desto höher die Chance, wieder gesund zu werden. Endometriose dagegen ist keine Erkrankung, die tödlich verlaufen kann, abgesehen von einem unerkannten Darmverschluss (siehe Seite 156), hier geht es um Lebensqualität, um Schmerzreduktion, um Kinderwunsch, darum, die Funktionalität der Organe zu erhalten. Tief infiltrierende Endometriose ist kein Krebs, wächst aber leider so: Die Läsionen »respektieren« die Organgrenzen nicht, wachsen ins Organgewebe hinein und leider auch noch tiefer in den hinteren Bauchraum (Retroperitoneum). Endometriose ist zum Teil schwieriger zu operieren als Krebs. Eierstockkrebs etwa »respektiert« in der Regel die Grenze des Bauchfells, bleibt im Bauchraum und kann meist »sauber« entfernt werden, während Endometriose über das Bauchfell hinaus in die Tiefe des Beckens bis hin zur Beckenwand eindringen (infiltrieren) kann. Manchmal sind sogar die Spinalnerven infiltriert, etwa der Plexus sacralis, und, wenn die Läsionen von den sacrouterinen Bändern (SUL) ausgehen, auch die vegetativen Nervengeflechte, etwa der Plexus hypogastricus (siehe Abb. Seite 12), der für die Versorgung der Blasenfunktion zuständig ist.

Es gibt Onkologen, die lieber Krebs operieren, weil es bei Endometriose eben so schwer ist, die Balance zu finden zwischen Radikalität und Funktionserhalt der Organe. Unsere Endometriose-Patientinnen sind ja meist junge Frauen, die noch Kinder bekommen wollen, darüber hinaus ist das Ziel einer Endometriose-Operation immer die Verbesserung der Lebensqualität. Deshalb müssen und wollen wir die Gebärmutter und die Eierstöcke immer erhalten.

## Operation am Darm

Ist eine Darmteilresektion nötig, muss ein Teilstück aus dem Darmschlauch entfernt und dieser durch eine kreisförmige Naht (End-zu-End-Anastomose) wieder verschlossen werden. Der Darm ist ein kompliziertes Organ, weil er zum einen innen nicht steril ist und zum anderen keine Pause macht: Er arbeitet auch nach einer Operation gleich weiter, was bedeutet, dass an der OP-Naht ständig Stuhl vorbeirutscht. Das kann zu Problemen führen: Wenn es zu einer Wundheilungsstörung an der Naht kommt, entsteht dort ein Loch, durch das Stuhl in den Bauchraum austritt, was zu einer schweren Entzündung führt, die lebensbedrohlich sein kann. So eine Nahtinsuffizienz oder Leckage gehört zu den schlimmsten Komplikationen, die es unbedingt zu vermeiden gilt. Früher hat man daher immer einen vorübergehenden künstlichen Darmausgang gelegt, indem man eine Dünndarmschlinge durch die Haut ausgeleitet hat (protektives Ileostoma). Dadurch wird der dahinter liegende Darm stillgelegt und das Risiko einer schweren Leckage minimiert. Heute verzichtet man aber vor allem bei jungen Frauen, die ja gesundes Gewebe und prinzipiell eine gute Wundheilung haben, darauf.

Je näher die Darmteilresektion jedoch am Anus liegt, desto größer das Risiko für eine Leckage. Am unteren Teil des Enddarms (Ampulle) beispielsweise ist der Druck auf die Naht durch den Stuhl, der sich dort sammelt, hoch, weshalb man dann eher zu einem protektiven Stoma tendiert, als wenn die Stelle der Naht höher gelegen ist. Außerdem muss man den Darm etwas mobilisieren, um überhaupt ein Stück herausnehmen zu können, denn es darf keine Spannung auf der Naht liegen und eine gute Durchblutung muss gewährleistet sein.

Sind diese vier Kriterien erfüllt – gesundes Gewebe, keine Spannung, ideale Lage, gute Durchblutung –, kann oft auf den künstlichen Darmausgang verzichtet werden, weil junge Frauen meist eine gute Wundheilung haben. Doch muss man hier absolut gewissenhaft entscheiden: Wird nur eins der Kriterien nicht erfüllt, sollte man sich für das protektive Stoma, also den künstlichen Darmausgang entscheiden, denn so schlimm, wie es sich zunächst anhört, ist es am Ende auch wieder nicht. Wenn die Wundheilung der großen Darmnaht nach sechs Wochen abgeschlossen ist, wird das Stoma in einer kleinen OP zurückverlegt und es bleibt nur eine kleine Narbe.

Das ist nichts im Vergleich zu den schweren Komplikationen durch eine Leckage. Diese kann dazu führen, dass beide Darmenden vorübergehend komplett getrennt werden müssen, der Darm endständig ausgeleitet und das Rektumende verschlossen werden muss (Worst Case). Erkennt man die Leckage frühzeitig – bevor eine ausgedehnte Bauchfellentzündung entstanden ist –, kann auch noch konservativ therapiert werden, indem ein protektives Stoma angelegt und die leckende Naht nochmal mit weiteren Nähten verschlossen wird. Im Rahmen einer starken Entzündung im gesamten Bauchraum aber, kann man keine Risiken eingehen: Da steht dann die Akutsituation der Bauchfellentzündung im Vordergrund. Sollte so etwas geschehen, braucht man viel Kraft und Geduld. Die Rückverlegung des Darmausgangs kann erst durchgeführt werden, wenn wirklich alles ausgeheilt ist, das heißt frühestens nach sechs Monaten, manchmal sogar noch später. Musste der Darm komplett getrennt werden, ist sogar eine komplizierte Rekonstruktionsoperation erforderlich, die man erst nach einem Jahr machen kann.

Die Patientinnen der Charité werden daher immer darüber aufgeklärt, dass die Möglichkeit besteht, dass wir einen künstlichen Darmausgang legen müssen. Die Entscheidung fällt nämlich erst während der Operation: In 90 Prozent der Fälle kommen wir darum herum, in etwa zehn Prozent wird vorsorglich ein protektives Stoma angelegt. Zum Glück ist die Leckage selten, aber sie kommt vor. Wir müssen bei zwei bis fünf Prozent aller Operationen damit rechnen.

## Ist die Naht dicht?

**Um zu prüfen, ob die Naht dicht ist, machen wir es übrigens wie bei einem geflickten Fahrradschlauch: Am Ende der Operation füllen wir den Bauchraum mit Wasser, leiten Luft in den Darm und schauen dann, ob Bläschen aufsteigen.**

Und selbst wenn alles gutgegangen ist: Der Darm ist manchmal »eingeschnappt«, wenn man ihm ein Stück weggenommen hat, und braucht eine gewisse Zeit, um sich neu zu »sortieren«. Daher kann es nach der OP zu funktionellen Darmentleerungsstörungen kommen: Oft kommt anfangs nur ganz wenig Stuhl an der OP-Naht vorbei, bis sie sich endlich gedehnt hat, dann muss man mehrfach auf Toilette. Oder aber man hat Verstopfung, verträgt vieles nicht, bekommt Blähungen und so weiter. Da die meisten Endometriose-Patientinnen auch vorher schon Darmprobleme hatten, wird das meist als nicht sehr dramatisch empfunden. Im Gegenteil: Wenn der Stuhlgang vor der OP stark schmerzhaft war, ist das nach der OP meist kein Thema mehr. Frauen jedoch, die zuvor keine Darmentleerungsstörungen und keine Schmerzen beim Stuhlgang hatten, müssen das wissen. Es kann manchmal Monate dauern, bis sich die Darmfunktion nach der OP wieder normalisiert hat.

### Operation an der Blase und am Harnleiter

Im Vergleich zum Darm ist die Blase ein dankbares Organ. Hier kann man ein Stückchen herausnehmen, ohne dass sie Zicken macht. Ist die Blase anschließend gut verheilt, kann es zwar etwas dauern, bis sie ihr altes Fassungsvermögen wieder erreicht, aber sie dehnt sich in jedem Fall zurecht. Doch auch bei der Blase muss man die Wundheilung direkt nach der OP beobachten, denn sie füllt sich pausenlos mit Urin und dehnt sich dann aus. Das ist für eine frische OP-Naht nicht optimal, zumal Urin kein steriles Wasser ist, sondern reizt. Wenn durch ein Leck Urin in den Bauchraum gelangen sollte, führt das zu Entzündungen. Daher muss die Blase für mindestens sieben bis zehn Tage mithilfe eines Blasenkatheters »trockengelegt« werden. Dieser Katheter darf erst wieder entfernt werden, wenn die Dichtigkeit der Blasennaht geprüft worden ist. Eine Operation an der Blase wird nur dann gemacht, wenn die Patientin tatsächlich Beschwerden hat oder die Harnleiter gefährdet sind.

## BLASENENDOMETRIOSE KANN ERHEBLICHE PROBLEME MACHEN

Karin B. kam aus einem anderen Bundesland zu uns an die Charité, nachdem sie bereits fünf Fachärzte ohne Erfolg aufgesucht hatte: Wegen ihrer Regelschmerzen hatte sie jahrelang die Pille genommen und war darunter auch beschwerdefrei. Weil sie schwanger werden wollte, setzte sie die Pille ab. Doch schnell bekam sie erst zyklische, dann dauerhafte Unterbauchschmerzen. Ihr Frauenarzt riet ihr, wieder die Pille zu nehmen. Doch inzwischen hatte sie ein anderes Problem: Bis zu 40-mal am Tag musste sie zum Wasserlassen die Toilette aufsuchen. Man vermutete eine psychosomatische Ursache, doch zum Glück bestärkte eine Freundin sie darin, unser Endometriose-Zentrum aufzusuchen. Die Arme hatte eine vier Zentimeter große Blasenendometriose! Die Blase hatte kaum noch Fassungsvermögen, deshalb musste Karin B. andauernd zur Toilette. Wir waren total bestürzt, dass das zuvor niemand gesehen hatte, denn der Befund war groß. Das Operationsaufklärungsgespräch war nicht einfach, denn bei so einer großen Blasenendometriose war auch mit einem Funktionsverlust der Blase und einer Harnleiterneuimplantation zu rechnen (wie bei Blasenkrebs). Glücklicherweise verlief die Operation problemlos, sogar die Harnleiter (denn das ist immer das Problem, die münden ja in die Blase) konnten geschont werden. Drei Wochen nach der OP rief sie mich an und erzählte mir, dass sie shoppen sei und schon drei Stunden nicht mehr auf der Toilette war. Diese Patientin hat übrigens Nägel mit Köpfen gemacht: Sie hat sich nach der OP Spermien von der Samenbank besorgt, ist mit Insemination schwanger geworden und nun Mutter eines kleinen Jungen.

Die Harnleiter sind bei tief infiltrierender Endometriose ganz oft mitbetroffen und müssen fast immer freigelegt werden. Meist gelingt es, sie herauszulösen, dennoch besteht die Gefahr, sie zu beschädigen. Im Rahmen der Wundheilung kann es, wenn sehr nah am Harnleiter operiert werden musste, zu kleinen Undichtigkeiten kommen. Dadurch kann Urin in den Bauchraum gelangen und Probleme bereiten. Nicht immer muss man dann erneut operieren: Damit das ausheilt, kann man über die Blase einen Stent in den Harnleiter einlegen.

Wenn bereits Harnstau besteht, sind die Harnleiter oft schon so »ummauert«, dass die Chance, sie wieder freizubekommen, gering ist. Dann muss man ein Stück entfernen, die verbleibenden Enden zusammennähen und hoffen, dass alles gut heilt. Damit dann kein Urin austritt, werden Schienen eingelegt, die den Urin von der Niere aus direkt in die Blase leiten (zumindest zu 90 Prozent) – das verbessert die Heilungschancen.

## Mögliche Komplikationen

Eine mögliche Komplikation bei einer Operation aufgrund einer TIE ist die **postoperative funktionelle Blasenentleerungsstörung,** die vor allem auftreten kann, wenn der Plexus hypogastricus (siehe Abb. Seite 12) von Endometriose betroffen ist. Hinter dem Darm formiert sich dieses feine Nervengeflecht, das die vegetative Blasen- und Darmfunktion regelt, im Falle der Blase die Blasenentleerung. Diese Nervenfasern ziehen seitlich in der Tiefe an der Gebärmutter vorbei nach vorne zur Blase und sind sehr oft in die Endometriose mit einbezogen.

Vor allem wenn die Endometriose, vom sacrouterinen Ligament (SUL) ausgehend, den Darm infiltriert oder dann seitlich auch die Beckenwände, ist der Plexus hypogastricus häufig mitbetroffen, manchmal auch beidseitig. Wenn man hier Endometriose entfernt, entfernt man auch Nervenfasern des Plexus. Ist das beidseitig, kann im Extremfall die Blase nicht mehr entleert werden, daher sind hier manchmal Grenzen gesetzt: Man entscheidet sich für eine Seite und lässt die andere Seite in Ruhe (nimmt also das Belassen von Endometriose in Kauf), denn normalerweise kann die eine Seite die komplette Funktion der Blase übernehmen. Nach so einer Operation machen wir immer eine Restharnbestimmung, um zu sehen, ob und wie viel Wasser die Patientin lassen kann. Das Problem ist, dass die Blase sich füllt und die Funktion so gestört ist, dass die Blase nicht entleert werden kann, sie bleibt also immer voll. Die betroffenen Frauen merken das aber gar nicht, haben quasi das Gefühl für die Blase verloren. Die Überdehnung der Wand stört die Nerven noch mehr. Daher muss die Blase mithilfe eines Katheters entleert werden, damit sich die Nerven regenerieren können. Wenn die Patientin auch nur ein bisschen Wasser lassen kann, besteht große Hoffnung, dass das wieder in Ordnung kommt. Allerdings ist hier Geduld gefragt.

Generell können an allen operierten Organen Fisteln entstehen – selbst wenn es nicht zu akuten Wundheilungsproblemen kommt –, die sich erst später bemerkbar machen. Zu den ganz allgemeinen Komplikationen einer Operation, über die man als Patientin gut informiert sein muss, bevor man solch einer Operation zustimmt, gehören außerdem Blutungen, Wundinfektionen, Abszesse und Thrombosen. Das Wichtigste ist, dass die Patientinnen über die Komplikationen aufgeklärt werden und die Operateure und Endometriose-Zentren Erfahrung im Umgang mit allen möglichen Komplikationen haben. Wenn auch selten, passieren kann leider immer etwas.

Es darf nicht sein, dass Komplikationen eintreten, über die die Patientin nicht bereits vor der Operation aufgeklärt worden ist, sodass sie dann das Gefühl hat

### Patientinnenaufklärung

**Es ist wichtig, sich ausreichend über das Für und Wider und die möglichen Komplikationen und Folgen einer Operation aufklären zu lassen. Die Patientinnen müssen genau wissen, worauf sie sich einlassen, um eine qualifizierte Entscheidung für oder gegen die Operation treffen zu können. Schließlich sind sie es auch, die mit den Folgen anschließend zurechtkommen müssen.**

## RESTHARN

Eine unserer Patientinnen, die immer noch zur Kontrolle kommt, hatte einen derart großen Endometriose-Herd am Darm, der noch dazu das sacrouterine Band beidseits infiltrierte, dass sie sogar Schmerzen beim Sitzen hatte. Diese Läsion mussten wir komplett entfernen, das ging gar nicht anders. Sie hatte anschließend jahrelang Restharn und musste lernen, sich selbst zu katheterisieren. Eine extreme Herausforderung, wenn man bedenkt, dass sie Streetworkerin ist, die Drogenabhängige auf der Straße betreut. Mit der Zeit besserte sich ihre Blasenfunktion jedoch wieder. Oft können wir nicht recht erklären, warum Restharn bestehen bleibt, obwohl alle Strukturen geschont wurden. Es scheint, dass eine lang bestehende Endometriose als solches die Nerven so beeinträchtigen kann, dass diese degenerieren und dann kaum noch regenerieren. Manche Frauen bekommen erst längere Zeit nach so einer komplexen Operation Blasenentleerungsstörungen. Darauf sollte also in der Nachsorge geachtet werden, ebenso wie auf die Nieren (siehe Seite 55).

## ENDLICH KEINE SCHMERZEN MEHR!

Frau G. kam mit 38 Jahren zu uns, weil sie wegen einer Zyste laparoskopiert wurde und ausgedehnte Endometriose entdeckt worden war. Die Geschichte war typisch: Beschwerden seit der Jugend, Diagnose Endometriose erst über 20 Jahre später, denn ihre Beschwerden waren komplex: Neben stärksten Regelschmerzen hatte sie seit Jahren Probleme mit dem rechten Iliosakralgelenk. Bei einem Knochenszintigramm wurden einst sogar Entzündungen festgestellt. Sie lief also unter Patientin mit Hüftproblemen. Dazu kam, dass sie wie elektrisch einschießende Schmerzen ins ganze Bein hatte, vor allem wenn sie abends zur Ruhe kam. In ihren Skistiefeln bekam sie immer ein Kribbeln im Bein. Unsere Untersuchung ergab: Sie hatte einen sehr großen Endometriose-Knoten vom SUL ausgehend, der sowohl in den Darm als auch in den Plexus sacralis eingewachsen war. Es lag also eine Nervenbeteiligung vor. Ihre Symptome waren bereits neurologisch. Wir entschieden uns für eine Operation mit Gebärmutterentfernung, da die Patientin keinen Kinderwunsch hatte. In der neunstündigen OP wurden neben der Gebärmutterentfernung eine Darmteilresektion und eine Teilresektion der Sakralnerven durchgeführt. Ich werde nie vergessen, wie sie mich am nächsten Tag bei der OP-Besprechung anstrahlte und meinte: »Der Schmerz ist weg.« Darauf ich: »Wie, Sie hatten gerade eine Riesen-OP, Sie müssen Schmerzen haben?« Und sie erklärte: »OP-Schmerzen, ja klar! Aber die sind ja nichts im Vergleich zu dem, was ich sonst kenne. Dieser Schmerz, der seit über 20 Jahren immer da war, der ist weg!« Und es sind nicht wenige Patientinnen, die gleich nach der OP so empfinden. Frau G. weinte bei der Abschlussuntersuchung, weil ihr bewusst geworden war, wie viele Jahre ihres Lebens sie mit heftigsten Beschwerden verbracht hatte.

»Hätte ich das gewusst, hätte ich mich gegen die Operation entschieden«. Ich kläre meine Patientinnen schonungslos auf! Bei mir ist sogar einmal ein Ehemann beim Aufklärungsgespräch umgekippt. Das gab großes Geschrei. Mein damaliger Chef meinte, ich solle den Patientinnen und ihren Angehörigen doch keine Angst machen. Aber ich bleibe dabei: Ich kläre auf. Es nützt leider nichts. Wir müssen der Tatsache, dass auch etwas schiefgehen kann, ins Auge sehen.

Wichtig ist auch, dass sich die Patientinnen nach einer OP Zeit für die Regeneration nehmen. Es handelt sich meist um lange und umfangreiche Operationen und der Körper und die Organe brauchen eine Weile, um zu heilen und sich wieder zu erholen. Ich rate meinen Patientinnen, mindestens drei Monate Genesungszeit einzuplanen, wenn es schneller geht, ist es gut, wenn es länger dauert, ist es auch gut. Es ist in jedem Fall sehr zu empfehlen, nach so einer Operation eine Anschlussheil-

behandlung (AHB) in Anspruch zu nehmen. Diese werden in der Regel vom Endometriose-Zentrum aus organisiert oder vermittelt (siehe auch Seite 200).
Dennoch möchte ich auch betonen, dass im Falle von schweren Schmerzen und ausgedehnten Befunden natürlich die ausgedehnte operative Entfernung der TIE oft ein Segen ist! Sonst würde ich persönlich solche Operationen nicht machen. Wenn die Indikation stimmt, die Patientin sich dafür entschieden hat, aufgeklärt ist, na klar, dann bin ich dabei.

## Endometriose-Schmerzen lassen sich nicht einfach wegoperieren

**Was tun, wenn Endometriose-Schmerzen nach einer OP bleiben oder nach einiger Zeit wiederkommen?**

Das ist leider nicht ungewöhnlich, denn Endometriose ist eine chronische Schmerzerkrankung, die leider auch mit einer hohen Rezidivrate einhergeht.[3] Es zeigt sich, dass die herkömmlichen operativen und auch hormonellen Therapien nicht immer zu zufriedenstellenden Ergebnissen führen.[4] Lange hat man die Operation als die führende Therapieform bei Endometriose betrachtet, doch muss man anerkennen, dass wiederholte Operationen keine Garantie für eine langfristige Schmerzreduktion sind und sich auch auf die Fruchtbarkeit negativ auswirken. Das hat mit den pathophysiologischen Abläufen der Schmerzmechanismen zu tun (siehe Seite 56–65). Am Anfang stehen die nozizeptiven Schmerzen (Dysmenorrhoe und zyklische Unterbauchschmerzen) im Vordergrund, während mit der Zeit auch noziplastische Prozesse zu einer herabgesetzten Schmerzschwelle mit spinaler Hyperalgesie (siehe Seite 62–65) und Beckenbodendysfunktion führen und daher zunehmend auch Dysurie, Dyschezie, Dyspareunie und chronische Beckenschmerzen eine Rolle spielen. Zudem können Veränderungen der entzündlichen Prozesse und der Nervenversorgung in den Läsionen selbst zu einer neurogenen Inflammation führen, die dann auch zu hormonunabhängigen, azyklischen Unterbauchschmerzen führen können.
Vor dem Hintergrund dieser komplexen Schmerzmechanismen und der Erkenntnis, dass wiederholte Operationen nicht den gewünschten Dauereffekt erbringen, hat sich das Management dieser Erkrankung, wie in diesem Buch dargestellt, grundlegend geändert.[5]

# Die chronische Schmerzpatientin

**Wie können wir nun einer schmerzgeplagten Endometriose-Patientin helfen, ganz unabhängig vom Stadium der Endometriose? Zunächst gilt es selbstverständlich, mithilfe einer ausführlichen Anamnese der Schmerzproblematik auf den Grund zu gehen. Wichtig ist, herauszufinden, ob die Schmerzen auf die Endometriose zurückzuführen oder ihre Ursachen woanders zu suchen sind. Eventuell sind sie auch die Folge einer Operation. Eine gründliche gynäkologische Untersuchung sowie eine Ultraschalluntersuchung sind hier also erforderlich. Kann eine Organdestruktion ausgeschlossen werden, bleibt zu vermuten, dass es sich um endometriosebedingte chronische Schmerzen handelt (siehe Seite 56 f.).**

Schmerzen durch Endometriose-Läsionen (Freisetzung von Schmerzmediatoren und Aktivierung nozizeptiver Nervenfasern) können hormonell, operativ und mit Schmerzmedikamenten behandelt werden. Doch reichen diese Maßnahmen oft nicht aus, um beschwerdefrei zu werden. Im Rahmen der andauernden Schmerzen kommt es nämlich zunehmend zu noziplastischen Veränderungen mit zentraler Sensitivierung. Daher wird die Schmerzschwelle herabgesetzt (siehe Seite 56–65). Fehl- und Schonhaltungen führen zudem zu Muskelverkrampfungen (siehe Seite 185–187) und die chronischen Entzündungen zu begleitenden Darmproblemen (siehe Seite 196–199). Um die Patientinnen in der Schmerzsituation zu entlasten, sind komplementäre Maßnahmen zu empfehlen: Physiotherapie, Osteopathie, Akupunktur, Ernährungsumstellung und so weiter. Als chronische Schmerzerkrankung ist Endometriose ein erheblicher Stressfaktor, deshalb sollte der Umgang mit der Krankheit und die Krankheitsverarbeitung auch psychologisch begleitet werden. Schließlich kann es zu einem schweren chronischen Schmerzsyndrom kommen. In diesem Fall ist eine stationäre Komplextherapie in einer auf Endometriose spezialisierten Rehaklinik angebracht.
Die führende Therapieform bei Endometriose-Schmerzen ist und bleibt die Hormontherapie (siehe Seite 106–119). Deshalb hier das Wichtigste über diese Therapieform in Kürze. Dann erkläre ich, unter welchen Umständen eine Operation oder Re-Operation ins Auge gefasst werden kann, und weise schließlich, wenn alles nichts hilft, auf Alternativen hin.[6]

## Zunächst eine Hormontherapie versuchen

Die medikamentöse hormonelle Behandlung gehört bei Endometriose zur Basistherapie (siehe Seite 106–120). Es gilt also zu prüfen, ob die Patientin bereits eine Hormontherapie macht und wenn ja, ob diese ausreichend ist. Ist der Patientin aber bisher einfach nur noch nie eine hormonelle Therapie empfohlen worden, ist jetzt der Zeitpunkt, damit zu beginnen. Allerdings gibt es seitens der Patientinnen auch einige Gründe, die gegen eine Hormontherapie sprechen und die wir als behandelnde Ärztinnen und Ärzte ernst nehmen müssen.

Möchte die Patientin schwanger werden, ist eine Hormontherapie selbstverständlich auszuschließen. Alternativ müssen andere konservative multimodale Strategien angeboten werden. Der Kinderwunsch sollte dann allerdings auch konsequent verfolgt werden. Wenn es auf natürlichem Wege nicht klappt, kann die Patientin einem Kinderwunschzentrum zugeführt werden. Manchmal kann für die Frauen allerdings auch eine »Schmerzverschnaufpause« sinnvoll sein. Diese Möglichkeit sollte bei hohem Leidensdruck besprochen werden. Wenn starke Schmerzen bestehen, kann eine drei- bis sechsmonatige hormonelle Therapie sinnvoll sein. Dies entlastet die Patientin, sodass sie sich erholen kann.

Nicht selten wollen Patientinnen aber keinesfalls Hormone nehmen. Aktuell nimmt die Zahl der jungen Frauen zu, die die Einnahme von synthetischen Hormonen strikt ablehnen. Hier sind Sensibilität und Aufklärung wichtig: Da es sich bei Endometriose um eine hormonabhängige Erkrankung handelt, die progressiv verlaufen kann und aufgrund der zentralen Sensitivierung unbehandelt zu immer stärkeren Schmerzzuständen führen wird, sollte hier ein objektiv beratendes Gespräch mit der Patientin geführt werden. Möglicherweise führt dies zu einer veränderten Einstellung der Patientin. Oft wird in diesem Zusammenhang auch der Nutzen von bioidentischem Progesteron diskutiert. Dies kann begleitend genommen werden und wird auch oft als hilfreich empfunden. Allerdings liegen noch keine wissenschaftlichen Studien vor, die den Nutzen bei Endometrioseschmerzen belegen.

## Alternativen zur Hormontherapie

Wenn die Hormontherapie nicht vertragen wird und es zu unerwünschten Nebenwirkungen kommt, müssen Alternativen überlegt werden. Erstlinientherapie sollten Gestagenmonopräparate sein. Dienogest löst allerdings bei fünf Prozent der Frauen depressive Verstimmungen aus. Ganz allgemein gehören Stimmungsveränderungen zu den häufigsten unerwünschten Nebenwirkungen von Hormontherapien. In diesen Fällen könnte man versuchen, geringer dosiertes Östrogen über die Haut (Hormongel) zu verabreichen. Manche Frauen vertragen Dienogest deutlich besser, wenn sie es vaginal applizieren (siehe Seite 179 f.). Weitere Alternativen sind Desogestrel® und Chlormadinon®. Beide Präparate müssen gegebenenfalls in höherer Dosierung gegeben werden, um die Blutungsfreiheit zu erreichen. Duphaston® kommt ebenfalls infrage. Manchmal sind kombinierte orale Kontrazeptiva (KOK) besser verträglich, dann kann auch das versucht werden (Off-Label-Use). Zumindest sollte auf eine lokale hormonelle Therapie mit dem synthetischen Gestagen Levonorgestrel hingewiesen werden, um wenigstens die Schmerzen, die von der Gebärmutter ausgehen, zu lindern.

## Blutungen trotz Hormontherapie

Ziel der Hormontherapie bei Endometriose-Patientinnen sollte immer eine therapeutische Amenorrhoe sein. Blutungen trotz hormoneller Therapie, auch leichte, sind oft schmerzhaft, daher muss die Therapie dann optimiert werden. So muss gegebenenfalls von einer östrogenfreien Minipille (POP) wie etwa Desogestrel® auf das synthetische Gestagen Dienogest umgestellt werden, das eine gute antiproliferative Wirkung auf das Endometrium hat, also die Gewebevermehrung hemmt. Besteht die Blutung unter Dienogest weiterhin, kann eine Verdopplung der Dosis (1–0–1) über sieben Tage versucht werden. Tut sich nichts, sollte eine Abbruchblutung ausgelöst werden. Es lohnt sich auch, die Dicke der Gebärmutterschleimhaut sowie den Funktionszustand der Eierstöcke im Ultraschall zu beurteilen, eventuell liegt eine funktionelle Zyste mit Aufbau von Schleimhaut vor. Es ist hilfreich, die Patientin in diese Überlegungen und in die Vorgehensweise mit einzubeziehen. Wenn sie versteht, warum sie Beschwerden hat, kann sie besser mit ihren Schmerzen umgehen und ist dann auch eher bereit, weiter geduldig eine Verbesserung abzuwarten. Denn eine Hormontherapie, bei der es dennoch zu Schmerzen kommt, wird von vielen Patientinnen verständlicherweise nicht als hilfreich empfunden und leider häufig abgebrochen.
Kombinierte orale Kontrazeptiva (KOK) sollten ohne »Pillenpause« nonstop genommen werden, denn auch hier ist eine Abbruchblutung typischerweise schmerzhaft. Steht eine Adenomyose im Mittelpunkt der Beschwerden, kann auch eine lokale hormonelle Therapie mit Levonorgestrel sinnvoll sein – in Form der Hormonspirale Mirena. Kommt es weiterhin zu Blutungen, kann gegebenenfalls auch eine Kombination mit einer östrogenfreien Therapie (POP) eine Lösung sein.

## Schmerzen trotz Hormontherapie

Hat eine Patientin trotz Hormontherapie zwar keine Blutung mehr, aber dennoch Schmerzen und diese zumeist azyklisch, sollte ein Wechsel des Kontrazeptivums versucht werden: Statt einer Kombipille (KOK) kann eine Gestagenmonotherapie, etwa Dienogest, die Lösung sein. Bei der Einnahme von Kombipillen kommt es zu kumulativen Östrogenspiegeln von über 50 Pikogramm pro Milliliter und der Wert liegt dann in einem Bereich, der die Schleimhautbildung fördert. Mit der Gestagenmonotherapie bleibt der Östrogenspiegel meist im therapeutischen Fenster. Bei chronischen Schmerzen sind die GnRH-Analoga dem Dienogest überlegen und sollten dann als Zweitlinientherapie (kombiniert mit Add-Back-Therapie: etwa mit Tibolon oder Östrogen-Gel/ Pflaster in Kombination mit Gestagengabe oral oder vaginal) eingeleitet werden. Meist kann dadurch eine deutliche Schmerzreduktion bis hin zur Schmerzfreiheit erreicht werden. Künftig stehen hoffentlich auch die oralen GnRH-Antagonisten zur Verfügung: Wir erwarten die Zulassung in Deutschland für Juli 2022. Der GnRH-Antagonist Elagolix ist bereits in den USA zugelassen, kann über das Internet bezogen werden, ist aber extrem teuer. Ist nach drei Monaten eine Besserung zu verzeichnen, sollte die Einnahme noch um drei Monate verlängert werden. Es gibt einige Patientinnen, die nur mit GnRHa zufrieden sind und mit entsprechender Add-Back-Therapie diese langfristig einnehmen können.

> UM DEN ERFOLG EINER HORMONELLEN THERAPIE BEURTEILEN ZU KÖNNEN, MUSS DIE PATIENTIN BLUTUNGSFREI SEIN, SONST KANN ES NICHT FUNKTIONIEREN!

## Operation oder Re-Operation?

Eine weitere wichtige Säule der Therapie bei Endometriose ist die Laparoskopie. Allerdings muss vor jedem Eingriff gewissenhaft geprüft werden, ob er sinnvoll beziehungsweise alternativlos ist. Eine exakte Planung ist das A und O.

Gerade in der Erstdiagnostik sind fortbestehende Schmerzen unter suffizienter Therapie eine wichtige OP-Indikation und haben dann oft einen sehr guten Effekt auf die Schmerzreduktion, auch auf die Reduktion der zentralen Sensitivierung.

In der Rezidivsituation sieht es aber anders aus. Hier sollte die Indikation einer Re-Operation streng geprüft werden. Daher empfiehlt es sich, den Operationsbericht zu lesen und einzuschätzen, ob eine Sanierung der Endometriose bei der ersten Operation überhaupt erfolgt ist. Um die Qualität einer Operation einschätzen zu können, ist es hilfreich, zu schauen, ob eine entsprechende Stadieneinteilung und Beschreibung der Endometriose-Herde erfolgt ist und ob alle Endometriose-Herde entfernt/ destruiert wurden, zum Beispiel auch durch Abgleich mit dem histologischen Befund (entsprechen Anzahl und Größe der Gewebeproben dem operativen Vorgehen). Bei einem Verdacht auf peritoneale Herde muss geprüft werden, ob die erste Operation unter hormoneller Therapie stattgefunden hat, denn dann kommt es zu einer Verkleinerung von Endometriose-Läsionen und vor allem glasige aktive Herde sind nicht immer sichtbar.[7] Typisch ist dann eine kurzzeitige Verringerung der Schmerzen. In diesem Fall kann über eine Re-Operation nachgedacht werden. Wenn aber davon ausgegangen werden kann, dass die Operation unter optimalen Bedingungen stattgefunden hat, sollte unbedingt gefragt werden, ob diese OP zu einer Schmerzreduktion geführt hat. Auch wenn die letzte Operation länger als zwei Jahre her ist und zunehmend Beschwerden unter laufender hormoneller Therapie bestehen, kann über eine erneute Operation nachgedacht werden. In solchen Fällen sollte aber auch an eine zentrale Sensitivierung gedacht werden. Zunächst empfehlen sich jedoch immer eine Umstellung der hormonellen Therapie und der Versuch, mit alternativen und komplementärmedizinischen Behandlungsmethoden inklusive einer Ernährungsumstellung, wie in Kapitel 7 beschrieben, zu einer Besserung zu kommen, bevor man eine weitere Operation durchführt.

## Gebärmutter raus und alles ist gut?

**Nicht wenige Menschen glauben, dass die Lösung ganz einfach sei: die Gebärmutter entfernen lassen und alle Probleme sind gelöst. Doch so ist es leider nicht.**

Für sehr junge Frauen kommt so eine radikale Entscheidung sowieso nicht infrage. Auch für Patientinnen, die noch Kinder bekommen wollen, ist eine Entfernung der Gebärmutter natürlich keine realistische Möglichkeit.

Für Frauen, die ihre Familienplanung abgeschlossen haben, konservative Therapien nicht weiter verfolgen wollen oder bei denen der Erfolg schlicht ausbleibt beziehungsweise die Situation sich nicht verbessert, kann die Gebärmutterentfernung eine durchaus gute Lösung sein. Viele Frauen fühlen sich nach langen Jahren der Beschwerden regelrecht befreit und profitieren sehr davon. Wenn also der richtige Zeitpunkt gekommen ist und die Entscheidung nach reiflicher Überlegung getroffen wurde, ist das ein durchaus gangbarer Weg.

Doch der Erfolg einer Gebärmutterentfernung hängt vor allem auch von der Gesamtsituation ab. Frauen mit extrem komplexer Endometriose, bei denen der Darm, die Eierstöcke und die Gebärmutter sozusagen einen einzigen entzündlichen Konglomerattumor bilden, kann eine Totaloperation wirklich helfen. Diese kommt jedoch frühestens ab Ende 30 infrage. Man würde wegen der Östrogenproduktion aber dennoch versuchen, mindestens einen Eierstock zu belassen (siehe Seite 31–33). Ich habe schon sehr glückliche Frauen erlebt, die anschließend eine ganz neue Lebensqualität erfahren haben.

Aber – und es gibt ein großes ABER: Je stärker noziplastische Schmerzen (siehe

Abb. rechts) für das Schmerzgeschehen verantwortlich sind, desto größer ist die Gefahr, dass die Schmerzen selbst nach einer Gebärmutterentfernung bestehen bleiben.

Bei Frauen, die ungewollt kinderlos sind und eigentlich einen starken Kinderwunsch haben, kann die Entfernung des zentralen Organs für eine Schwangerschaft zu schwerwiegenden psychischen Problemen führen – selbst wenn die Betroffenen sich diese Lösung gegen die unerträglichen Schmerzen herbeigesehnt haben. Übrigens empfinden auch viele Frauen, die mit dem Thema unerfüllter Kinderwunsch abgeschlossen haben, ihre Gebärmutter häufig als wichtiges Organ, das sie nicht verlieren möchten. Und dann wiederum gibt es Frauen, die trotz schwerwiegender Veränderungen der Gebärmutter und obwohl eine Entfernung medizinisch notwendig ist, dieser innerlich nicht zustimmen können (was ich wirklich gut verstehen kann).

Das alles sind Gründe, warum ich sehr zurückhaltend bin, wenn Frauen mit dem Wunsch nach einer Gebärmutterentfernung an mich herantreten, vor allem wenn die Frauen noch keine Kinder haben, sehr jung sind und keine schwere, komplexe Endometriose vorliegt. Natürlich kann das jede Frau für sich selbst entscheiden, doch ich rate ihnen dringend, immer eine zusätzliche Meinung einzuholen und auch ein psychologisches Gutachten in Anspruch zu nehmen. In dieser Frage muss der Entscheidungsfindung unbedingt auf den Grund gegangen werden, damit man später nicht unter den Konsequenzen zu leiden hat.

Die Medizinerin beziehungsweise Operateurin, die diese irreversible Operation durchführen soll, muss so eine Entscheidung ebenfalls mittragen können. Ich hatte schon Patientinnen, die dringend um eine Gebärmutterentfernung baten, sich dann aber doch noch auf eine konservative Behandlung einließen und später sogar noch Kinder bekommen haben. Ich erinnere mich aber auch an eine junge Patientin, die sich mit 25 die Gebärmutter entfernen ließ, bei der sich dann jedoch Rezidive an den Eierstöcken entwickelten, weshalb sie weiterhin Schmerzen hatte und Hormone nehmen musste. Sie war verständlicherweise sehr traurig über diese Entscheidung, nicht zuletzt, weil man sie nicht umfassend aufgeklärt hatte. Frauen, die jünger als 35 Jahre sind, sollten meiner Meinung nach wirklich alle konservativen Möglichkeiten ausschöpfen, bevor sie sich zu so einem radikalen Schritt entschließen.

Und außerdem: Streng genommen müsste man die Eierstöcke gleich zusammen mit der Gebärmutter entfernen, damit das Thema Endometriose endgültig abgeschlossen werden kann. Aber das geht natürlich in jungen Jahren nicht – und daher kann Endometriose weiter aktiv bleiben.

## Schmerz-Komplextherapie

Sollte eine Endometriose-Patientin die Schmerzen dennoch nicht in den Griff bekommen, kommen auch stationäre multimodale Schmerztherapien infrage, die von einigen Schmerzzentren angeboten werden. Wichtig ist, dass auch die gynäkologischen Aspekte der organisch bedingten Erkrankung Berücksichtigung finden und nicht ein primärer psychosomatischer Ansatz Hauptbestandteil der multimodalen Schmerztherapie ist. Optimal wäre ein gemeinsames gynäkologisches und schmerztherapeutisches Konzept. Die Erfahrung zeigt, dass diese Patientinnengruppe hoch motiviert ist und die »Arbeit« durch gute Erfolge belohnt wird. Der Leidensdruck dieser Frauen ist so hoch, dass sie für alle Möglichkeiten offen sind, die zu einer Schmerzreduktion führen könnten.

Wie Sie sich selbst helfen können beziehungsweise was Sie gemeinsam mit Ihrer Ärztin oder Ihrem Arzt gegen Ihre Schmerzen tun können, erfahren Sie in Kapitel 5 unter »Wichtige Helfer gegen Schmerzen – Schmerzmittel« (siehe Seite 125–136) sowie in Kapitel 7. Wenn es um multimodale Schmerztherapie geht, ist auch die Endometriose.app sehr zu empfehlen (siehe Anhang).

### WER BEHANDELT WAS?

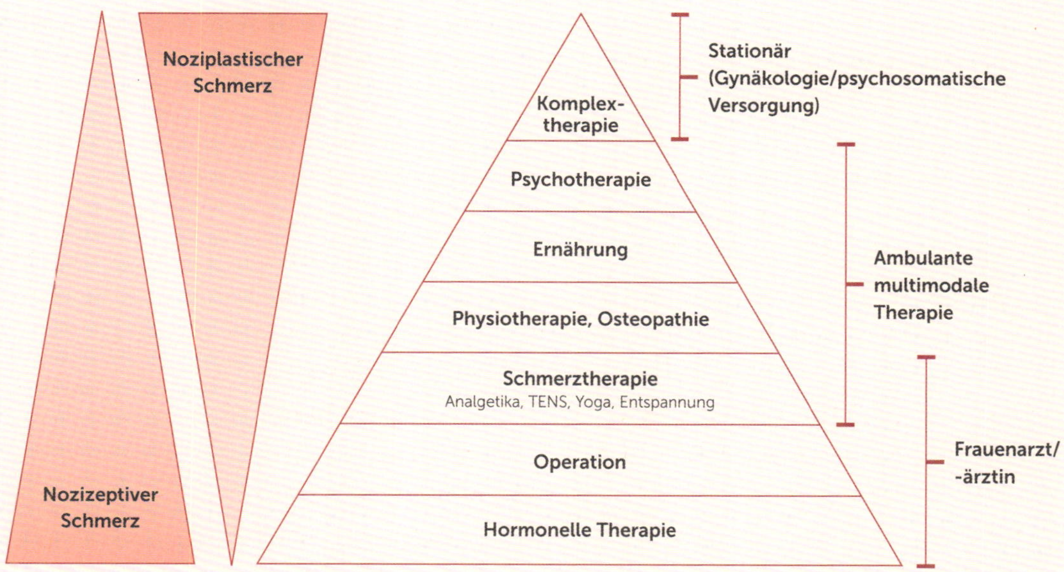


Diese Pyramide macht deutlich, welche Therapieform in welchem Stadium der Schmerzentwicklung angebracht ist. Bleibt der nozizeptive Schmerz unbehandelt, kann er sich zum noziplastischen Schmerz entwickeln. Eine Behandlung kann zu jedem Zeitpunkt einsetzen und die Verschlimmerung abwenden.

# Kann Endometriose entarten?

**Grundsätzlich ist Endometriose eine gutartige Erkrankung. Sie ist zwar chronisch, jedoch keinesfalls die Vorstufe zu einer Krebserkrankung.**

Ich selbst musste während meiner 20-jährigen Berufserfahrung nach einer Laparoskopie noch nie die Diagnose Krebs stellen. Da die Frauenklinik der Charité jedoch eines der größten Zentren für gynäkologische Tumore in Deutschland und ganz Europa ist, kommen immer wieder Krebspatientinnen zur Weiterbehandlung zu uns, bei denen Endometriose zumindest begleitend eine Rolle spielt. Das sind meist Patientinnen ab 45 und nur extrem selten junge Frauen.
Jedoch: Es gibt immer mehr Daten, die darauf hinweisen, dass es sogenannte endometriose-assoziierte Karzinome gibt. Grundsätzlich kann man sagen, dass man den Krebs zu 80 Prozent im Eierstock findet und nur zu 20 Prozent außerhalb. Es geht also hauptsächlich um Eierstockkrebs. Bei Eierstockkrebs unterscheidet man verschiedene histologische Subtypen (das ist wirklich sehr kompliziert). Möglicherweise treten zwei Subtypen – das endometrioide und das karzellige Ovarialkarzinom – vermehrt auf, wenn zuvor Endometriome oder allgemein Endometriose vorlag. In einigen Fällen konnte man im histologischen Präparat eine Endometriose-Zyste sehen, die in eine atypische Endometriose-Zyste übergegangen ist und dann zum Karzinom wurde. Daher wissen wir, dass eine atypische Endometriose-Zyste eine Krebsvorstufe sein kann (das muss der Pathologe erkennen). In so einem Fall ist zu überlegen, den Eierstock zu entfernen.
Endometriose-assoziierte Karzinome gehen formal aus Zysten hervor, also muss sich das Endometriom im betroffenen Eierstock befunden haben. Da aber bei Krebs kaum jemand nach einer Endometriose-Anamnese fragt und die Pathologen dann mit der Krebsdiagnose zu tun haben, liegen bisher kaum Daten vor. Die Daten, die wir haben, beruhen auf Datenbankabfragen. In Dänemark und Schweden gibt es große Patientenregister, die erkennen lassen, dass die genannten Krebs-Subtypen häufiger auftreten, wenn die Patientinnen Endometriose hatten.
Ein weiteres Risiko scheint auch eine erfolglose Kinderwunschtherapie darzustellen: So haben Endometriose-Patientinnen, die sich erfolglos einer In-vitro-Fertilisations-Therapie unterzogen haben, verglichen mit gesunden Frauen in derselben Situation ein erhöhtes Risiko für Eierstockkrebs. War die Kinderwunschtherapie dagegen erfolgreich, scheint sich das Risiko wieder aufzuhe-

ben. Das unterstreicht unsere Beobachtungen, dass eine Kinderwunschtherapie Entzündungen aktivieren kann, eine Schwangerschaft (mit hohen Progesteronspiegeln) diese dann aber wieder abklingen lässt.

Das sind jedoch lediglich Beobachtungen. Bisher fehlen vor allem wissenschaftliche Beweise für kausale Zusammenhänge. Wir haben bereits einige Hinweise dafür, was Risikofaktoren sein könnten, etwa die Atypien in Zysten, deren Risiko mit etwa acht Prozent angegeben wird. Das erscheint mir allerdings recht hoch, denn in unseren eigenen histologischen Berichten wird das extrem selten beschrieben.

In Endometriose-Zellen, die wir selbst untersucht haben, haben wir allerdings molekulare Veränderungen entdeckt, die auf dem Weg zur Krebsgenese eine Rolle spielen, und wir wissen, dass Entzündungen eine große Rolle spielen.

Und dennoch: **Insgesamt ist das Krebsrisiko viel zu gering, als dass man sich als Betroffene Sorgen machen oder gar ab 45 Jahren »alles rausnehmen lassen« müsste**. Vielmehr wäre zu überlegen, ob Frauen mit Endometriose wegen der Grundsituation nicht generell höhere Risikofaktoren aufweisen: So haben Frauen mit Endometriose statistisch gesehen ein etwas höheres Brustkrebsrisiko – immerhin sind beide Erkrankungen hormonabhängig. Und auch die ausgedehnten Entzündungen im Bauchraum sind Risikofaktoren für Eierstockkrebs. Ein eindeutiges Risiko für Eierstockkrebs und Krebs an Endometriose-Herden an Darm und Bauchfell hatten Frauen, denen prämenopausal die Gebärmutter entfernt wurde und die anschließend eine Hormonersatztherapie mit reinem Östrogen bekamen, das konnten zahlreiche Studien belegen. Heute wissen wir das und deshalb besteht eine Hormonersatztherapie inzwischen immer aus einer Kombination von Östrogenen (die brauchen wir für die Knochen) und Gestagenen als Gegenspieler.

Doch insgesamt, also wenn man die absoluten Zahlen anschaut, ist das Krebsrisiko aufgrund einer Endometriose wirklich sehr gering. Bezogen auf alle Frauen, die Endometriose haben, beträgt das Risiko, an Eierstockkrebs zu erkranken, nur 0,3 bis 0,8 Prozent.[8] Lediglich eine atypische Endometriose, die meist in Endometriomen (Schokoladenzysten) vorkommt, gilt als Krebsvorstufe.

Wenn keine Prophylaxe vorgenommen wird, ist mit einer mittleren Endometriom-Rezidivrate von 34 Prozent nach einem Jahr zu rechnen.[9] Durch die Nonstop-Einnahme der Pille, also durch die therapeutische Amenorrhoe, wird die retrograde Menstruation ausgesetzt. Das ist gut, denn die Eisenbelastung im kleinen Becken scheint ein besonderer Faktor zu sein, der oxidativen Stress triggert und damit das Karzinomrisiko mit begründet.[10] Zu überlegen ist daher, ob auch eine Tubenligation (das Abbinden der Eileiter, Sterilisation) eine

Möglichkeit zur Krebsprävention wäre. Allerdings gibt es dazu hinsichtlich der Rezidivraten von Endometriomen keine Daten.

**Was die Zahlen bedeuten**

Nach Tubenligationen konnte eine 60-prozentige Risikoreduktion für endometrioide Karzinome beobachtet werden,[11] weil einfach weniger oxidativer Stress entsteht. Das gilt auch für die Gebärmutterentfernung (Hysterektomie). Die komplette Entfernung aller Endometriose-Herde ergibt eine Risikoreduktion von 30 Prozent. Das bedeutet: Man müsste 95 Endometriose-Operationen durchführen, um einen Unterleibskrebs zu verhindern. Bei Endometriose in den Eierstöcken beträgt die Risikoreduktion 81 Prozent: Man müsste also bei 62 Frauen die Eierstöcke operativ entfernen, um bei einer Frau Eierstockkrebs zu verhindern. Aber wir können ja den Frauen nun nicht reihenweise Gebärmütter und Eierstöcke entnehmen ...

**So sieht die Krebsvorsorge im Fall von Endometriose aus:**

- Bei jungen Frauen ist eine hormonelle Therapie als Rezidivprophylaxe sehr wichtig (siehe Seite 102–105).
- Vorbeugend kann man die Entzündung und das Endometriose-Rezidivrisiko minimieren, indem man eine Hormontherapie macht. Wissenschaftliche Studien belegen, dass die Einnahme von KOK oder POP auch das Risiko für Eierstockkrebs minimieren.
- Wenn die feingewebliche Untersuchung bei einer Patientin, der eine Endometriose-Zyste entnommen worden ist, auffällige Zellkerne zeigt (Atypien), ist absolute Vorsicht geboten. Da wäre schon zu empfehlen, den Eierstock zu entfernen.
- Wenn bei Frauen ab 45 Jahren erstmals eine große Endometriose-Zyste auffällt, ist das untypisch und sollte onkologisch sicher (also durch Entfernung des Eierstocks) beseitigt werden.
- Keine Östrogenmonotherapie in den Wechseljahren, falls die Frau eine Gebärmutterentfernung hatte.

# Schwangerschaft und Geburt mit Endometriose

**Vorab: Ja, viele Frauen können schwanger werden und Kinder bekommen, obwohl sie Endometriose haben. Allerdings gibt es gewisse Risiken und diese sollten Sie kennen.**

Lange Jahre dachten wir, dass es für Endometriose-Patientinnen nur problematisch sein kann, schwanger zu werden, doch wenn sie schwanger sind, sei alles bestens – die Schwangerschaftshormone würden quasi wie eine natürliche hormonelle Therapie wirken. Inzwischen mehren sich die Hinweise, dass zumindest die Fehlgeburtsrate erhöht ist.

Woran kann das liegen? Da kommen wir wieder auf die Gebärmutter zurück, denn es hat sich herausgestellt, dass, je dicker die Muskelwände der Gebärmutter sind, desto höher ist das Fehlgeburtsrisiko. Vielleicht hat es wieder was mit den Bewegungsabläufen der Muskelwände zu tun, vielleicht sind aber auch Entzündungen mit im Spiel, wir wissen es nicht. Dagegen kann man leider nichts tun! Dieses Risiko muss man so hinnehmen. Es nimmt aber auch wieder ab und betrifft nur die ersten Schwangerschaftswochen.

Dennoch liegen Hinweise vor, dass Endometriose nicht nur zu Unfruchtbarkeit und einer erhöhten Fehlgeburtsrate führt, sondern auch die Risiken für die Schwangere und das Ungeborene erhöht: Eine schottische Kohortenstudie begleitete 5375 Frauen mit Endometriose und 8710 gesunde Frauen über 30 Jahre hinweg. Das Ergebnis: Die Endometriose-Patientinnen erlebten erkennbar häufiger Fehlgeburten, Frühgeburten und Plazentainsertionsstörungen.[12] Eine italienische Metaanalyse von 2017 fasste die Ergebnisse aus 24 Beobachtungsstudien mit insgesamt 52.111 Endometriose-Patientinnen und 1.872.003 Frauen ohne Endometriose (Kontrollgruppe) zusammen. Die Endometriose-Patientinnen hatten signifikant häufiger Fehl- und Frühgeburten, Plazenta praevia (Fehllage des Mutterkuchens) und Kaiserschnitte und gebaren öfter Kinder mit einem geringen Geburtsgewicht.

Frauen mit Endometriose gelten nicht als Risikoschwangere, doch vermutlich sollten wir da vorsichtiger sein: An der Charité jedenfalls haben wir festgestellt, dass unsere Patientinnen überproportional häufig Anomalien der Plazenta aufweisen. Deshalb haben wir damit begonnen, im Kreißsaal den Befund Endometriose/Adenomyose zu dokumentieren, um Daten für die Zukunft zu sammeln. Darüber hinaus ist die Datenerfassung schwierig, denn die Endometriose-Zentren erfahren ja nicht zwingend von Schwangerschaften ihrer Patientinnen und deren Verläufe und in den Kreißsälen dreht sich alles um die Geburt und nicht um Endometriose. Außerdem wissen wir durch unsere Befragung, dass sich schwangere Frauen, die unter Endometriose oder Adenomyose leiden, viele Sorgen machen und Ängste haben und sich oft nicht ausreichend beraten fühlen.[13] Das ist ein wirklich wichtiger Punkt, der nicht vernachlässigt werden darf.

Meinen Frauen rate ich deshalb, sich für die Geburt eine Klinik zu suchen, die Erfahrung mit der Entbindung von Endometriose-Patientinnen und deren Risiken hat. Einer vaginalen Geburt steht auch mit Endometriose prinzipiell nichts im Wege – sofern diese gut überwacht wird. Von einer Hausgeburt oder Entbindung in einem Geburtshaus rate ich ab, denn ein Kaiserschnitt sollte jederzeit durchgeführt werden können. Zum Glück kommt es wegen der Endometriose jedoch nur selten zu Komplikationen: Bei schwerer Adenomyose könnte gegebenenfalls die Gebärmutter reißen (Uterusruptur). Eigentlich sind die Endometriose- und Adenomyose-Herde durch die Schwangerschaftshormone »ruhiggestellt«(dezidualisiert), trotzdem kann es manchmal zu Blutungen aus solchen Herden kommen.

## Kaiserschnitt, ja oder nein?

Bei rektovaginalen Endometriose-Herden, die ja genau zwischen Scheide und Darm sitzen, könnte eine Kaiserschnittgeburt der bessere Weg sein – egal, ob Sie deswegen bereits operiert wurden oder nicht: Sowohl aufgrund der Endometriose-Herde als auch wegen der Narben nach einer OP ist das Gewebe dann nämlich weniger dehnbar, weshalb es in seltenen Fällen zu Rissen mit Blutungen kommen kann – und das ist in der Tat sehr gefährlich. Die gynäkologische Abteilung der Kepler Universitätsklinik Linz in Österreich führt ein Register über TIE-Patientinnen, die entbunden haben, das belegt, dass vaginale Geburten trotz tief infiltrierender Endometriose durchaus möglich sind. Es gibt also bisher keine generelle Empfehlung, einen Kaiserschnitt machen zu müssen.

Im Vergleich zur vaginalen Geburt ist ein geplanter Kaiserschnitt für das Kind allerdings etwas risikoärmer. Das ist einfach so. Und so sehr ich eine vaginale Geburt auch bevorzuge – ich selbst habe drei Kinder vaginal geboren –, bin ich doch auch für Sicherheit und gesunden Menschenverstand, denn bei tief infiltrierender Endometriose sieht die Sache etwas anders aus: Einer TIE–Patientin über 35, egal, ob operiert oder nicht, die zudem eine Kinderwunschbehandlung hatte, würde ich im Zweifel immer zum geplanten Kaiserschnitt raten. Dieser kann sehr sanft erfolgen, indem der Mutter das Kind unmittelbar auf die Brust gelegt wird und der Vater die Nabelschnur durchschneiden darf. Wer lieber eine vaginale Geburt erleben möchte, sollte sich dazu in die Hände erfahrener Geburtshelferinnen begeben, die die Risiken kennen und sofort »umschalten« können.

## Stillen als natürliche Therapie gegen Endometriose-Beschwerden

Die Zeit nach einer Entbindung ist im Prinzip die beste natürliche Therapie bei Endometriose: Das Hormon Prolaktin, das die Milchproduktion anregt, dämpft jetzt die Ausschüttung aller anderen Sexualhormone und versetzt den Körper quasi in die Wechseljahre, denn solange die Mutter stillt und Energie braucht, ist eine neue Schwangerschaft nicht sinnvoll … also gibt auch die Endometriose Ruhe. Sobald aber zugefüttert wird, begeben sich auch die Follikel wieder auf Wanderschaft. Wer also mag und kann, stillt mindestens sechs Monate voll.

Jetzt ergibt sich die Chance, die Ruhephase der Endometriose möglichst lange aufrechtzuerhalten: Damit sich der Zyklus gar nicht erst wieder einstellt, empfehle ich, gleich mit der Stillpille Desogestrel® anzufangen, die als Kontrazeptivum beim Stillen zugelassen ist (siehe Seite 114). Sobald Sie abgestillt haben, können Sie wieder auf Dienogest oder KOK umstellen.

Tatsächlich erleben die meisten Frauen mit Eintreten der Schwangerschaft einen deutlichen Rückgang der Endometriose-Beschwerden: Viele sind sogar komplett schmerzfrei, auch in der Stillzeit, und der Effekt hält auch noch eine Weile an! Nur ganz selten kommt es vor, dass die Schmerzen noch bis in die höheren Schwangerschaftsmonate andauern und dann auch noch kurz nach der Entbindung wieder einsetzen.

# Ab der Menopause ist endlich Schluss mit Endometriose – oder?

**Ist es ab der Menopause wenigstens endlich vorbei? Um es gleich vorwegzunehmen: Grundsätzlich ja, denn mit der Menopause stellen die Eierstöcke die Produktion von Östrogen ein. Da Endometriose hormonabhängig ist, ist es nur logisch, dass mit dem Unterbleiben der Blutungen auch die Endometriose inaktiv wird.**

Durch den Östrogenmangel ist die Gebärmutterschleimhaut – als Erfolgsorgan des Östrogens – dann auch ganz flach und dementsprechend sind die Endometriose-Herde inaktiv. Aber verschwunden sind sie deshalb noch lange nicht, ebenso kann die Gebärmutter zwischendurch immer mal wieder aktiviert werden. Denn die Wechseljahre heißen nicht umsonst so: Sie dauern Jahre und die Zustände wechseln.

Mit der entsprechenden hormonellen Stimulation – künstlich oder aufgrund der natürlichen menopausalen Umstellungsphase – kann sich immer mal wieder etwas Gebärmutterschleimhaut aufbauen … und dasselbe gilt für die Endometriose-Herde.

# Die Wechseljahre

Wenn alle in den Eierstöcken angelegten Eizellen »aufgebraucht« wurden, die Ovarien sozusagen leer sind, dauert es noch eine Weile, bis diese Information auch im Hypothalamus und in der Hypophyse angekommen ist. Diese produzieren weiterhin fleißig LH und FSH (siehe Seite 31–34 und 106 f.), doch die Eierstöcke reagieren nicht mehr: Obwohl die FSH- und LH-Spiegel ansteigen, werden keine Follikel mehr stimuliert – weil nicht vorhanden – und folglich auch keine Östrogene mehr ausgeschüttet. Der Östrogen-Spiegel sinkt immer weiter. Das geschieht natürlich nicht abrupt: Die Funktion der Eierstöcke lässt nur langsam nach, mal kommt da noch was, mal nicht. Die Zeit vor der Menopause wird **Perimenopause** genannt: Jetzt kommen die Blutungen unregelmäßiger und es können sich auch mal funktionelle Zysten bilden. Bleibt die Blutung endgültig aus, befindet man sich in der **Menopause,** die mindestens ein Jahr dauert. Hatte man ein bis 1,5 Jahre lang keine Blutungen mehr, ist man in der **Postmenopause.** Durchschnittlich tritt die Perimenopause mit 47,5 Jahren und die Menopause mit 52 Jahren ein.[14]

Der Übergang in die Menopause ist ein normaler körperlicher Alterungsprozess. Der damit einhergehende Wegfall der Östrogene kann uns Frauen aber ganz schön zu schaffen machen, denn das Hormon Östrogen tut unserem Körper ganz gut: So sorgt es für eine gute Durchblutung der Geschlechtsorgane und auch der Scheidenhaut, ist wichtig für die Stabilität unserer Knochen, unterstützt unsere kognitive Leistungsfähigkeit und unser Herz-Kreislauf-System. Mindestens bis zum 45. Lebensjahr braucht man Östrogen unbedingt. Sollte die Menopause vorher einsetzen, sei es, weil es so ist oder wegen einer Operation, ist eine Hormonersatztherapie sinnvoll. Setzt sie zwischen 45 und 50 ein, muss man abwägen. Frauen, die sehr stark unter Hitzewallungen leiden, sich nicht mehr konzentrieren oder kaum noch schlafen können und insgesamt stark unter klimakterischen Beschwerden leiden, kann eine Hormonersatztherapie wirklich gut helfen. Wer jedoch Endometriose hat, sollte vielleicht besser darauf verzichten.

Meinen Endometriose-Patientinnen rate ich bei Wechseljahrsbeschwerden, zunächst pflanzliche Produkte zu versuchen wie Nachtkerzenöl, Remifemin® (enthält Traubensilberkerze) oder auch Rhabarberextrakt. Diese pflanzlichen Wirkstoffe haben sich bei vegetativen Beschwerden bewährt. Ansonsten gilt es, auf den eigenen Körper und seine Bedürfnisse zu hören und sich Zeit für Entspannung und das eigene Wohlbefinden zu nehmen.

## Hormonersatztherapie in den Wechseljahren trotz Endometriose

Wenn menopausale Endometriose-Patientinnen mit Gebärmutter eine Hormonersatztherapie brauchen oder wollen, darf nur **eine kombinierte Hormontherapie** erfolgen. Eine alleinige Östrogensubstitution – wir brauchen eigentlich nur das Östrogen – ist gefährlich, da neben all dem Guten, was das Östrogen für uns tut, auch die Gebärmutterschleimhaut wieder aktiviert wird, gleichzeitig aber das Gestagen fehlt. Das kann über einen längeren Zeitraum zu Gebärmutterschleimhautkrebs führen.

Doch auch wenn die Patientin keine Gebärmutter mehr hat, darf keinesfalls eine Östrogenmonotherapie erfolgen, denn auch die noch vorhandenen Endometriose-Herde, die ja nichts anderes sind als Mini-Gebärmütter (siehe Seite 22 f.), können durch das Östrogen wieder aktiviert werden.

> EINE HORMONERSATZTHERAPIE FÜR MENOPAUSALE ENDOMETRIOSE-PATIENTINNEN MIT ODER OHNE GEBÄRMUTTER MUSS IMMER MIT GESTAGEN KOMBINIERT SEIN.

Ich habe wirklich Patientinnen gesehen, die nach überstandener Menopause mit typischen Endometriose-Schmerzen in meine Sprechstunde kamen, weil der ganze »Spaß« wieder losging. Warum? Man hatte ihnen nach der Gebärmutterentfernung eine Östrogenmonotherapie verschrieben. Ein Wahnsinn! Über längere Zeit kann so eine Therapie sogar zu maligner Entartung (Krebs) von »harmlosen« Endometriose-Herden führen. Das würde auch passieren, wenn Gebärmutterschleimhaut vorhanden ist, die man permanent mit Wachstumshormonen versorgt, ohne dass sie abbluten kann. Deshalb darf man Frauen mit Gebärmutter niemals einer Östrogenmonotherapie aussetzen. Leider vergessen manche, dass Endometriose-Patientinnen auch nach einer Gebärmutterentfernung noch Gebärmutterschleimhaut in Form von Endometriose-Herden im Körper haben.

### Empfehlungen

Das geringste Thromboserisiko, denn das ist definitiv das Thema, über das man sprechen muss, wenn es um die Hormonersatztherapie geht, besteht bei einer Östrogengabe über die Haut (zum Beispiel in Form eines Gels wie Gynokadin Gel® oder Lenzetto®). Das kann mit ein bis zwei Hub pro Tag ganz gering dosiert werden. Zusätzlich muss Gestagen genommen werden, zum Beispiel in Form eines natürlichen Gestagens, das vaginal angewendet werden kann (zum Beispiel Utrogest®). Es gibt auch Apotheken, die gestagenhaltige Cremes anfertigen.

Selbstverständlich können Sie auch orale kombinierte Präparate für die Meno-

pause nehmen, die immer Östradiol enthalten (das hat grundsätzlich ein geringeres Thromboserisiko als Ethinylestradiol aus der kombinierten Pille). Da diese jedoch oral in Tablettenform genommen, also die Wirkstoffe über die Leber verstoffwechselt werden, ist das Thromboserisiko etwas höher. Ich empfehle unbedingt die Variante über die Haut.
In der Scheide wirkt Östrogen wie eine Pflegelotion, die die Schleimhaut stärkt, sie geschmeidig und strapazierfähig macht. Viele Frauen leiden daher in und nach den Wechseljahren unter Scheidenentzündungen (atrophische Kolpitis), weil sich die Scheidenschleimhaut aufgrund des Östrogenmangels nicht mehr aufbaut wie früher, dünn und anfällig für Infektionen und Reizungen wird. Dadurch kann es zu brennenden Schmerzen kommen, vor allem beim Geschlechtsverkehr. Hier hat sich das Steroidhormon Estriol bewährt. Es kann als Scheidenzäpfchen (Oekolp) lokal zur Pflege genommen werden und wird NICHT ins Blut aufgenommen. **Achtung:** Vor allem wenn die Haut schon dünn und entzündlich war, kann die Anwendung zunächst sehr unangenehm sein und ein Brennen verursachen. Das legt sich jedoch mit der Zeit.

## Wird es jetzt endlich auch mit den Schmerzen vorbei sein?

Sehr vielen Frauen, die hauptsächlich zyklische Beschwerden hatten, geht es zum Glück in der Menopause bedeutend besser. Für viele ist das Thema Endometriose jetzt endlich ausgestanden – genießen Sie es!
Endometriose-Patientinnen, die chronische Schmerzen hatten und bei denen eine ausgeprägte zentrale Sensitivierung vorliegt, erleben zwar meist eine Besserung der Schmerzen, weil der Zyklus ja wegfällt, können aber dennoch weiterhin chronische Schmerzen haben (siehe Seite 56 f.). Sie sollten mit der multimodalen Therapie fortfahren! Einfach weitermachen. Das ist natürlich bitter, keine Frage. Da hilft nur eins: Nach vorne schauen und nach guten Lösungen für sich selbst suchen.
Ich habe eine ganz liebe Patientin, Petra N., die trotz Fibromyalgie (ein chronisches Schmerzsyndrom, das sie im Laufe ihrer Endometriose-Erkrankung entwickelt hat) immer gute Laune hat. Sie hat den Bauchtanz für sich als Therapie entdeckt und belegt hochmotiviert Kurs um Kurs. Petra ist für mich ein sehr gutes Beispiel für jemanden, der nicht aufgibt und immer versucht, dem Leben trotz alledem etwas Positives abzugewinnen. Viel Kraft schöpft sie sicherlich auch aus ihrer Hilfsbereitschaft und daraus, dass sie ihre Erfahrungen in einer Selbsthilfegruppe an andere weitergibt. Sie zeigt mir, dass es trotz der Bürde, mit chronischen Schmerzen leben zu müssen, möglich ist, eine gewisse Lebensqualität zu erreichen, indem man sein

ganz individuelles Entlastungskonzept entwickelt. Petra N. schickt mir übrigens jedes Jahr einen Christstollen, den meine Kinder in Nullkommanichts aufessen – dafür danke ich ihr sehr!

Nur sehr, sehr selten spielen Schmerzen durch Endometriose-Herde nach den Wechseljahren tatsächlich noch eine Rolle – ganz ausgeschlossen ist das leider nicht. Das betrifft vor allem übergewichtige Frauen, da Fettgewebe aromataseaktiv ist und somit ein körpereigener Östrogenlieferant. Deshalb haben diese Frauen eventuell weniger Wechseljahrsbeschwerden, aber eben auch erhöhte Östrogenspiegel.[15] Dadurch kann die Endometriose-Aktivität natürlich wieder befeuert werden, vor allem wenn Residuen, also alte Endometriose-Herde aktiviert werden können.[16] Dann gilt es wieder, über eine entsprechende Hormontherapie zu beraten.

# WIR LEBEN JETZT ZUSAMMEN

# ALLTAG MIT ENDOMETRIOSE

**Wenn Sie Endometriose haben, nützt es nichts, vor dieser Tatsache die Augen zu verschließen und sie zu ignorieren. Doch wenn Sie sich mit Ihrer chronischen Erkrankung auseinandersetzen, sie annehmen und Ihre Endometriose vor allem richtig behandelt wird, können Sie enorm an Lebensqualität dazugewinnen – und auch ein Kinderwunsch muss in vielen Fällen kein Traum bleiben.**

Wie bei jeder chronischen Erkrankung müssen sich die Betroffenen an »ihre« Krankheit auch erst mal gewöhnen. Darüber hinaus ist es gut, wenn sie sich mit ihr »anfreunden« und Expertin in eigener Sache werden. Zunächst ist die Diagnose ja auch ein Schock, wobei allerdings bei Endometriose meist Erleichterung darüber überwiegt, dass man jetzt endlich weiß, dass da wirklich was ist. Doch bevor man beginnen kann, die Erkrankung zu akzeptieren, wird man Phasen der Verarbeitung durchlaufen: Immerhin haben sich bis zur Diagnose viele Emotionen und Ängste aufgebaut, vor allem wenn die Betroffenen jahrelang mit ihren Beschwerden nicht ernst genommen wurden.

In diesem Kapitel erfahren Sie, welche wirksamen Behandlungsmethoden die Komplementärmedizin bereithält und welche bewegungsorientierten Therapieansätze besonders bei Endometriose-Beschwerden zu empfehlen sind. Und auch über die Ernährung lassen sich Ihr Körper und vor allem die Entzündungsprozesse positiv beeinflussen.

# Alternative und komplementärmedizinische Behandlungsmethoden

**Lange Zeit wurde der alternativen beziehungsweise komplementären Medizin im Gegensatz zur evidenzbasierten Medizin, also der sogenannten Schulmedizin, Unwissenschaftlichkeit vorgeworfen – aber an sich ist das wirklich Quatsch. Anhand vieler Studien konnte inzwischen nachgewiesen werden, dass Komplementärmedizin durchaus wirksam ist. Allerdings gibt es zu den komplementärmedizinischen Verfahren leider nur wenige gute, randomisierte und kontrollierte Studien, so wie sie in der Schulmedizin üblich sind.**

KOMPLEMENTÄRMEDIZINISCHE VERFAHREN EIGNEN SICH HERVORRAGEND ALS ERGÄNZUNG ZUR SCHULMEDIZINISCHEN THERAPIE.

Einige komplementärmedizinische Behandlungsmethoden haben sich besonders bei meinen Endometriose-Patientinnen als äußerst wirksam erwiesen. Deshalb möchte ich sie hier kurz vorstellen. Sie können die Endometriose nicht heilen, aber sie können einen erheblichen Beitrag zur Verbesserung der Lebensqualität leisten.

## Orales Schmerzmanagement

Wenn Sie Ihre Schmerzen und Beschwerden allein durch die nachfolgenden Maßnahmen in den Griff bekommen, dann ist das wunderbar! Wenn Ihre Endometriose-Befunde noch dazu relativ unauffällig sein sollten, spricht nichts dagegen, dass Sie so weitermachen können. Bleiben Ihre Beschwerden jedoch gleich stark, dann sollten Sie überlegen, ob dieser Weg tatsächlich für Sie der richtige ist. Nimmt das nachfolgend beschriebene alternative Schmerz- und Beschwerdemanagement aufgrund der Stärke Ihrer Schmerzen zu viel Zeit in Anspruch, sind Sie also quasi eine bis zwei Wochen im Monat nur damit beschäftigt »zu überleben«, sollten Sie darüber nachdenken, welche Methoden Ihnen besser helfen könnten.

**Schmerzen adäquat behandeln:** Die Schmerzmittel Ibuprofen® oder Naproxen® wirken antientzündlich und hemmen die Ausschüttung der Schmerzbotenstoffe Prostaglandin (siehe Seite 125 und 129). Sie fallen zwar nicht unter eine rein komplementärmedizinische Behandlung, sollten aber immer mitgeführt werden (plus Magenschutz), um der Entstehung chronischer Schmerzen vorzubeugen (siehe Seite 56–65). Gegebenenfalls können zusätzlich Buscopan PLUS® und Novalgin® genommen werden, die gleichzeitig krampflösend wirken. Dosierungsvorschlag: 20 bis 40 Tropfen Novalgin®

drei- bis viermal täglich und/oder Buscopan PLUS® dreimal täglich (1–1–1). Buscopan® ist kein Schmerzmittel, sondern ein krampflösender Wirkstoff, der die Verspannungen der glatten Muskulatur, etwa der Gebärmutter und der Darmwände, löst. Die Kombination dieser beiden Medikamentengruppen ist ausgesprochen sinnvoll, da sich die Effekte ergänzen.
Bei stark brennenden Schmerzen muss an eine neuropathische Schmerzkomponente gedacht werden, daher können auch Gabapentin und Pregabalin versucht werden. Duloxetin und Amitriptylin können ebenfalls als Koanalgetika eingesetzt werden.
Brauchen Sie jedoch die Maximaldosen, um den Tag zu »überleben«, sollten Sie sich doch fragen, ob das wirklich das Richtige ist, und unbedingt medizinischen Rat einholen.

## Pflanzliche Unterstützung

Bei Muskelschmerzen, Muskelkrämpfen und Periodenschmerzen hilft außerdem die Einnahme von **Magnesium,** ein Mineralstoff, den wir hauptsächlich über pflanzliche Lebensmittel zu uns nehmen. Wer regelmäßig Hülsenfrüchte, Nüsse, Mandeln, Vollkornprodukte und Zartbitterschokolade isst, kommt leicht auf die von der Gesellschaft für Ernährung empfohlenen 300 bis 400 Milligramm Magnesium pro Tag. Ein Mangel kann auftreten, wenn Sie stark schwitzen, etwa weil Sie Sport treiben oder weil es sehr warm ist, aber auch durch Stress. Auch Schwangere und Stillende haben einen erhöhten Magnesiumbedarf. Im Bedarfsfall können Sie Magnesium in Form von Nahrungsergänzungsmitteln zu sich nehmen.
Mit frei verkäuflichen CBD-Ölen (siehe Seite 131–133) machen meine Patientinnen ganz unterschiedliche Erfahrungen: Manchen helfen sie sehr, andere merken nichts. Einige Frauen haben mir berichtet, dass sie täglich einige Tropfen nehmen und sehr wohl eine gute Wirkung spüren.
**Mönchspfeffer,** *Vitex agnus-castus,* ist eine Heilpflanze, die in der Naturheilkunde unter anderem bei Zyklusstörungen eingesetzt wird. Es könnte sein, dass die Besserung der Menstruationsschmerzen auf eine dopamin-analoge Wirkung der Inhaltsstoffe seiner Früchte zurückzuführen ist. Es gibt Studien im Zusammenhang mit polyzystischem Ovarial-Syndrom (PCO) und prämenstruellem Syndrom (PMS), in denen sich die Beschwerden der Patientinnen im Vergleich zur Placebogruppe deutlich gebessert haben. Über die Wirkung bei Endometriose gibt es keine wissenschaftlichen Studien, doch berichten Endometriose-Patientinnen von einer positiven Wirkung auch bei Schmerzen.
Auch **Schüssler-Salze** werden oft als hilfreich empfunden: Nr. 7 *Magnesium phosphoricum* kombiniert mit Nr. 4 *Kalium chloratum* gegen PMS, Nr. 7 kombiniert mit Nr. 2 *Chalcium phosphoricum* gegen krampfartige Schmerzen, Nr. 20 *Kalium aluminium sulfuricum* gegen Blähungen, Nr. 25 *Aurum chloratum natronatum* gegen »Frauenleiden«.

## Tees, die gegen Endometriose-Beschwerden helfen

**Eine warme Tasse Tee kann sehr wohltuend sein. Probieren Sie es aus: Für eine Tasse Tee 1/4 Liter kochendes Wasser auf zwei Teelöffel der jeweiligen Teemischung gießen, etwa fünf bis zehn Minuten ziehen lassen, abseihen und nicht zu heiß trinken.**

### Tee bei schmerzhaften Blutungen

Je 35 g Schafgarbe, Frauenmantel und Gänsefingerkraut (diese Kräuter wirken entkrampfend) mischen und luftdicht verschlossen aufbewahren.
Ab dem fünften Tag vor der erwarteten Menstruation dreimal täglich eine Tasse trinken. Setzt die Blutung ein, auf fünf Tassen täglich steigern.

### Tee zur Entkrampfung

Je 30 g Kamillenblüten und Hopfenzapfen sowie 40 g Gänsefingerkraut mischen und luftdicht verschlossen aufbewahren.
Einige Tage vor der erwarteten Blutung damit beginnen, dreimal täglich eine Tasse zu trinken.

### Tee bei starker Monatsblutung

Je 20 g Hirtentäschel und Schafgarbe, 15 g Himbeerblätter und 10 g Ringelblumenblüten mischen und luftdicht verschlossen aufbewahren. Diese Kräuter wirken adstringierend (zusammenziehend), wodurch sie den Blutverlust verringern und das Muskelgewebe stärken.
Zwei- bis dreimal täglich eine Tasse trinken.

## Bewegungsorientierte Therapieansätze

Wenn Sie Unterbauch- oder Rückenschmerzen haben, ist es schnell geschehen, dass Sie wegen der Schmerzen nicht mehr richtig atmen und sich eine Schon- oder Fehlhaltung entwickelt. Der gesamte Bewegungsapparat reagiert bei diesen Schmerzen also mit. Bei Frauen mit Endometriose ist das der gesamte Beckenbodenbereich. Fehlhaltungen entstehen, weil die Frauen in Schonhaltung im Bett liegen, nicht mehr richtig atmen und sich verkrampfen: So kommt es zu Beckenbodenverspannungen und Fehlhaltungen in den Gelenken des Beckens – da reichen Millimeter! Wenn sich das Iliosakralgelenk nur minimal verschiebt, verhärten sich die Muskeln im Becken, was bei einer gynäkologischen Untersuchung gut zu ertasten ist. Kleinste Dysbalancen im Becken können sich aber auch auf den ganzen Körper auswirken, es kann so ebenfalls zu Fehlhaltungen und Verkrampfungen des oberen Bewegungsapparates kommen sowie zu Zwerchfellverspannung.

**Entspannungstechniken für die Muskeln:** Bei starken bis stärksten Schmerzen im Unterleib nehmen Sie zwangsläufig eine Schonhaltung ein, wodurch die Muskulatur des Beckenbodens verkrampft und es langfristig zu Fehlhaltungen kommt. Zudem verstärken die wiederkehrenden Schmerzimpulse die Empfindlichkeit gegenüber den Schmerzen. Die herabgesetzte Schmerzschwelle führt dann dazu, dass selbst geringe Schmerzreize zu Reaktionen der Muskulatur führen. Diesen Teufelskreis gilt es zu durchbrechen: Daher ist es sehr wichtig, dass Sie **regelmäßige Entspannungsübungen für Ihre Beckenbodenmuskulatur zu Ihrer täglichen Gewohnheit machen.** Entlastende Therapien wie Osteopathie, Physiotherapie, aber auch Entspannungstrainings wie etwa Yin Yoga und Hatha Yoga, Aqua-Fitness und progressive Muskelrelaxation sind bei Endometriose sehr zu empfehlen. Gute Anleitungen kann man bei YouTube finden: Einfach nach schmerzlindernden Beckenbodenentspannungsübungen suchen. Trainieren Sie mindestens dreimal pro Woche, besser noch täglich.

GERADE DIE SCHMERZINTENSITÄT KANN ÜBER KOMPLEMENTÄRE UND BEWEGUNGSORIENTIERTE THERAPIEANSÄTZE POSITIV BEEINFLUSST WERDEN.

**Wichtig: Es geht dabei nicht um die Kräftigung des Beckenbodens, sondern um das Lösen und Lockern der verspannten Muskulatur,** damit das Gleichgewicht wiederhergestellt werden kann. Sonst kommt es zu einer Fehlstellung des Beckens, was wiederum Verspannung hervorruft – ein Teufelskreis.

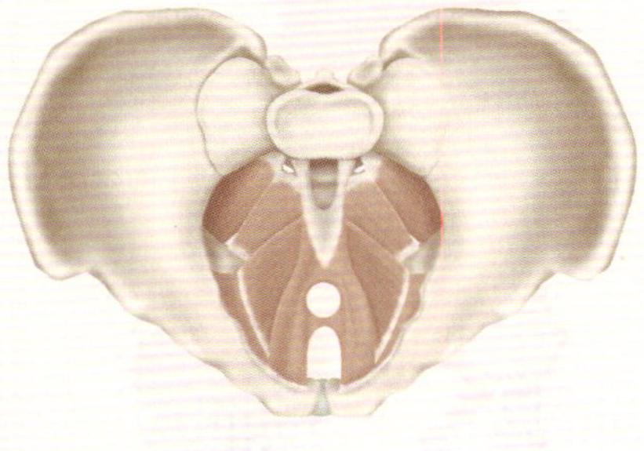

Der Beckenboden wird durchbrochen von Harnröhre, Enddarm und Scheide. Die natürliche Funktion der Muskeln ist es, die Organe des Bauch- und Beckenraums zu halten und die Schließmuskulatur zu kontrollieren.

Eine weitere Therapiemethode, die die Beckenbodendysfunktion und deren Auswirkung lindert, ist die **Elektrostimulation.** Die intravaginale Elektrostimulation zeigte bereits vielversprechende Ergebnisse beim Vaginismus und anderen Schmerzerkrankungen. Zudem konnte in einer Studie gezeigt werden, dass die Therapie mit transkutaner Elektrostimulation (TENS) zu einer signifikanten Schmerzreduktion führt.[1]

# BECKENBODENDEHNUNG

Führen Sie die Beckenbodendehnung mindestens zweimal am Tag aus und immer, wenn Sie das Gefühl haben, dass Ihnen die Übung jetzt guttun würde.

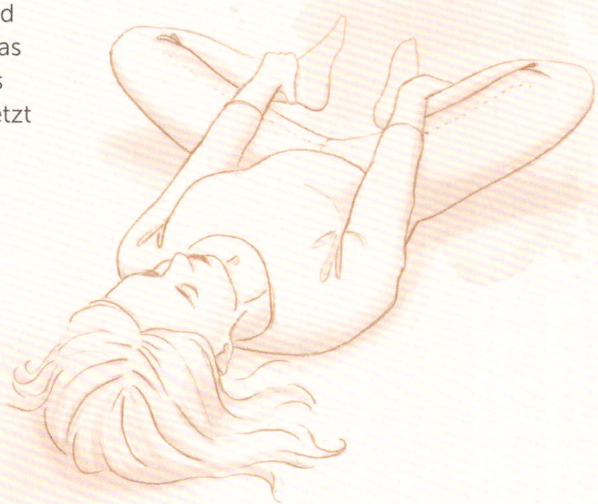

**Sie können diese Übung in der Hocke oder auf dem Rücken liegend ausführen. Bei Rücken-, Hüft- oder Knieproblemen ist die Rückenlage angenehmer. Diese Übung entlastet den unteren Rücken und entspannt die Beckenbodenmuskulatur.**

**Im Stand:** Beide Beine sind mehr als schulterbreit geöffnet, die Füße leicht nach außen gedreht. Gehen sie nun mit möglichst geradem Rücken in die Hocke, bis Ihr Gesäß etwa 20 Zentimeter vom Boden entfernt ist. Falten Sie Ihre Hände vor der Brust und drücken Sie mit Ihren Ellenbogen gegen die Innenseiten Ihrer Oberschenkel. Lassen Sie gleichzeitig Ihr Gesäß entspannt hängen und atmen Sie 6- bis 8-mal tief ein und aus. Spüren Sie die Dehnung im Becken. Verlassen Sie die Position, indem Sie Ihre Hände auf den Oberschenkeln abstützen und sich mit geradem Rücken wieder aufrichten.

**Im Liegen:** Ziehen Sie auf dem Rücken liegend Ihre Knie zur Brust und legen Sie die Fußsohlen aneinander. Umfassen Sie Ihre Fußgelenke und öffnen Sie Ihre Beine, sodass Ihre Knie nach außen zeigen. Spüren Sie die Dehnung im Becken. Dehnen Sie in dieser Position nach, indem Sie 6- bis 8-mal tief ein- und ausatmen und währenddessen den Beckenboden senken.

**Machen Sie die Übung zweimal täglich mit jeweils zwei bis drei Wiederholungen.**

### Hilfe bei Dyspareunie

Wenn es um die Behandlung von Schmerzen im Beckenboden geht, dürfen wir die Dyspareunie nicht vergessen, die zu einem erheblichen Leidensdruck bei den betroffenen Frauen führen kann. Und natürlich ist es auch für den Sexualpartner (ob männlich oder weiblich) schwer, wenn die Partnerin Schmerzen hat. Daher ist es wichtig, dieses Thema mit der Patientin und idealerweise gemeinsam mit ihrem Partner oder ihrer Partnerin zu besprechen und auf die Möglichkeit einer sexualmedizinischen Beratung hinzuweisen. Auch hier sind die Beckenbodenentspannungsübungen, elektrotherapeutische Anwendungen (TENS) sowie Yoga und Osteopathie (siehe Seite 189 f.) hilfreich. Außerdem gibt es Hilfsmittel, wie etwa das Ohnut-Set (siehe Anhang), die die Eindringtiefe des Penis bei der Penetration minimieren und so die Schmerzen beim Geschlechtsverkehr reduzieren. Viele Frauen können damit angenehmen penetrativen Sex erleben und entspannten Geschlechtsverkehr genießen. Auch für den Partner kann es entlastend sein, dass er sich nicht auf die Eindringtiefe konzentrieren muss, um seiner Partnerin nicht wehzutun.

## Physiotherapie und Osteopathie

Bei Endometriose kann Physiotherapie sowie manuelle Therapie über die Indikation LWS-Syndrom (Rückenschmerzen im Bereich der Lendenwirbelsäule) verordnet werden. Viele Ärztinnen und Ärzte wissen das nicht. Fordern Sie als Betroffene Ihr Recht ein!

Für die Schmerztherapie spielt die **Physiotherapie** unter allen physikalisch-medizinischen Therapieverfahren die zentrale Rolle, unter anderem deswegen, weil sie den Patientinnen zahlreiche Möglichkeiten eröffnet, aktiv an der Bekämpfung und Bewältigung ihrer Schmerzen mitzuwirken. Außerdem haben sich in der Schmerztherapie auch Thermo-, Hydro- und Kryotherapie sowie Ergo- und Elektrotherapie (TENS) als hilfreich erwiesen.

Anders als beim chronischen Rückenschmerz, wo die Physiotherapie eine der Säulen der konservativen Therapie darstellt, ist die Physiotherapie noch nicht weitreichend genug im Management von Endometrioseschmerzen verankert. Viele Frauenärzte tun sich schwer damit, dies zu verschreiben, daher ist auch hier wieder viel Aufklärungsarbeit erforderlich. Es gibt einige Physiotherapeuten, die speziell auf die Behandlung des Beckenbodens spezialisiert sind, oft sind diese an Beckenbodenzentren angebunden, die ja eher in Richtung Beckenbodenstärkung arbeiten, dennoch haben diese Therapeuten oft auch viel Erfahrung mit der Behandlung chronischer Beckenschmerzen. In den für eine Endometriose-Behandlung zertifizierten Reha-Einrichtungen arbeiten ebenfalls sehr gute, auf den Beckenboden spezialisierte Physiotherapeuten. Es lohnt sich also schon allein deshalb, eine Reha zu beantragen. Hier können Sie erstens viel über Ihren Beckenboden lernen, aber auch intensiv schauen, welche Dysbalance vorliegt und welche Übungen Ihnen guttun. Der Vorteil der Physiotherapie ist, dass Sie Anleitung erhalten und Ihre Übungen dann auch zu Hause weiterführen können. Das ist ein entscheidender Vorteil gegenüber der Osteopathie.

Schauen Sie, welche Angebote es in Ihrer Nähe gibt und was Ihnen persönlich guttut. Nicht jede Therapie wird von jeder Patientin gleich gut angenommen. Das ist immer auch eine sehr individuelle Angelegenheit.

**Osteopathische Behandlungen** helfen, das Bindegewebe sowie Faszien, Muskeln, Bänder und Gelenke zu lockern und zu lösen und wirken ideal gegen muskuläre Verspannungen. Ich selbst gehe seit Jahren wegen meiner verhärteten Nackenmuskulatur zur Osteopathin – weil es hilft und unglaublich guttut. Osteopathie ist eine ganzheitliche, alternativmedizinische Behandlung, für die Sie unbedingt offen sein sollten. Leider zahlen jedoch nur wenige Krankenkassen (anteilig) die Behandlung. Probieren Sie es trotzdem unbedingt aus. Vielen Frauen hilft Osteopathie sehr.

## Wann Osteopathie sinnvoll ist

Sollten sekundäre Faktoren wie die zentrale Sensitivierung der Muskelschmerzen, bindegewebige Verhärtungen sowie Schmerzmediatoren und Umgebungsreaktion die Ursachen für die extreme Schmerzverstärkung sein, lassen sich die Beschwerden mithilfe der Osteopathie in vielen Fällen erfolgreich behandeln.

Entzündungen im Körperinneren, wie sie bei Endometriose vorliegen, können zu Veränderungen im Bereich der Muskulatur, der Faszien und des Skeletts führen: Wenn es aufgrund von Adenomyose oder Endometriose zu Schmerzen und Entzündungen im Unterbauch kommt, dann sind Fehlhaltungen und Verhärtungen der Muskeln und des Bindegewebes nicht selten die Folge. Osteopathie ist eine manuelle Therapie, die solche Blockaden wieder löst. Die Wirksamkeit von Osteopathie bei Endometriose wurde in einigen wissenschaftlichen Studien untersucht, wobei vor allem die Lebensqualität, aber auch die Schmerzreduktion vor und nach der Behandlung verglichen wurden.[2] Es wurden Frauen mit Darmendometriose behandelt, aber auch Patientinnen mit chronischen Unterbauchschmerzen.

Erkundigen Sie sich, ob die Osteopathin oder der Osteopath Erfahrung mit der Behandlung von gynäkologischen Erkrankungen und Beckenschmerzen hat. Da Osteopathie eine ganzheitliche Therapieform ist, kann es auch sein, dass der Kopf, der Nacken und die Schultern oder der Oberbauch behandelt werden, weil die Störungen, Fehlhaltungen und Blockaden durch Fehlstellungen im kleinen Becken den gesamten Bewegungsapparat beeinflussen. Und geben Sie nicht zu schnell auf, falls Sie nicht sofort Effekte spüren – manchmal dauert es länger, bis es zu einer Besserung kommt. Es kann sogar sein, dass Sie anfangs eine Verschlechterung der Schmerzen erleben. Bitte brechen Sie die Behandlung dann nicht ab! Das bedeutet eher, dass der »Nerv« des Problems getroffen wurde.

## Akupunktur und Co.

Vor allem im Hinblick auf **Akupunktur** gibt es eine ganze Reihe von Studien, die einen positiven Effekt belegen. Eine Schmerzmodulation wird durch die Ausschüttung endogener Opioide (Schmerzreduktion) und endogenem Cortisol (antiinflammatorisch), eine Deaktivierung von Hirnarealen, die mit der Schmerzwahrnehmung verlinkt sind, und durch lokale Effekte wie Adenosinfreisetzung und lokalem Blutfluss vermutet.[3] Eine Verbesserung von endometriose-assoziierten Schmerzen durch Akupunktur wurde in mehreren Studien belegt.[4] Auch lokale Maßnahmen wie **Botox-Injektionen**[5] und **Neuraltherapie**[6] können in individuellen Fällen durchaus sinnvoll sein. Aber auch Homöopathie, Balneotherapie (medizinische Bäder), Traditionelle Chinesische Medizin (TCM) und so weiter haben ihren Stellenwert und sollten als unterstützende Maßnahmen nicht unterschätzt werden.

# Antientzündliche Ernährung

**Essen macht krank, wenn es nicht den Bedürfnissen des Stoffwechsels unseres Körpers entspricht. Zu viel Zucker, zu viele schlechte tierische Fette und künstliche Zusatzstoffe fördern Entzündungsprozesse im Körper. Dazu kommt Stress. Wo der herkommt, ist jeder Frau, die unter Endometriose leidet, klar. Dieser Stress sorgt für entzündlichen Zellstress und führt nicht selten direkt in die totale Erschöpfung. Wenn Sie das erkennen und durchschauen, können Sie dieses Wissen umsetzen und sich den Komponenten zuwenden, die Ihren Zellen und Ihrem Nervensystem guttun. Stimmen Sie Ihre Ernährung auf die Bedürfnisse Ihres Körpers ab. Achten Sie darauf, wie Ihr Körper auf bestimmte Nahrungsmittel reagiert. Hören Sie auf Ihre Körpersignale. Ignorieren Sie diese nicht.**

# Ernährungstipps beruhen auf Erfahrungswerten

**Zum Thema Ernährung und Endometriose gibt es bisher keine wissenschaftlichen Studien. Viele der nachfolgenden Tipps basieren auf den Erfahrungen und Empfehlungen meiner Patientinnen. So lassen sich zum einen das Schmerzerleben und zum anderen die darmassoziierten Veränderungen durch die Ernährungsweise beeinflussen. Viele meiner Patientinnen beobachten, dass ihre unspezifischen Darmbeschwerden, die sie gar nicht als »gynäkologisches Problem« interpretiert haben, einem zyklischen Muster folgen und es zu einem Phänomen kommt, das sie selbst »Endobelly« nennen (siehe Seite 196 f.).**

Ein ganz wesentlicher Baustein der Endometriose-Therapie (ganz egal, ob man nun Hormone nimmt oder nicht) ist eine antientzündliche Ernährung. Übrigens hilft eine antientzündliche Ernährung nicht nur hinsichtlich der Beschwerden durch Endometriose: Sie lindert nachweislich die Beschwerden bei Autoimmunerkrankungen, schützt vor Stoffwechselkrankheiten und hält Alterungsprozesse des Körpers auf. Der Zusammenhang von antientzündlicher Ernährung und Endometriose ist noch nicht sehr gut untersucht und wenig bekannt. Aber ich bin davon überzeugt, dass er eindeutig besteht, obwohl ich früher sehr skeptisch war.

Tatsache ist, dass ich eigentlich nicht geglaubt habe, dass die Ernährung so einen großen Einfluss hat, bis mein Mann an einer schweren Form von Rheuma erkrankte und daraufhin begann, mit dem Essen »rumzunerven«. Aber es fiel deutlich auf, dass er bei bestimmten Lebensmitteln vermehrt Schmerzen hatte und sogar das Raynaud-Syndrom an den Händen ausgelöst wurde. Da Endometriose und Rheuma viele Parallelen haben, sah ich die Sache dann plötzlich ganz anders.

Probieren Sie es aus: Ernähren Sie sich mindestens drei Monate lang überwiegend vegan. Diese Zeitspanne ist lang genug, um positive Effekte zu spüren. Achten Sie jedoch auf ausreichende Eisenaufnahme, vor allem wenn Sie unter starken Blutungen leiden. Ab und zu ein gutes Stück Biofleisch (Rind oder Huhn) oder Fisch sind daher okay. Es geht vor allem darum, Fertig- und Milchprodukte zu vermeiden. Verzichten Sie auch bei veganen Produkten unbedingt auf Fertigprodukte. Es ist tatsächlich so, dass wir über unsere Nahrung Substanzen aufnehmen, die der Körper dann als Entzündungsbotenstoffe verbaut. Dazu gehören in erster Linie Prostaglandine und Histamine. Gluten und Zucker wirken im Darm entzündlich.

Durch eine vegane Ernährung entfallen automatisch proentzündliche Prostaglandine, die in Schweinefleisch und anderen fettreichen Fleischsorten vorkommen sowie in Milchprodukten. Essen Sie möglichst viel grünes Bio-Gemüse. Bio ist deshalb so wichtig, weil Sie dadurch vermeiden, Ihrem Körper Dioxine zuzuführen, die Stimulatoren für die Veränderung von Genfunktionen sind. Gegen den typischen Blähbauch (Endobelly, siehe Seite 196 f.) hilft der Verzicht auf gluten- und zuckerhaltige Lebensmittel. Erstaunlicherweise haben Frauen mit Endometriose oft eine nicht zöliakiebedingte Glutensensitivität, das heißt, sie reagieren bei Glutenaufnahme, auch ohne gleich eine Zöliakie zu haben. Das führt zu Blähungen und fördert Entzündungen im Darm. Die Aufnahme von Zucker fördert das Wachstum von »schlechten« Darmbakterien, die wiederum Gase bilden und Entzündungen fördern. Daher ist die Ernährung mit faser- beziehungsweise ballaststoffreichen Lebensmitteln das Beste, was Sie für ein gesundes Darmmikrobiom (siehe Seite 197–199) tun können. Die ausgewogene Bakterienvielfalt des Darms ist eine Grundvoraussetzung für einen gesunden Stoffwechsel und ein topfittes Immunsystem und wirkt nebenbei ebenfalls antientzündlich. Flohsamenschalen und Probiotika tragen zur Stabilisierung der Darmflora bei.

Auch **Histamine** werden von einigen Menschen nicht gut vertragen, ohne dass sie gleich eine Histaminintoleranz haben müssen. Falls Sie beobachten sollten, dass Ihnen histaminhaltige Nahrungsmittel Probleme machen – sie können Schmerzen und Darmbeschwerden verursachen –, streichen Sie diese von Ihrem Speiseplan. Histamine sind vor allem in roten Lebensmitteln wie Paprika und Tomaten enthalten, aber auch in der wegen ihrer Omega-3-Fettsäuren so gesunden Avocado. Mein Mann etwa kann leider keinen Rotwein mehr trinken, weil der Genuss seine Hände anschwellen lässt – vermutlich ist auch hier das Histamin die Ursache.

ERNÄHREN SIE SICH ANTIENTZÜNDLICH, ALSO PFLANZENBASIERT UND VORWIEGEND MIT VIELEN FRISCHEN UND MÖGLICHST UNVERARBEITETEN LEBENSMITTELN. AM BESTEN NOCH ZUCKER- UND GLUTENFREI SOWIE HISTAMINARM.

Um die Inhaltsstoffe in Lebensmitteln zu identifizieren, die einem Probleme bereiten, kann eine App hilfreich sein (siehe Anhang).

## Antientzündliche Superfoods

Neben dem Weglassen bestimmter Lebensmittel können Sie Ihre Ernährung auch so umstellen, dass Sie vermehrt antientzündliche Substanzen essen, indem Sie viel frisches, grünes Gemüse, Obst und damit reichlich Vitamine sowie Omega-3-Fettsäuren zu sich nehmen. Es gibt wissenschaftliche Studien, die nachweisen, dass Vitamin D (muss in Form eines Nahrungsergänzungsmittels substituiert werden) und Omega-3-Fettsäuren sogar die Beschwerden lindern und das rezidivfreie Intervall verlängern.[7] Die mediterrane Kost ist in jedem Fall ein guter Weg. Sie enthält viel frisches Gemüse und damit Vitamine und Fisch sowie Meeresfrüchte – Top-Lieferanten für Omega-3-Fettsäuren. Aber es gibt auch pflanzliche Inhaltsstoffe – aus der Pflanze direkt oder in Form von Nahrungsergänzungsmitteln –, die antientzündlich wirken und die helfen, wenn Sie sich nicht so streng an die eben vorgestellte Ernährungsweise halten können oder wollen. Dazu gehören Curcurmin, Epigallocatechingallat (Grünteeextrakt) und Resveratrol. Das Produkt Fertilovit F Endo versorgt den Körper mit einem fertig zusammengestellten antientzündlichen Cocktail.

## Curcumin

Der Stoff, der Kurkuma beziehungsweise Gelbwurz für die Gesundheit so wertvoll macht, ist der in den Knollen enthaltene orangegelbe Farbstoff Curcumin. Er wirkt verdauungsfördernd, immunstimulierend, antientzündlich sowie zellschützend[8] und wird seit jeher von der chinesischen und indischen Medizin als Heilmittel sehr geschätzt. Auch in der Endometriose-Forschung wird diese polyphenolische Verbindung seit Längerem mit großem Interesse erforscht und es laufen zahlreiche Studien

## Goldene Milch

### Für 2 Portionen

4 Kurkumawurzeln (daumengroß)
1 Stück Ingwer (daumengroß)
600 ml Pflanzenmilch (nach Wahl)
1 EL Agavendicksaft (oder Ahornsirup)
1 TL Kokosöl
1 TL schwarzer Pfeffer (gemahlen)
1 TL Kardamom (gemahlen)
1 TL Zimt (gemahlen)

### Zubereitung

Kurkuma und Ingwer waschen, schälen und klein hacken. Da das Curcumin sehr stark färbt, verwenden Sie besser Einmalhandschuhe zum Schälen und Zerkleinern.
Alle Zutaten mit einem Stabmixer oder in einem Standmixer pürieren und anschließend in einem Topf fünf Minuten köcheln lassen – fertig!

an Mäusen, im Labor, aber auch an Menschen. Aktuell rekrutiert die Wiener ENDO-FLEX-Studie Endometriose-Patientinnen für eine randomisierte interventionelle klinische Studie zu Placebo versus Nahrungsergänzungsmittel Flexofytol® mit einer geplanten Gabe von zwei Kapseln mit 42 Milligramm Curcumin zweimal täglich über einen Zeitraum von vier Monaten. Untersucht wird die mögliche Veränderung des durchschnittlichen Schmerz-Scores (siehe Seite 80 f.) vom Ausgangswert bis vier Monate nach Behandlungsbeginn sowie Veränderungen der Anzahl der Tage mit Schmerzen, Linderung von Dyspareunie, Dysurie und Dyschezie sowie Veränderungen der Lebensqualität und der sexuellen Funktion als sekundäre Endpunkte.[9]
Der Punkt ist, dass man Kurkuma beziehungsweise Curcumin in hoher Dosierung einnehmen muss – entweder sprichwörtlich löffelweise in Form von Goldener Milch (siehe Rezept Seite 193) oder als Nahrungsergänzungsmittel in Form von Kapseln. Von der Goldenen Milch schwärmen viele meiner Patientinnen, vor allem hilft sie wohl auch bei Darmbeschwerden – und gut schmecken tut sie außerdem.

## Epigallocatechingallat

Epigallocatechingallat (EGCG) ist ein Flavonoid, also ein sekundärer Pflanzenstoff, der in schwarzem, aber vor allem in grünem Tee vorkommt und daher auch Grünteeextrakt genannt wird. In den letzten Jahren wurde EGCG hinsichtlich seiner Wirksamkeit bei verschiedenen Erkrankungen untersucht. Aufgrund des stark antioxidativen, antiproliferativen und antiangiogenetischen Effekts – also weil EGCG die Zellen vor oxidativem Stress schützt, das Wachstum von Zellen und die Gefäßneubildung bremst – wird der Wirkstoff in der Krebstherapie eingesetzt.[10]
Auch mögliche Effekte auf Endometriose wurden in einer ganzen Reihe von Zellkultur- und Tierversuchen getestet.[11] Das Ergebnis: EGCG scheint die Blutversorgung und das Wachstum von Endometriose-Läsionen sowie die Umwandlung in Narbengewebe zu reduzieren.[12] An Mäusen, bei denen Adenomyose herbeigeführt wurde, konnte gezeigt werden, dass sowohl die Eindringtiefe der Läsionen in die Gebärmuttermuskelwand, die Kontraktionsstärke und die Größe der Gebärmutter bei den Tieren abnahm, die mit EGCG behandelt wurden. Aufgrund dieser vielversprechenden Grundlagendaten hat die Chinese University of Hong Kong eine randomisierte klinische Studie initiiert, für die sie Probandinnen rekrutiert. Es nehmen Patientinnen mit Endometriomen teil, die für drei Monate vor einer geplanten Operation hoch aufgereinigtes EGCG (SUNPHENON EGCgVR; 400 mg, zweimal täglich) oder Placebo erhalten. Daten zu dieser Studie, die derzeit noch läuft, liegen leider noch nicht vor.
Wenn Sie Grünteeextrakt kaufen, wählen Sie unbedingt ein Produkt in Bioqualität, da Sie anderenfalls neben dem Grünteeextrakt Pestizide in hoher Konzentration zu

sich nehmen. Ohne Nahrungsergänzungsmittel geht es in diesem Fall wirklich nicht: Um die erforderliche Tagesdosis zu schaffen, müssten Sie nämlich mindestens zehn bis 15 Liter grünen Tee pro Tag trinken.

*Mikronährstoffe*

**Es gibt mittlerweile auch Nahrungsergänzungsmittel wie Fertilovit F Endo®, die sozusagen einen antientzündlichen Cocktail aus reichlich Antioxidantien, Zink, Selen, Vitaminen von A bis Z und Omega-3-Fettsäuren liefern.**

## Resveratrol

**Resveratrol,** ein Polyphenol, ist ein natürlicher Stoff, den einige Pflanzen zu ihrem Schutz vor Parasiten und Pilzinfektionen herstellen. Besonders viel Resveratrol ist in roten Weintrauben (vor allem in ihrer Schale) und damit auch in Rotwein, aber auch in Beeren (Preiselbeeren, roten Johannisbeeren, Himbeeren, Erdbeeren) und Erdnüssen enthalten.[13] Neben seiner herzschützenden Wirkung wird Resveratrol in der Medizin wegen seiner krebshemmenden Eigenschaften geschätzt, denn es unterdrückt nachweislich die schnelle Vermehrung von Tumorzellen.[14] Darüber hinaus wirkt Resveratrol antioxidativ sowie entzündungshemmend und dämmt die Gefäßneubildung ein.[15]

Inzwischen gibt es zahlreiche In-vitro-Studien und Studien an Mäusen und Ratten, die die Wirkung von Resveratrol auf Gebärmutterschleimhautzellen untersucht haben. Zusammengenommen weisen die Ergebnisse der Studien darauf hin, dass Resveratrol die Wirkung oraler Kontrazeptiva bei der Behandlung von endometriose-assoziierter Dysmenorrhoe verstärkt, indem es die Aromatase- und COX-2-Expression im Endometrium weiter reduziert (siehe Seite 125–127). Größere Studien, die dies bestätigen, stehen noch aus. Eine randomisierte klinische Studie mit 44 Frauen mit laparoskopischer Endometriose-Diagnose untersuchte die Wirksamkeit von Resveratrol bei der Behandlung von Endometriose im Zusammenhang mit der Einnahme von KOK. Das Ergebnis war jedoch ernüchternd: Die Dosis von 40 Milligramm Resveratrol pro Tag verbesserte die endometriosebedingten Symptome im Vergleich zu der mit Placebo behandelten Kontrollgruppe nicht.[16]

## Darmgesunde Ernährung

**Was den Blähbauch angeht, so hatten wir Mediziner jahrzehntelang sozusagen einen blinden Fleck. Natürlich war klar, dass bei den Frauen, die mit Endometriose zu tun haben, auch Darmbeschwerden eine Rolle spielen: Weil es ja die Darmendometriose gibt, fragt man bei der Diagnostik natürlich auch nach Schmerzen beim Stuhlgang, regelmäßigem Stuhlgang, Stuhlveränderungen und so weiter, jedoch selten nach einem zyklischen Blähbauch. Ich habe das jedenfalls lange nicht getan und vermutlich die Gastroenterologin auch nicht. Der Gastroenterologe hat keine Ahnung vom Zyklus und die Gynäkologin hat keine Ahnung vom Darm: Voilà, niemand hat das Problem erkannt …**

Aber es gibt dieses Problem, was Studien nun auch bestätigen: Frauen mit Endometriose haben überdurchschnittlich häufig Beschwerden, die den Magen und den Darm betreffen, und in etwa 30 Prozent der Fälle wird tatsächlich ein Reizdarmsyndrom diagnostiziert. Allerdings ist »Reizdarm« eine Diagnose, die man eigentlich immer stellen kann, vor allem wenn man endoskopisch nichts sieht.

## Endobelly – Was ist da los?

Die Endometriose-Patientinnen selbst haben dem typischen Symptom des Blähbauchs einen etwas netteren Namen gegeben: Endobelly. Dieser Blähbauch ist nicht nur ein figurtechnisches Problem, sondern verursacht neben Schmerzen auch starkes Unwohlsein. Damit verbunden sind außerdem Darmentleerungsstörungen (Obstipation, Diarrhoe), Nahrungsmittelunverträglichkeiten und Schmerzen vor dem Stuhlgang. Insgesamt wollen sich viele junge Frauen nicht mehr mit ihren Problemen verstecken: Inzwischen gibt es einige, die ihren Blähbauch in den sozialen Medien auf Instagram, Facebook und Co. zeigen. Gut so! In einem gewissen Maße ist ein Blähbauch vor der Menstruation aber auch typisch und nicht immer als pathologisch oder eindeutiges Zeichen für Endometriose einzustufen.
Neben unserer Haut ist der Darm das flächenmäßig größte Organ unseres Körpers, das in ständigem Kontakt mit der Umwelt steht – durch das, was wir essen! Genau genommen trifft das auf den gesamten Verdauungstrakt zu: Magen, Zwölffingerdarm, Dünndarm und Dickdarm. Die Darmbakterien (Mikrobiom) sind eigentlich erst im Dickdarm so richtig aktiv. Zuvor machen Magensaft (pH-Wert von 1, zu sauer) und Bauchspeicheldrüsensekrete (zu basisch) den Bakterien das Überleben schwer. Der gesunde Dünndarm ist auch noch recht keimarm. Zu viele Bakterien im Dünndarm führen zum SIBO-Phänomen (Small-Intestine-Bacterial-Overgrowth-Phänomen),

das sich durch die Höhe der Methanol-Werte in der Atemluft nachweisen lässt. Doch ob es einen Zusammenhang mit Endometriose gibt, ist nicht erforscht. Im Dünndarm werden jedenfalls die Zucker Laktose und Fruktose aufgespaltet. Dieser Prozess ist bei Frauen mit Endometriose häufig gestört. Die Folge: Fruktose und Laktose gelangen »ohne Vorbehandlung« in den Dickdarm, den Sitz des Darmmikrobioms. Jetzt verstoffwechseln Bakterien den Zucker, was zu so unangenehmen Beschwerden wie Blähungen, Schmerzen und Durchfall führt.

Im Dünndarm wird auch Gluten aufgespaltet, ein Klebereiweiß, das im Samen einiger Getreidearten und damit vor allem in Brot und Gebäck vorkommt. Das ist ein Problem für Menschen, die unter Zöliakie leiden, einer Autoimmunstörung, die die Darmzotten schädigt und damit die Glutenaufnahme verhindert. So gelangt das Gluten eins zu eins in den Dickdarm und macht Probleme. Frauen mit Endometriose haben zwar keine Zöliakie, aber eine sogenannte nicht zöliakiebedingte Glutensensitivität, sind also empfindlich gegenüber Gluten. Deshalb vertragen Frauen, die unter Endometriose leiden, glutenfreie Lebensmittel definitiv besser.

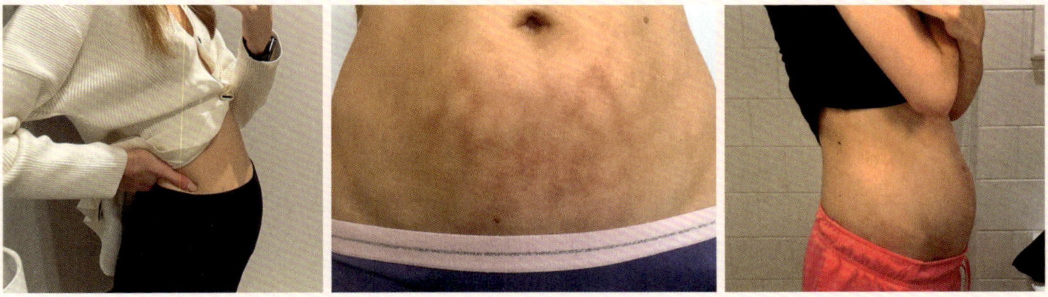

Viele Patientinnen leiden unter einem Endobelly, einem zyklisch aufgeblähten Bauch. Gegen die Schmerzen werden oft heiße Wärmflaschen auf den Bauch gelegt, wobei es nicht selten zu Verbrennungen kommt, weil die Unterbauchschmerzen stärker sind als die Hitze auf der Haut.

## Das Darmmikrobiom

Inwieweit das Darmmikrobiom, also die Gesamtheit der Darmbakterien eines Menschen, einen Einfluss auf die Endometriose hat, ist wissenschaftlich noch kaum untersucht worden. Manche Studien kommen zu dem Ergebnis, dass ein Unterschied in der Zusammensetzung des Mikrobioms bei Frauen mit und ohne Endometriose nachweisbar ist, aber die Ergebnisse sind nicht sehr einheitlich. Vermutlich kommt es sehr darauf an, was gegessen wird: eher faserreiche, also ballaststoffreiche Lebensmittel oder überwiegend eiweißbasiertes Essen.

Bei Menschen, die sich krass ungesund ernähren, etwa weil sie überwiegend Fastfood oder industriell verarbeitete Lebensmittel zu sich nehmen, und bei solchen, die übergewichtig sind und ein metabolisches Syndrom haben, überwiegen nachweislich gramnegative Bakterien in der Zusammensetzung ihres Mikrobioms.

Gramnegative Bakterien tragen in ihrer äußeren Membran Lipopolysaccharide (LPS), wärmestabile Verbindungen aus fettähnlichen Bestandteilen und Zuckern. Zerfallen diese Bakterien, werden Teile davon frei und wirken als Gift. Daraufhin aktiviert das Immunsystem Fresszellen (Makrophagen), die durch die Darmwand wandern und im Bauchraum Entzündungsreaktionen auslösen. Bisher konnten einige Studien bei Endometriose-Patientinnen ebenfalls einen erhöhten Anteil an gramnegativen Bakterien nachweisen, beispielsweise in der Gebärmutterschleimhaut. Es wäre also durchaus möglich, dass darüber die zelluläre Immunabwehr aktiviert wird, wodurch chronische Entzündungen unterhalten werden können. Dazu muss es aber definitiv noch mehr und bessere Studien geben.

Eine gesunde, ballaststoffreiche Ernährung fördert die Entwicklung eines gesunden Darmmikrobioms nachweislich. Zur Unterstützung der Darmflora können außerdem Probiotika eingenommen werden. Probiotika sind gesundheitsfördernde, lebendige Mikroorganismen, wie Milchsäurebakterien und Hefepilze, die die Barrierefunktion des

## Warum ist der Blähbauch zyklisch?

Das Darmmikrobiom hat Einfluss auf das Entzündungsgeschehen im Körper. Durch eine antientzündliche Ernährung können wir die Entzündungen reduzieren. Doch warum ist der Blähbauch zyklisch? Hierzu bin ich auf ein wirklich interessantes Paper gestoßen: Mithilfe von Sonden, die bis ins Duodenum (Zwölffingerdarm) reichten, hat man die Bewegungsmuster von Magen- und Darmmuskeln aufgezeichnet, und siehe da: Sie unterschieden sich bei Patientinnen mit und ohne Endometriose. Tatsächlich wird die Peristaltik auch hormonell gesteuert und scheint zyklisch verändert zu sein. Unabhängig davon zeigten Druckmessungen der Muskulatur von Endometriose-Patientinnen erhebliche Unregelmäßigkeiten im Vergleich zu gesunden Frauen. Wenn die Bewegung unkoordiniert abläuft, ist sie vermutlich auch nicht so effektiv und es gibt Darmabschnitte, die dann nicht richtig »mitmachen«, sodass ein Gasrückstau entsteht: Der aufgeblähte Darm ist das Resultat. Es wäre gut, wenn man hier weiter forschen würde, denn die Darmbeschwerden führen zu einem erheblichen Leidensdruck bei den betroffenen Frauen.

Darms stärken und zum Beispiel dafür sorgen, dass potenzielle Krankheitserreger sich nicht ausbreiten können. Zu den Lebensmitteln, die besonders viele Probiotika enthalten, gehören zum Beispiel Buttermilch, Joghurt, Kefir, Kombucha, Kimchi und rohes Sauerkraut. Bei einer lakto-vegetarischen oder veganen Ernährungsweise kann auf probiotische Nahrungsergänzungsmittel zurückgegriffen werden. Achten Sie jedoch darauf, dass Sie humane Bakterienstämme aufnehmen, denn nur diese können sich nachhaltig ansiedeln. Alle anderen Probiotika sterben nach einigen Tagen ab.
Probiotika müssen kontinuierlich und über einen langen Zeitraum genommen werden, um den Aufbau eines stabilen Darmmikrobioms signifikant zu fördern. Manche Frauen berichten jedoch schon bald nach Einnahmebeginn von einer Besserung ihrer Beschwerden. Falls Sie also nicht sofort eine Verbesserung spüren: Haben Sie Geduld und halten Sie durch, mindestens sechs Monate. Sehr gute Erfahrungen haben unsere Patientinnen mit Kijimea® und Omni-Biotic® gemacht.
**FAZIT:** Viele meiner Patientinnen machen bereits intuitiv das Richtige und meiden Gluten und Zucker, weil es ihnen dann einfach besser geht. Nicht wenige ernähren sich bereits vegetarisch oder vegan. Diejenigen, die bis zur Sprechstunde bei uns das Ernährungsthema noch nicht auf dem Schirm hatten und sich dann umstellen – vegane Ernährung, kein Zucker, kein Gluten –, profitieren enorm. Wenn sie dann auch noch Histamin meiden, haben sie viel für ihr Wohlbefinden getan! Allerdings ist diese Art der Ernährung mit einem ziemlich großen Aufwand verbunden und nicht gerade ein kulinarisches Highlight. Sollten Sie das Bedürfnis haben, auch mal Fisch oder Fleisch zu essen, genießen Sie bevorzugt frische Qualitätsprodukte. Allein schon wegen des Eisens ist das hin und wieder absolut zu empfehlen. Schauen Sie einfach, wie es Ihnen damit geht. Manche Frauen sind allein durch die Ernährungsumstellung schmerzfrei.

## Psychologische Unterstützung, Schmerzbewältigungsstrategien und medizinische Reha

**Frauen, die ein Leben mit Endometriose führen, haben nicht selten auch psychische Probleme. So ist die Lebensqualität von Endometriose-Patientinnen im Hinblick auf ihre gesundheitliche Situation nachweislich deutlich reduziert.[17] Besonders auffällig ist das bei Patientinnen, die sich einer Kinderwunschbehandlung unterziehen.[18]**

Aber nicht nur das, Frauen mit Endometriose leiden auch häufiger an psychopathologischen Symptomen. Internationale Studien berichten, dass 15 bis 87 Prozent der Frauen mit Endometriose unter depressiven Symptomen und 29 bis 88 Prozent unter Angstsymptomen leiden.[19] Detaillierte Analysen lassen vermuten, dass nicht die Endometriose-Erkrankung als solches, sondern die durch sie verursachten Schmerzen, vor allem wenn sie chronisch sind, psychischen Distress bewirken. Das kann ich persönlich sehr gut nachvollziehen. Ich hatte nur mal eine Woche lang Rückenschmerzen und war schon extrem angespannt. Starke Schmerzen verhindern außerdem einen guten, erholsamen Schlaf und beeinflussen somit die Schmerzverarbeitung negativ.

Vor allem Endometriose-Patientinnen, die sehr starke Schmerzen haben, leiden nachweislich häufiger unter depressiven und Angstsymptomen als solche ohne Schmerzen.[20] Daher ist eine **psychologische Begleitung** dieser Frauen unerlässlich und sollte angesprochen und eingeleitet werden. Scheuen Sie sich nicht, danach zu fragen und Ihr Bedürfnis auszusprechen. Psychotherapie wird von den Krankenkassen übernommen. Leider ist es aber nicht so leicht, einen Therapieplatz zu finden, da es einfach zu wenige Therapeutinnen gibt. Umso wichtiger ist es, dass im Rahmen von Rehabilitationsmaßnahmen erste Schritte eingeleitet werden. Die persönliche Krankheitsbewältigung ist bei Endometriose wie bei jeder anderen chronischen Erkrankung enorm wichtig. An unserem Endometriose-Zentrum forscht die Psychologin Johanna Netzl zur psychischen Gesundheit von Frauen mit Endometriose. Interdisziplinäre Untersuchungen sind sehr wichtig, um allen Aspekten der Erkrankung gerecht zu werden.

Auch **Schmerzedukationskurse,** die dabei helfen, Schmerzbewältigungsstrategien zu entwickeln, sollten unbedingt in Anspruch genommen werden: Dort erlernt man Übungen aus verschiedenen Entspannungs-, Meditations- und Bewegungsformen wie progressiver Muskelrelaxation, autogenem Training, Yoga, Qigong, kreativen Therapien, Selbsthypnose oder Traumreisen. Ich kann allen Patientinnen nur raten, sich ihre Lieblingsmethode herauszusuchen und entsprechende Übungen in den Alltag zu integrieren.

## Rehabilitationsangebote wahrnehmen

Wir sind in Deutschland in der sehr komfortablen Situation, dass es zertifizierte Rehabilitationskliniken gibt, die Endometriose-Patientinnen betreuen (siehe Anhang). Eine Reha kann jede Patientin als Anschlussheilbehandlung nach einem stationären Aufenthalt oder auch als Rehabilitationsmaßnahme beantragen. Diese Möglichkeit wird bislang nicht in vollem Maße ausgeschöpft. Die Kliniken bieten ein speziell auf Endometriose-Patientinnen zugeschnittenes Reha-Programm an, das sowohl krankheitsspezifische Informationen, psychologische Begleitung, Schmerzedukationskurse und Bewältigungsstrategien, intensive Physiotherapie und viele weitere Anwendungen beinhaltet. Hier werden Patientinnen von einem Sozialdienst fachkundig im Hinblick auf arbeitsplatzspezifische Maßnahmen oder die Beantragung eines Schwerbehindertenausweises beziehungsweise der Bestimmung des Schweregrades ihrer Behinderung beraten.

# MEIN APELL

Endometriose muss endlich ernst genommen werden! Es ist inakzeptabel, wenn Frauen ihre Beschwerden immer wieder ansprechen und weder die Frauenärztinnen und -ärzte noch das soziale Umfeld reagieren. Oder das Ganze wird heruntergespielt, nach dem Motto »Regelschmerzen sind normal«, »Nun hab dich nicht so!« oder »Da müssen wir alle durch!« Lassen Sie sich von solchen Äußerungen nicht verunsichern. Resignieren Sie nicht und zweifeln Sie nicht an sich selbst. Sie bilden sich das alles sicherlich nicht nur ein.

Zum Glück informieren sich viele Frauen heute auch im Internet und über die sozialen Medien und finden so den Weg zu einem Spezialisten – auch gegen Widerstände. Ich hatte schon Patientinnen, die von ihren Gynäkologen keine Überweisung erhalten haben, mit den Worten: »Was wollen sie denn in einem Endometriose-Zentrum? Was sollen die schon machen? Sie haben keine Endometriose.« Viele haben dann den Weg über den Hausarzt genommen. Auch diese Schwierigkeiten erklären die Diagnoseverzögerung von im Mittel etwa zehn Jahren.[1]

## Wir brauchen schnellere Diagnosen

Grundsätzlich denke ich, dass keine Ärztin und kein Arzt Endometriose absichtlich nicht erkennen möchte. Tatsache ist aber, dass diese chronische Frauenerkrankung häufig nicht oder erst spät erkannt wird. Woran liegt das?
Weil so viele Mädchen und junge Frauen Regelschmerzen haben, stehen Gynäkologinnen und Gynäkologen tatsächlich vor der schweren Aufgabe, diejenigen herauszufischen, die »wirklich« etwas haben. Abgesehen von den Schmerzen, gibt es oft keine eindeutigen Zeichen für Endometriose im gynäkologischen Untersuchungsbefund. Weil aber 80 Prozent aller Mädchen Menstruationsschmerzen angeben, jedoch nicht alle Endometriose haben, muss eine differenzierte Anamnese und Untersuchung zur Einschätzung der Situation erfolgen. Ziel muss es sein, frühzeitig einzugreifen, möglicherweise bevor sich Endometriose-Herde entwickelt haben, also zu einem Zeitpunkt, an dem »noch alles gut« ist, weil man »noch nichts sehen kann«.

## Bessere Aufklärung über den Sinn der Hormontherapie

Da sehr viele Frauen, die in meine Sprechstunde kommen, von ihren Frauenärztinnen bereits den Tipp bekommen haben, die Pille gegen ihre Beschwerden zu nehmen, gehe ich davon aus, dass sich die Kolleginnen schon die richtigen Gedanken gemacht haben. Doch reicht es heute definitiv nicht aus, auf die Pille zu verweisen, denn die aufgeklärten jungen Frauen nehmen die nicht mehr einfach so – ohne gute Begründung. Da jedoch eine gute Beratung darüber, warum, weshalb, wieso die Pille hier hilft, 20 bis 30 Minuten dauern kann (die nicht honoriert werden), bleibt sie aus. Genau diese Beratung macht einen großen Teil unserer Arbeit am Endometriose-Zentrum der Charité aus: Wenn ich den Patientinnen erkläre, warum es tatsächlich hilft, die Pille zu nehmen, und was passiert, wenn man den Zyklus nicht stoppt, dann verstehen sie das sehr gut. Jetzt haben sie eine Wahl und können ihre Einstellung zu dem Thema überdenken.

## Chronifizierung trotz Operation – warum?

Unser Gesundheitssystem macht es den niedergelassenen Kolleginnen und Kollegen leider »einfacher«, den Patientinnen eine Operation vorzuschlagen. So wird die Verantwortung schnell an eine Klinik abgegeben, wo jedoch keine Sprechstunden angeboten werden, um ein individuell auf den Einzelfall zugeschnittenes Konzept zu erarbeiten, geschweige denn zu besprechen, ob eine OP überhaupt sinnvoll ist (siehe Seite 93–97). Operationen werden dann oft »im Auftrag« ausgeführt (die Kliniken leben von Operationen). Da viele Operationen ambulant erfolgen oder auch in nicht auf Endometriose-Laparoskopie spezialisierten Krankenhäusern, bleibt die Aufklärung häufig auf der Strecke, denn die Patientinnen werden meist nach einigen Stunden wieder nach Hause entlassen. Auch ist man direkt nach einer Operation nicht 100-prozentig aufnahmefähig und vergisst in der Regel vieles, was am OP-Tag besprochen wurde – was völlig normal ist. Manchmal kommt kurz jemand vorbei, bestätigt die Diagnose Endometriose und lässt die Patientin dann schockiert zurück, nach dem Motto »Es ist alles voll davon. Schwanger werden können sie vergessen!« Selten aber wird richtig aufgeklärt: Was das nun bedeutet, wie man weiter vorgehen könnte und so weiter. Mal ganz davon abgesehen, dass der histologische Befund zu diesem Zeitpunkt noch gar nicht vorliegt. Dieser geht mit den anderen Ergebnissen an die Praxis, die die Patientin zur OP überwiesen hat, wo man aber häufig zu wenig Zeit und Erfahrung hat, um die Befunde ausführlich zu erklären. Das ist das typische Dilemma der mangelhaften Informationsübertragung in der medizinischen Praxis:

Die Niedergelassenen waren nicht bei der OP dabei und die Kliniken bekommen die von ihnen operierten Patientinnen nicht mehr zu sehen und können daher ihre Therapieerfolge nicht überprüfen.
Hier liegen die Hauptursachen für die ganze Misere: viel zu späte Diagnosen, überflüssige Operationen, um die Diagnose zu stellen, Operationen ohne Konzept, die dann auch wenig erfolgreich sind. Ich könnte Tausende solcher Beispiele aus meiner Sprechstunde aufzählen. Bei vielen Frauen, die nach der dritten oder sogar vierten Operation immer noch Schmerzen haben und den Weg zu uns ins Endometriose-Zentrum der Charité finden, liegt bereits eine chronifizierte Situation vor. Dann ist eine zufriedenstellende Behandlung bereits sehr schwer – zum Beispiel bis zur Schmerzfreiheit oder bis zur erfolgreichen Kinderwunschbehandlung.
Nicht selten klären wir die Patientinnen, die in anderen Kliniken operiert wurden und im weiteren Verlauf ihrer Erkrankung zu uns in die Sprechstunde kommen, anhand der mitgebrachten OP-Berichte erstmals über ihre Operationen auf. Viele Frauen wissen gar nicht so recht, was war und was genau gemacht wurde. Auch das ist nicht gut.

## Akzeptanz der Erkrankung auch ohne messbare Parameter

Beim Diabetes mellitus etwa sind wir viel weiter: Auch hier beugt eine frühzeitige Diagnose und Behandlung weitergehenden Organschäden vor. Allerdings ist der Nachweis dieser chronischen Erkrankung auch einfacher, denn der Blutzucker kann gemessen werden: Der HbA1c-Wert gibt Auskunft über den Langzeitblutzucker, also das Blutzuckerniveau der letzten acht bis zwölf Wochen. Leider gibt es bei Endometriose so einen Wert nicht. Der würde es sicher allen leichter machen, die Erkrankung anzuerkennen und sich wie beim Diabetes darauf einzustellen – leichter für die Betroffenen selbst, aber auch für deren Freunde, Eltern, Lehrerinnen, Ärzte und so weiter. Bei der Endometriose ist der Indikator Schmerz – und Schmerzen sind ja bekanntermaßen subjektiv, und Frauen sind sowieso schmerzanfälliger und drücken sich über ihren Schmerz aus und überhaupt, wer weiß, ob das tatsächlich so schlimm ist und die Frauen sich nicht nur anstellen …
Beim Diabetes ist völlig klar, dass die ganze Familie eine Schulung braucht: Alle Familienmitglieder sind von der Diagnose betroffen, denn sie bedeutet eine enorme Lebensumstellung. Wer an Diabetes erkrankt, muss sich nicht nur ganz gezielt mit seiner Ernährung befassen, sondern auch mit seinem Stoffwechsel, dem Wachstum, Sport – und das bereits im jugendlichen Alter. Alle müssen zu Profis werden, alle müssen Bescheid wissen und alle nehmen Anteil und Rücksicht. Das ist beim Diabetes gar keine Frage. Allerdings ist hier auch die Ursache der Erkrankung relativ klar:

Die Inselzellen sind zerstört und Insulin fehlt (Typ 1), also muss Insulin her. Das fordert von den Betroffenen viel Disziplin und Selbstkontrolle, doch werden sie inzwischen auch durch Hilfsmittel wie Insulinpumpen und Messgeräte unterstützt.

Von Endometriose sind etwa ebenso viele Menschen betroffen wie von Diabetes, **doch wer kennt Endometriose?** Würde man eine Zufallsbefragung unter den Besuchern eines Wochenmarkts machen, so hätte nahezu jeder schon mal etwa von Diabetes gehört, jedoch kaum jemand von »Endo… was?«, es sei denn, man ist selbst betroffen oder kennt jemanden, der betroffen ist. Das muss sich ändern!

Wäre Endometriose eine Erkrankung, die Männer beträfe, gäbe es schon viele Lösungen – mehr Forschung, bessere Diagnoseverfahren, unkompliziertere Kostenübernahmen durch die Versicherungsträger, mehr Medikamente und mehr Akzeptanz in der Gesellschaft –, davon bin ich überzeugt. Doch nur weil Endometriose lediglich Frauen betrifft und für die Gesellschaft schwer zu verstehen ist, dürfen wir es nicht länger zulassen, dass diese Krankheit weiterhin ein Stiefkind der Medizin und der Pharmabranche bleibt. Das ist mein erklärtes Ziel.

## Angemessene Kostenübernahme durch die Krankenkassen

Bei Endometriose ist es unabdingbar, sich von Beginn an ausführlich mit der Patientin und ihren Beschwerden zu beschäftigen (Anamnese, Untersuchungen, Beratungen, Aufklärung und individuell auf jeden Einzelfall abgestimmte Behandlungskonzepte). Was keinesfalls passieren darf, ist, dass die betroffenen Frauen hin- und hergeschoben werden. Voraussetzung dafür wäre aber eine definierte Abrechnungsziffer mit den Krankenkassen, damit die Praxen die Behandlung auch angemessen abrechnen können. So wie die Situation im Augenblick ist, lohnt es sich für die gynäkologischen Praxen finanziell einfach nicht, sich mit Endometriose-Patientinnen zu befassen. Wenn es sich lohnen würde, sähe die Sache sicherlich ganz anders aus. Derzeit appelliert man eher an den Ehrgeiz der Gynäkologinnen und Gynäkologen: Dass es sich bei Endometriose ja um ein sehr interessantes Gebiet handelt, dass man auch mal nachdenken und sich was überlegen kann, dass man mal nicht nur nach Schema F vorgehen muss und so weiter. Gleichzeitig müssen selbstständige Kolleginnen und Kollegen mit eigener Praxis auch nach wirtschaftlichen Gesichtspunkten handeln. Zeit ist ein Kostenfaktor, der im Gesundheitsversorgungskonzept unbedingt neu definiert werden muss. Das ist eine große gesundheitspolitische Aufgabe. Hier ist der Gesetzgeber gefragt! Ich selbst würde, wenn ich eine eigene Praxis hätte, vermutlich in kürzester Zeit Pleite machen.

## Die Fallzahlen werden massiv unterschätzt

Auch wenn viele Frauen mit Endometriose jahrelang zur Behandlung ihrer Schmerzen von ihren Ärztinnen Hormone bekommen haben, nicht in erster Linie zur Verhütung, sondern zur Behandlung der zyklischen Schmerzen (Off-Label-Use), taucht die Diagnose Endometriose im System nicht zwingend auf: Dysmenorrhoe, Dyspareunie oder Unterbauchschmerzen werden vom Krankenkassensystem nicht als Endometriose erkannt beziehungsweise codiert. Erst mit der histologischen Sicherung, die ja nur durch eine OP möglich ist, und wenn Dienogest® verschrieben wird, taucht die Diagnose Endometriose im System auf (Krankenhaus-DRG). Daher wird die Zahl der tatsächlich betroffenen Frauen nicht erfasst. Eine Recherche der Gesundheitsökonomin Dr. Iris Brandes ergab, dass die Krankenkassen nur von einem Prozent betroffener Frauen in Deutschland ausgehen. Das ist erschreckend, denn die Realität ist ja eine ganz andere, aber auch kein Wunder, wenn es im ambulanten Bereich nicht codiert wird. Doch wie sollen wir Gelder für die Erforschung und die Behandlung von Endometriose beantragen, wenn das Problem statistisch fälschlicherweise so klein zu sein scheint? Also haben wir die Sache mal umgedreht und abgefragt, wie häufig die typischen Symptome wie Dysmenorrhoe (Regelschmerzen) und Unterbauchschmerzen bei Frauen im Alter von 14 bis 45 Jahren codiert wurden – und siehe da, es waren erschreckend viele betroffen: zehn bis 15 Prozent der Frauen während der fruchtbaren Lebensphase. Das kommt dann schon eher hin. Wir müssen also wissen und transparent machen, wie wir an die richtigen Zahlen kommen, um auch politisch den Stellenwert dieser Erkrankung zu dokumentieren, sonst wird uns gleich der Wind aus den Segeln genommen, wenn wir mehr Gelder für die Endometriose-Forschung beantragen.

Mit der Diagnose »Endometriose« verhält es sich wie mit einer Medaille, die ja bekanntlich zwei Seiten hat: Einerseits hat man durch die Diagnose Klarheit und kann im Idealfall frühzeitig damit beginnen, eine individuelle Therapie zu entwickeln, die dann auch eine Besserung der Situation erlaubt – und, vielleicht noch wichtiger, eine Verschlimmerung und auch sekundäre Folgen verhindert. Andererseits hat die **Diagnose einer chronischen Erkrankung** auch negative Konsequenzen für die betroffenen Frauen: So verweigern private Krankenkassen die Aufnahme von Menschen mit einer chronischen Erkrankung und auch Lebensversicherungen können mit so einer Diagnose nicht mehr abgeschlossen werden. Das ist allen Ernstes die Begründung mancher Kolleginnen und Kollegen dafür, weshalb sie sich mit der Diagnose so schwertun.

Ich bin mir allerdings absolut sicher, dass jede meiner Patientinnen lieber eine frühe Diagnose hätte, als im Mittel zehn Jahre mit der Krankheit zu leben ohne eine adäquate Behandlung und Therapie.

# WEITERFÜHRENDE INFORMATIONEN

## Adressen, die weiterhelfen

### Stiftung Endometriose-Forschung

Lange Straße 38, 26655 Westerstede | Tel.: +49 4488 503230, Fax: +49 4488 503999 | **www.endometriose-sef.de**

*Die Stiftung Endometriose-Forschung will das Wissen um die Krankheit Endometriose in Deutschland verbessern und die Situation zum Wohle der betroffenen Frauen verändern. Die Stiftung arbeitet dazu eng mit der Europäischen Endometriose Liga und der Endometriose-Vereinigung Deutschland zusammen. Auf der Internetseite der Stiftung finden Sie die Adressen von zertifizierten Endometriose-Rehakliniken.*

### Europäische Endometriose Liga

**www.euroendometriosis.com** bei facebook: **@europaeischeendometrioseliga**

*Die European Endometriosis League unterstützt die Forschung und stärkt das öffentliche Bewusstsein im Bereich Endometriose in den europäischen Ländern. Ziel ist es, das Bewusstsein und die Behandlung von Frauen mit Endometriose zu verbessern.*

### Arbeitsgemeinschaft für Endometriose e.V. (AGEM)

Charité Universitätsmedizin, Klinik für Gynäkologie

Augustenburger Platz 1, 13353 Berlin | geschaeftsstelle@ag-endometriose.de, **www.ag-endometriose.de**

*Auf der Internetseite der AGEM finden Sie einen Schmerz- beziehungsweise Anamnesefragebogen, den Sie herunterladen dürfen und nutzen sollten. Dort sind die wichtigsten anamnestischen Fragen zur Endometriose aufgelistet. Füllen Sie den Fragebogen aus und bringen Sie ihn bei Ihrem nächsten Arztbesuch mit.*

### Endometriose-Vereinigung Deutschland e.V.

Bernhard-Göring-Str. 152, 04277 Leipzig | Tel.: +49 341 3065305, Termine für eine Telefonberatung: Tel.: +49 3413065304
info@endometriose-vereinigung.de, **www.endometriose-vereinigung.de**

*Die Selbsthilfe-Vereinigung liefert Informationen zum Thema Endometriose und zu Unterstützungsangeboten sowie kostenlose Beratung. Hier finden Sie außerdem eine Liste mit Adressen von Fachärztinnen und -ärzten, zertifizierten Endometriose-Zentren in Deutschland sowie anderen Anlaufstellen.*

### Links zu Rehakliniken

**www.ameos.eu/standorte/ameos-nord/ratzeburg/ameos-reha-klinikum-ratzeburg/**
**www.asklepios.com/bad-schartau** | **www.median-kliniken.de/de/median-klinik-schlangenbad/**
**www.heilbad-bad-schmiedeberg.de/start.html**
**www.rehakliniken-waldsee.de/ihre-reha/endometriose/**

### Verschiedene Selbsthilfegruppen

**www.vulvodynie.ch** | **www.vaginismus-selbsthilfe.de**

### Endometriose Dialog e.V.

**www.endo-dialog.de**

*In diesem Netzwerk finden Betroffene ortsnahe, fachkompetente medizinische Betreuung, allumfassende Beratung, Mitmachaktionen und Veranstaltungen wie z. B. den EndoMarch.*

### Endo sisters

Facebook **@endosisters** oder Instagram **#endosisters**

*bieten Plattformen zum Austausch mit anderen betroffenen Mädchen und Frauen.*

### FertiPROTEKT Netzwerk e.V.

Weißdornweg 17, 35041 Marburg/Lahn | Tel.: 064 20 – 305 05 83 | info@fertiprotekt.com, **www.fertiprotekt.com**

### Praktische Apps

Endometriose
Die **Endometriose.app** als Begleitung durch das Leben mit Endometriose. Hier finden Sie Behandlungsmethoden und Selbstmanagement-Strategien sowie qualifizierte Informationen. Trackingfunktion, um den Erfolg der eigenen Therapie besser einschätzen zu können.

**Menstruationskalender**

**Clue** ist mehr als ein Menstruationskalender. Die vielseitige Zyklus-App hilft, den Überblick über die Menstruation zu behalten, die eigene Fruchtbarkeit besser einzuschätzen, und ist eine Begleiterin durch die Schwangerschaft.

**Meditation**

**7Mind:** Die Meditations- und Achtsamkeitsapp bietet geführte Meditationskurse und macht den Einstieg in die Meditation ganz leicht.
**Relax Melodies:** In dieser App finden Sie Musik zum Meditieren, Entspannen und Einschlafen.

**Lebensmittelunverträglichkeiten**

**Cara Care** (Deine digitale Reizdarm-Therapie)
**Frag Ingrid** (kostenlose App, bietet Intoleranz-Lebensmittellisten)
**Histamin, Fructose & Co.** (Was essen bei Histaminintoleranz, mit Rezepten)

### Bezugsquellen

**OHNUT Set** (Silikonpuffer für schmerzfreien Sex), www.cucabylinda.com/product/ohnut-set/
**THC/CBD-Öl,** www.cannigma.com/de/produkte/was-ist-rick-simpson-oel
**Cannabis-Tampons,** www.cbd-ecke.de/cannabis-tampons

## Bücher, die weiterhelfen


Diener, Hans-Christoph; Maier, Christoph (Hrsg.): **Die Schmerztherapie – Inerdisziplinäre Diagnose- und Behandlungsstrategien,** Elsevier 2011

Ebert, Dr. Andreas D.: **Endometriose – Ein Wegweiser für die Praxis,** de Gruyter 2014

Enders, Giulia: **Darm mit Charme,** Ullstein 2014

Frei, Franka: **Periode ist politisch – Ein Manifest gegen das Menstruationstabu,** heyne-hardcore, 2020

Göretzlehner, Dr. Gunther; Lauritzen, Dr. Christian; Göretzlehner, Dr. Ulf: **Praktische Hormontherapie in der Gynäkologie,** de Gruyter 2007

Henry, James L.; Panju, Akbar; Yashpal Kiran: **Central Neuropathic Pain: Focus on Poststroke Pain,** IASP Press 2007

Hoerschelmann, Nicole v.: **Endometriose. Schmerzfrei durch optimale Ernährung und einen gesundheitsfördernden Umgang mit Stress – Ein Selbsthilfekonzept,** Diametric 2019

Horne, Andrew; Pearson, Carol: **Endometriosis – The Experts' Guide to Treat, Manage and Live Well with Your Symptoms,** Penguin Random House 2018

Keckstein, Jörg (Hrsg.): **Endometriose – Die verkannte Frauenkrankheit – Diagnostik und Therapie aus ganzheitsmedizinischer Sicht,** Diametric 2019

Liel, Martina: **Nicht ohne meine Wärmflasche: Leben mit Endometriose. Diagnostik –Therapie – Ganzheitlicher Ansatz,** Komplett Media 2017

Riedl, Dr. Matthias: **Artgerechte Ernährung – Heilung von Beschwerden, die Ärzte ratlos machen,** GU 2019

Schneider, Marion: **Heilende Meditationen – Hilfe bei Erschöpfung, Schmerzen und chronischen Erkrankungen,** GU 2017

Steck, Dr. Thomas; Felderbaum, Dr. Ricardo; Küpker, Dr. Wolfgang, Brucker, Dr. Cosima; Finas, Dr. Dominique: **Endometriose – Entstehung, Diagnose, Verlauf, Therapie,** Springer 2004

Stromberg, Holger: **Essen ändert alles,** Südwest Verlag 2019

Wilken, Anna; Hirschberg, Saskia: **In der Regel bin ich stark – Endometriose: Warum wir unsere Unterleibsschmerzen ernst nehmen müssen,** Eden Books 2019

Wilken, Anna; Hirschberg, Saskia: **Na, wann ist es denn so weit? Kinderwunsch sieht bei jedem anders aus: Emotionen, Ursachen, Behandlungsmöglichkeiten,** ZS Verlag 2021


### Publikationen der Autorin


Barcena De Arellano ML, Mechsner S (2014) **The peritoneum – an important factor for pathogenesis and pain generation in endometriosis**

Mechsner S (2021) **Management of endometriosis pain: Stage-based treatment strategies and clinical experience**

Mechsner S (2020) **Pathogenese der Endometriose: Bedeutung für Schmerzentstehung und Subfertilität**

Mechsner S (2016) **Endometriose. Eine oft verkannte Schmerzerkrankung**

Mechsner S, Grum B, Gericke C et al. (2010) **Possible roles of oxytocin receptor and vasopressin-1α receptor in the pathomechanism of dysperistalsis and dysmenorrhea in patients with adenomyosis uteri**

Mechsner S, Weichbrodt M, Riedlinger WF et al. (2010) **Immunohistochemical evaluation of endometriotic lesions and disseminated endometriosis-like cells in incidental lymph nodes of patients with endometriosis**

Mechsner S, Bartley J, Infanger M et al. (2009) **Clinical management and immunohistochemical analysis of umbilical endometriosis**

Mechsner S, Weichbrodt M, Riedlinger W et al. (2008) **Estrogen and progestogen receptor positive endometriotic lesions and disseminated cells in pelvic sentinel lymph nodes of patients with deep infiltrating rectovaginal endometriosis: a pilot study**

Sillem, Martin.; Mechsner, Syliva.; Siedentopf, Friederike.: **Leitsymptom chronischer Unterbauchschmerz der Frau,** 2015 Springer

Voltolini Velho R, Halben N, Chekerov R, Keye J, Plendl J, Sehouli J, Mechsner S (2021) **Functional changes of immune cells: signal of immune tolerance of the ectopic lesions in endometriosis?**

# ANMERKUNGEN


## KAPITEL 1
### Ist doch alles gutartig – Dunkelfeld Endometriose

**1** Hudelist G, Tammaa A, Aas-Eng MK et al. (2018) Outcome of sonography-based minimally invasive surgery for deep infiltrating endometriosis of the ureter and urinary bladder – a retrospective cohort study

**2** Europäische Endometriose-Liga

**3** Greene R, Stratton P, Cleary SD et al. (2009) Diagnostic experience among 4,334 women reporting surgically diagnosed endometriosis

**4** Ballweg ML (2004) Impact of endometriosis on women's health: comparative historical data show that the earlier the onset, the more severe the disease

**5** De Graaff A, D'hooghe T, Dunselman G et al. (2013) The significant effect of endometriosis on physical, mental and social wellbeing: results from an international cross-sectional survey

**6** Europäische Endometriose-Liga

**7** Barcena de Arellano ML et al. (2011) Immunohistochemical characterization of endometriosis-associated smooth muscle cells in human peritoneal endometriotic lesions

**8** Leyendecker G, Herbertz M, Kunz G et al. (2002) Endometriosis results from the dislocation of basal endometrium

**9** Leyendecker G, Kunz G (2005) Endometriose und Adenomyose

**10** Sampson JA (1927) Metastatic or embolic endometriosis, due to the menstrual dissemination of endometrial tissue into the venous circulation

**11** Mechsner S, Bartley J, Infanger M et al. (2009) Clinical management and immunohistochemical analysis of umbilical endometriosis

**12** ebenda

**13** Young VJ, Brown JK, Saunders PT et al. (2013) The role of the peritoneum in the pathogenesis of endometriosis

**14** Scheerer C, Bauer P, Chiantera V et al. (2016) Characterization of endometriosis-associated immune cell infiltrates (EMaICI)

**15** Lin Y-H, Chen Y-H, Chang H-Y et al. (2018) Chronic niche inflammation in endometriosis-associated infertility: current understanding and future therapeutic strategies

**16** Keckstein, J. (Hg): Endometriose – Die verkannte Frauenkrankheit, Diametric 2019

**17** Leyendecker G, Wildt L (2012) Neue Erkenntnisse zur Pathophysiologie von Endometriose und Adenomyose: Tissue Injury and Repair (TIAR), in: Fortschritte in der Endometriose-Forschung, hrsg. von der ALPHA Informationsgesellschaft mbH, 12-23

**18** Leyendecker G, Kunz G, Herbertz M et al. (2004) Uterine Peristaltic Activity and the Development of Endometriosis

**19** Dueholm M, Lundorf E, Hansen ES et al. (2001) Magnetic resonance imaging and transvaginal ultrasonography for the diagnosis of adenomyosis

**20** Leyendecker G, Wildt L (2019) Evolutionäre Aspekte in der Pathogenese und Pathophysiologie von Adenomyose und Endometriose

**21** Mechsner S, Grum B, Gericke C et al. (2010) Possible roles of oxytocin receptor and vasopressin-1α receptor in the pathomechanism of dysperistalsis and dysmenorrhea in patients with adenomyosis uteri

Mechsner S (2020) Pathogenese der Endometriose: Bedeutung für Schmerzentstehung und Subfertilität

**22** Ibrahim MG, Sillem M, Plendl J et al. (2017) Myofibroblasts are evidence of chronic tissue microtrauma at the endometrial–myometrial junctional zone in uteriwith adenomyosis

**23** Mechsner S, Weichbrodt M, Riedlinger W et al. (2008) Estrogen and progestogen receptor positive endometriotic lesions and disseminated cells in pelvic sentinel lymph nodes of patients with deep infiltrating rectovaginal endometriosis: a pilot study

**24** Voltolini Velho R, Halben N, Chekerov R, Keye J, Plendl J, Sehouli J, Mechsner S (2021) Functional changes of immune cells: signal of immune tolerance of the ectopic lesions in endometriosis?

Symons LK, Miller JE, Kay VR et al. (2018) The immunopathophysiology of endometriosis

**25** Barcena De Arellano ML, Gericke J, Reichelt U et al. (2011) Immunohistochemical characterization of endometriosis-associated smoothmuscle cellsin human peritoneal endometriotic lesions;

Ibrahim MG et al. (2019) Arrangement of myofibroblastic and smooth muscle-like cells in superficial peritoneal endometriosis and a possible role of transforming growth factor beta 1 (TGFβ1) in myofibroblastic metaplasia

**26** Barcena de Arellano ML et al. (2011)

**27** Ibrahim MG et al. (2019)

**28** Sampson JA (1927) Metastatic or embolic endometriosis, due to the menstrual dissemination of endometrial tissue into the venous circulation

**29** Abrao MS, Podgaec S, Dias Jr JA et al. (2006) Deeply infiltrating endometriosis affecting the rectum and lymph nodes

**30** Mechsner S, Weichbrodt M, Riedlinger WF et al. (2008) Estrogen and progestogen receptor positive endometriotic lesions and disseminated cells in pelvic sentinel lymph nodes of patients with deep infiltrating rectovaginal endometriosis: a pilot study; Mechsner S, Weichbrodt M, Riedlinger WF et al. (2010) Immunohistochemical evaluation of endometriotic lesions and disseminated endometriosis-like cells in incidental lymph nodes of patients with endometriosis

**31** Keichel S, Barcena De Arellano M-L, Reichelt U et al. (2011) Lymphangiogenesis in deep infiltrating endometriosis

**32** Dinsdale NL, Crespi BJ (2021) Endometriosis and polycystic ovary syndrome are diametric disorders

**33** Birnbaum LS, Cummings AM (2002) Dioxins and endometriosis: a plausible hypothesis

**34** Koninckx PR, Ussia A, Adamyan L, Wattiez A, Gomel V, Martin DC (2019) Pathogenesis of endometriosis: the genetic/epigenetic theory

**35** Osterhammel J (2016) Die Verwandlung der Welt. Eine Geschichte des 19. Jahrhunderts

Riley, JC (2005) Estimates of Regional and Global Life Expectancy, 1800–2001

**36** Alter der Mütter bei der Geburt ihrer Kinder, Statistisches Bundesamt

**37** Leyendecker G, Wildt L (2019) Evolutionäre Aspekte in derPathogenese und Pathophysiologie von Adenomyose und Endometriose

## KAPITEL 2
## Endometriose ist eine hormonabhängige Erkrankung

**1** Bundeszentrale für gesundheitliche Aufklärung (BZgA); dänische Studie von 2018 (Zahlen stammen aus der Nationalen Geburtenkohorte Dänemarks der Jahrgänge 2000 bis 2003):

Brix N et al. (2018) Timing of puberty in boys and girls: A population-bases study

Baer HJ, Colditz GA, Willett WC, Dorgan JF (2007) Adiposity and sex hormones in girls

Striegel-Moor RH et al. (2001) Exploring the relationship between timing of menarche and eating disorder symptoms in black and white adolescent girls

Solozano CMB, McCartney CR (2011) Obesity and the pubertal transition in girls and boys

Biro FM. et. al. (2013) Onset of breast development in a longitudinal cohort;

Golke B, Wölfle J (2009) Größenentwicklung und Pubertät in deutschen Kindern

**2** Trendwende bei der Geburtenrate? demografie-portal.de

**3** Prof. Dr. Inka Wiegratz, Frankfurt, anlässlich des Fortbildungskongresses (FOKO) 2017

## KAPITEL 3
## Blutungen, Schmerzen, Kinderlosigkeit

**1** Mechsner S (2016) Endometriose. Eine oft verkannte Schmerzerkrankung

Diener HC, Maier C (2011) Die Schmerztherapie – Interdisziplinäre Diagnose- und Behandlungsstrategien

**2** ebenda

**3** Anaf V, Simon P, El Nakadi I et al. (2000) Relationship between endometriotic foci and nerves in rectovaginal endometriotic nodules

**4** Barcena de Arellano ML, Mechsner S (2014) The peritoneum – an important factor for pathogenesis and pain generation in endometriosis

**5** Arnold J, De Arellano MLB, Rüster C et al. (2012) Imbalance between sympathetic and sensory innervation in peritoneal endometriosis

**6** Scheerer C, Bauer P, Chiantera V et al. (2016) Characterization of endometriosis-associated immune cell infiltrates (EMaICI)

**7** Hoffman D (2015) Central and peripheral pain generators in women with chronic pelvic pain: patient centered assessment and treatment

**8** Aredo JV, Heyrana KJ, Karp BI et al (2017) Relating chronic pelvic pain and endometriosis to signs of sensitization and myofascial pain and dysfunction

**9** Netzl J (Masterarbeit 2019) Endometriose – Belastung von Betroffenen, Charité Berlin

Ng N et al. (2020) Endometriosis and negative perception of the medical profession

**10** As-Sanie S, Harris RE, Napadow V et al. (2012) Changes in regional gray matter volume in women with chronic pelvic pain: a voxel-based morphometry study

**11** The Practice Committee of the ASRM, 2012, www.asrm.org

**12** Strathy JH, Molgaard CA, Coulam CB et al. (1982) Endometriosis and infertility: a laparoscopic study of endometriosis among fertile and infertile women

**13** De Ziegler D, Borghese B, Chapron C (2010) Endometriosis and infertility: pathophysiology and management

**14** Ferrero S, Esposito F, Abbamonte LH et al. (2005) Quality of sex life in women with endometriosis and deep dyspareunia

**15** Richtlinien der European Society of Human Reproduction and Embryologiy (ESHRE), einer multidisziplinären Fachgesellschaft, die sich der Reproduktionsmedizin und Embryologie widmet, www.eshre.eu

**16** Karande VC, Pratt DE, Rao R et al. (1995) Elevated tubal perfusion pressures during selective salpingography are highly suggestive of tubal endometriosis

**17** Marcoux S, Maheux R, Berube S et al. (1997) Laparoscopic surgery in infertile women with minimal or mild endometriosis

**18** Borrelli G, Carvalho K, Kallas E et al. (2013) Chemokines in the pathogenesis of endometriosis and infertility

**19** Akande VA, Hunt LP, Cahill DJ et al. (2004) Differences in time to natural conception between women with unexplained infertility and infertile women with minor endometriosis

**20** Marcoux S, Maheux R, Berube S et al. (1997) Laparoscopic surgery in infertile women with minimal or mild endometriosis

**21** Vercellini P, Somigliana E, Vigano P et al. (2009) Surgery for endometriosis-associated infertility: a pragmatic approach

**22** Halis G, Arici A (2004) Endometriosis and inflammation in infertility; Xu B, Guo N, Zhang X-M et al. (2015) Oocyte quality is decreased in women with minimal or mild endometriosis

**23** Minici F, Tiberi F, Tropea A et al. (2008) Endometriosis and human infertility: a new investigation into the role of eutopic endometrium

**24** Garrido N, Navarro J, Garcia-Velasco J et al. (2002) The endometrium versus embryonic quality in endometriosis-related infertility

**25** Somigliana E et al. (2010) Effect of delaying post-operative conception after conservative surgery for endometriosis

Chang HJ et al. (2010) Impact of laparoscopic cystectomy on ovarian reserve: serial changes of serum anti-Müllerian hormone levels

Horikawa et al. (2008) The frequency of ovulation from the affected ovary decreases following laparoscopic cystectomy in infertile women with unilateral endometrioma during a natural cycle

**26** ebenda

**27** Garavaglia E, Sala C, Taccagni G et al. (2017) Fertility preservation in endometriosis patients: anti-Müllerian hormone is a reliable marker of the ovarian follicle density

**28** Chapron C, Pietin-Vialle C, Borghese B et al. (2009) Associated ovarian endometrioma is a marker for greater severity of deeply infiltrating endometriosis

**29** Lafay Pillet M, Huchon C, Santulli P et al. (2014) A clinical score can predict associated deep infiltrating endometriosis before surgery for an endometrioma

**30** Guo S-W (2020) The Pathogenesis of Adenomyosis vis-à-vis Endometriosis

**31** Kunz et al. (2005) Adenomyosis in endometriosis – prevalence and impact on fertility. Evidence from magnetic resonance imaging

**32** Kissler S, Hamscho N, Zangos S et al. (2006) Uterotubal transport disorder in adenomyosis and endometriosis – a cause for infertility

**33** Leyendecker G, Wildt L, Mall G (2009) The pathophysiology of endometriosis and adenomyosis: tissue injury and repair; Minici F, Tiberi F, Tropea A et al. (2008) Endometriosis and human infertility: a new investigation into the role of eutopic endometrium

**34** Attar E, Tokunaga H, Imir G et al. (2009) Prostaglandin E2 via steroidogenic factor-1 coordinately regulates transcription of steroidogenic genes necessary for estrogen synthesis in endometriosis

**35** Ota H et al. (1998) Is adenomyosis an immune disease?

**36** Campo S, Campo V, Benagiano G (2012) Adenomyosis and infertility

**37** Martínez-Conejero JA, Morgan M, Montesinos M et al. (2011) Adenomyosis does not affect implantation, but is associated with miscarriage in patients undergoing oocyte donation

**38** Youm HS, Choi YS, Han HD (2011) In vitro fertilization and embryo transfer outcomes in relation to myometrial thickness

### KAPITEL 4
### Ist es tatsächlich Endometriose – und was dann?

**1** Chapron C, Louis Marcellin L, Borghese B, Santulli P (2019) Rethinking mechanisms, diagnosis and management of endometriosis

### KAPITEL 5
### Die Therapie – komplex und individuell

**1** Taylor, E.; Williams, Chr (2010) Surgical treatment of endometriosis: location and patterns of disease at reoperation

**2** ebenda

**3** Seo JW et al. (2017) Effects of long-term postoperative dienogest use for treatment of endometriosis on bone mineral density

**4** Koga K et al. (2015) Prevention of the recurrence of symptom and lesions after conservative surgery for endometriosis

**5** Chapron C et al (2011) Questioning patients about their adolescent history can identify markers associated with deep infiltrating endometriosis

**6** Koga K et al., 2015

**7** Schweppe KW et al. (2013) Endometrosis-pathogenesis, diagnosis, and therapeutic options of clinical and ambulatory care

Schweppe KW et al. (2013) Aktive und inaktive Endometriose – Eine prognose- und therapierelevante Differentialdiagnose

**8** Morotti M, Vincent K, Brawn J (2014) Peripheral changes in endometriosis-associated pain

**9** Agarwal S, Fraser MA, Chen I, Singh SS (2015) Dienogest for the treatment of deep endometriosis: case report and literature review

**10** Busch MA, Maske UE, Ryl L, Schlack R, Hapke U (2013) Prävalenz von depressiver Symptomatik und diagnostizierter Depression bei Erwachsenen in Deutschland

**11** Casper RF (2017) Progestin-only pills may be a better first-line treatment for endometriosis than combined estrogen-progestin contraceptive pills

**12** Taylor HS et al. (2017) Treatment of Endometriosis-Associated Pain with Elagolix, an Oral GnRH Antagonist

**13** Diener HC, Maier C (1997) Das Schmerztherapiebuch. Urban & Schwarzenberg, München Wien Baltimore

**14** Sinclair J et al. (2020) Cannabis use, a self-management strategy among Australian women with endometriosis: Results from a national online survey

**15** De Leo V et al. (2019) Role of a natural integrator based on lipoic acid, palmitoiletanolamide and myrrh in the treatment of chronic pelvic pain and endometriosis

**16** Bouaziz J et al. (2017) The clinical significance of endocannabinoids in endometriosis pain manangement

**17** Bouaziz J et al. (2017) The Clinical Significance of Endocannabinoids in Endometriosis Pain Management

**18** Chiantera V, Mechsner S et al. (2018) Laparoscopic neuronavigation for deep lateral pelvic endometriosis: clinical and surgical implications

### KAPITEL 6
### Praktisches Vorgehen anhand typischer Befunde

**1** Dückelmann AM, Taube E, Abesadze E, Chiantera V, Sehouli J, Mechnser S (2021) When and how should peritoneal endometriosis be operated on in order to improve fertility rates and symptoms? The experience and outcomes of nearly 100 cases

**2** Garavaglia E et al. (2017) Fertility preservation in endometriosis patients: anti-Müllerian hormone is a reliable marker of he ovarian follicle density

**3** Seo J-W, Lee D-Y, Yoon B-K et al. (2017) Effects of long-term postoperative dienogest use for treatment of endometriosis on bone mineral density

Shakiba K, Bena JF, Mcgill KM et al. (2008) Surgical treatment of endometriosis: A 7-year follow-up on the requirement for further surgery

**4** Becker CM, Gattrell WT, Gude K et al. (2017) Reevaluating response and failure of medical treatment of endometriosis: a systematic review

Mechsner S (2016) Endometriose. Eine oft verkannte Schmerzerkrankung

Mechsner S (2020) Pathogenese der Endometriose: Bedeutung für Schmerzentstehung und Subfertilität

Mechsner S (2021) Management of endometriosis pain: Stage-based treatment strategies and clinical experience

Vercellini P, Somigliana E, Vigano P et al. (2009) Surgery for endometriosis-associated infertility: a pragmatic approach

**5** Chapron C, Marcellin L, Borghese B et al. (2019) Rethinking mechanisms, diagnosis and management of endometriosis

**6** Mechsner S (2021) Management of endometriosis pain: Stage-based treatment strategies and clinical experience

**7** Köhler G, Faustmann TA, Gerlinger C et al. (2010) A dose-ranging study to determine the efficacy and safety of 1, 2, and 4 mg of dienogest daily for endometriosis

**8** Moll et al. (1990) Ovarian carcinoma arising in atypical endometriosis

Heaps et al. (1990) Malignant neoplasms arising in endometriosis

**9** Vercellini et al. (2013) Long-term adjuvant therapy for the prevention of postoperative endometrioma recurrence: a systematic review and meta-analysis

**10** Vlahos et al. (2013) Glutathione peroxidase-1 as a novel therapeutic target for COPD

Seracchioli R et al. (2010) Controversies in surgical staging of endometrial cancer

Vercellini P et al. (2011) The incessant menstruation hypothesis: a mechanistic ovarian cancer model with implications for prevention

**11** Cibula et al. (2011) Underlying mechanisms of ovarian cancer risk reduction after tubal ligation

**12** Saraswat L, Ayansina DT, Cooper KG, Bhattacharya S, Miligkos D., Horne AW, Bhattacharya S (2017) Pregnancy outcomes in women with endometriosis: a national record linkage study

Zullo F, Spagnolo E, Saccone G, Acunzo M, Xodo S, Ceccaroni M, Berghella V (2017) Endometriosis and obstetrics complications: a systematic review and meta-analysis

**13** Ortlieb L (Dissertation 2021) Adenomyose und tief infiltrierende Endometriose als Risikofaktoren für geburtsmedizinische Komplikationen: systematischer Review und retrospektive Fall-Kontroll-Studie, Charité Berlin

**14** Deutsche Menopause Gesellschaft: Was ist Menopause? (Memento vom 5. Juni 2017 im Internet Archive), Frauenärzte im Netz: Wechseljahre & Wechseljahresbeschwerden. 18. Mai 2018

**15** Zanetta et al. (2000) Hyperestrogenism: a relevant risk factor for the development of cancer from endometriosis

**16** Gemmell LC, Webster KE, Kirtley S, Vincent K, Zondervan KT, Becker CM (2017) The management of menopause in women with a history of endometriosis: a systematic review

## KAPITEL 7
## Wir leben jetzt zusammen – Alltag mit Endometriose

**1** Mira et al. (2015) Effectiveness of complementary pain treatment for women with deep endometriosis through Transcutaneous Electrical Nerve Stimulation (TENS): Randomized controlled trial

**2** Darai C. et al. (2015) Impact of osteopathic manipulative therapy on quality of life of patients with deep infiltrating endometriosis with colorectal involvement: results of a pilot study

**3** Berman BM, Langevin HM, Witt CM et al. (2010) Acupuncture for chronic low back pain

**4** Lund I, Lundeberg T (2016) Is acupuncture effective in the treatment of pain in endometriosis?

**5** Rubin R (2019) Botulinum toxin to treat endometriosis pain

**6** Weinschenk S (2015) Neuraltherapie in der Gynäkologie

**7** Nodler JL, Missmer SA et al. (2020) Supplementation with vitamin D or ω-3 fatty acids in adolescent girls and young women with endometriosis (SAGE): a double-blind, randomized, placebo-controlled trial

**8** Bisht S et al. (2010) Systemic administration of polymeric nanoparticle-encapsulated curcumin (NanoCurc) blocks tumor growth and metastases in preclinical models of pancreatic cancer

Kim J-M et al. (2012) Curcumin suppresses the TPA-induced invasion through inhibition of PKCα-dependent MMP-expression in MCF-7 human breast cancer cells

**9** Perricos A. (2020) Flexofytol®, ein Curcuma-Extrakt, zur Behandlung von Endometriose-assoziierten Schmerzen: eine randomisierte, doppelblinde, placebokontrollierte Studie

**10** Shanmugam MK et al. (2016) Targeting cell signaling and apoptotic pathways by dietary agents: role in the prevention and treatment of cancer, 2011

Singh N.A. et al.: Potential neuroprotective properties of zepigallocatechin-3-gallate (EGCG)

**11** Meresman GF, Götte M, Laschke MW (2021) Plants as source of new therapies for endometriosis: a review of preclinical and clinical studies

**12** Laschke MW et al. (2008) Incorporation of growth factor containing Matrigel promotes vascularization of porous PLGA scaffolds

**13** Rauf et al. (2018) The Expanding Role of Sp1 in Pancreatic Cancer: Tumorigenic and Clinical Perspectives

Dull A-M et al. (2019) Therapeutic Approaches of Resveratrol on Endometriosis via Anti-Inflammatory and Anti-Angiogenic Pathways

**14** Kundu JK, Surh YJ (2008) Inflammation: gearing the journey to cancer

**15** ebenda; Dull A-M et al. (2019)

**16** Mendes da Silva D et al. (2017) The Use of Resveratrol as an Adjuvant Treatment of Pain in Endometriosis: A Randomized Clinical Trial

**17** Barcena De Arellano ML, Mechsner S (2014) The peritoneum – an important factor for pathogenesis and pain generation in endometriosis

**18** Borrelli G, Carvalho K, Kallas E et al. (2013) Chemokines in the pathogenesis of endometriosis and infertility

**19** Campo S, Campo V, Benagiano G (2012) Adenomyosis and infertility

Chapron C, Pietin-Vialle C, Borghese B et al. (2009) Associated ovarian endometrioma is a marker for greater severity of deeply infiltrating endometriosis

Cousins FL, Gargett CE (2018) Endometrial stem/progenitor cells and their role in the pathogenesis of endometriosis

**20** De Graaff A, D'hooghe T, Dunselman G et al. (2013) The significant effect of endometriosis on physical, mental and social wellbeing: results from an international cross-sectional survey

De Ziegler D, Borghese B, Chapron C (2010) Endometriosis and infertility: pathophysiology and management

## Mein Apell

**1** aktuelle Umfrage der Endometriose-Vereinigung Deutschland e.V.

# REGISTER

# DANK

Ich möchte mich herzlich bei all denjenigen bedanken, die mich in der gesamten Zeit des Schreibens und bei der Entstehung dieses Buches unterstützt und motiviert haben.

Ein großer Dank geht an den Verlag, der bereit war, diesen umfangreichen Ratgeber zu veröffentlichen, sowie an Janette Schroeder für ihr Engagement, die medizinischen Texte verständlicher zu machen, und ihre gesamte Unterstützung beim Lektorat. Es sollte eigentlich ein Endometriose-»light«-Buch werden, aber Endometriose ist nicht »light« – und ich bin bei meiner »heavy« Version geblieben. Ich bin überzeugt, dass dies alles Informationen sind, die betroffene Frauen und ihre Ärztinnen und Ärzte brauchen, um die Erkrankung in all ihren Facetten zu verstehen. Ich hoffe sehr, dass ich ihren Bedürfnissen gerecht geworden bin.

Ein besonderer Dank gilt meinen Patientinnen. Ich danke ihnen für ihr Vertrauen und die unermüdliche Bereitschaft, bei unseren Studien mitzumachen – ich habe viel von ihnen allen gelernt und lerne täglich weiter. Anna Lena Wilken ist mir nicht nur als Patientin ans Herz gewachsen, sondern auch als Kämpferin für die Bekanntmachung und Erforschung dieser Erkrankung. Dank ihr haben uns viele Spendengelder für unser Forschungslabor erreicht. Das ist so toll und hilft uns sehr – danke!

Ein weiterer Dank gilt meinem Endometriose-Team – und allen Endometriose-Aktivist*innen (intern und extern). Wir haben ein stets wachsendes Umfeld für fruchtbare innovative Ideen, ein tolles interdisziplinäres Team, das versucht, dieser Erkrankung gerecht zu werden. Gemeinsam gestalten macht mir große Freude. Wenn nun noch mehr Ressourcen da wären …

Danke an alle meine Kolleginnen und Kollegen, vor allem aber an Prof. Jalid Sehouli, der mich immer unterstützt.

Mein Dank gilt Prof. Andreas D. Ebert, der mich vor fast 20 Jahren zur Endometriose-Forschung überredet und in sein Team geholt hat. Unglaublich, wie die Zeit vergeht.

Danke den Probeleserinnen für die tolle Ermutigung und das wertvolle Feedback.

Ein abschließender Dank gilt meiner Familie: meinen Kindern, die sehr geduldig mit mir sind, vor allem Vince hat was gut bei mir, und meinem Mann natürlich, was täte ich ohne ihn?

## Gemeinsam mehr bewegen

Wir freuen uns, wenn Sie die Endometriose-Forschung an der Charité mit einer Spende unterstützen möchten. Hier finden Sie Informationen und ein Spendenkonto:

**https://frauenklinik.charite.de/zentren/endometriosezentrum/**

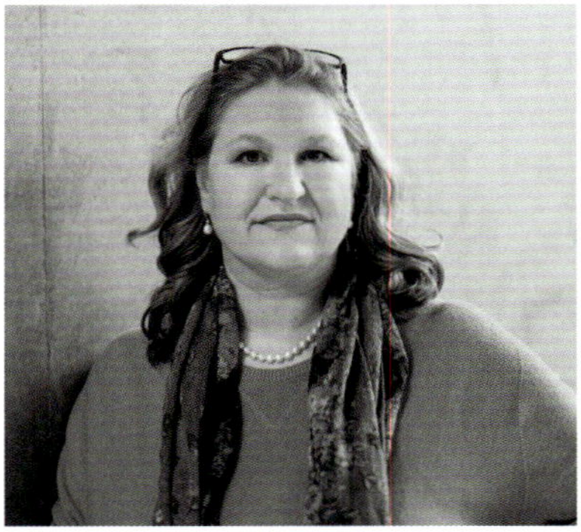

## ZUR AUTORIN

**Prof. Dr. med. Sylvia Mechsner** studierte Humanmedizin an der Freien Universität Berlin und promovierte 2001 am Institut für Biochemie. Seit 2001 ist sie an der Klinik für Gynäkologie, Charité, beschäftigt, wo sie derzeit am Campus Virchow-Klinikum als Oberärztin tätig ist. Seit 2005 leitet sie das Endometrioseforschungslabor der Charité und hat sich 2010 mit „Untersuchungen zu Pathogenese und Schmerzmechanismen der Endometriose" habilitiert. Sie leitet seit 2014 das Endometriosezentrum der Charité, 2019 wurde sie zur Professorin für Endometrioseforschung in Deutschland berufen. Dr. Mechsner leitet viele Forschungsprojekte und klinische Studien rund um die Pathogenese und Schmerzmechanismen der Endometriose.

## BILDNACHWEIS

Anna Wilken: S. 197 li.; Ben Fuchs: S. 214; Charité: S. 32, 38, 90, 107; Jörg Keckstein/Stiftung Endometrioseforschung: S. 19; Privat: S. 197 Mitte u. re.; Shutterstock: S. 134, 186

## IMPRESSUM

**Hinter jedem tollen Buch steckt ein starkes Team**

Projektleitung: *Kathrin Ullerich, Kathrin Mayr*
Redaktionelle Mitarbeit und Texte: *Janette Schroeder*
Korrektorat: *Lisa Duhme*
Covergestaltung und Grafisches Konzept: *Julia Hollweck*
Grafische Gestaltung und Satz: *31Media GmbH, Stephanie Frantzius*
Illustrationen: *Julia Hollweck (innen), Shutterstock (Cover)*
Herstellung: *Frank Jansen*
Producing: *Jan Russok*
Druck & Bindung: *optimal media GmbH, Röbel*

4. Auflage 2025

Neumühlen 17, 22763 Hamburg
ISBN: 978-3-96584-161-1
Redaktionsanschrift:
ZS, Edel Verlagsgruppe GmbH,
Kaiserstraße 14b, 80801 München
www.zsverlag.de/kontakt
www.edelverlagsgruppe.de/kontakt

## LIEBE LESERINNEN, LIEBE LESER,

wie schön, dass Sie ein Buch von ZS in den Händen halten. „jetzt leben!" ist das Motto unseres Verlages. Es steht für Genuss und Inspiration, Unterstützung und Motivation. Ob Kulinarik oder Fitness, Gesundheit oder Lebenshilfe – seit über 30 Jahren bieten wir kompetente Ratgeber für (fast) alle Lebenslagen. Wir lieben Tradition genauso wie Innovation – sie treiben uns an. Unsere Autor*innen sind Menschen, die zu ihrem Thema wirklich etwas zu sagen und zu schreiben haben. Unsere Produkte sind erzählerisch, appetitmachend und als gedruckte Bücher haptisch echte Erlebnisse. Für Sie mit ganz viel Liebe gemacht! Entdecken Sie mehr aus unserer wunderbaren Welt!

## UNSER VERLAGSHAUS

Mit Standorten in Hamburg und München zählt die Edel Verlagsgruppe zu den größten unabhängigen Buchanbietern Deutschlands. Zur Edel Verlagsgruppe gehört unter anderem ZS mit seinen Lizenzmarken Dr. Oetker Verlag, Kochen & Genießen und Phaidon by ZS.

**ZS – Ein Verlag der Edel Verlagsgruppe**
**www.zsverlag.de**
**www.facebook.com/zsverlag**
**www.instagram.com/zsverlag**

## HINWEIS

Die Ratschläge in diesem Buch wurden mit größter Sorgfalt von Prof. Dr. med. Sylvia Mechsner und Verlag erarbeitet und geprüft. Eine Garantie kann jedoch nicht übernommen werden. Ebenso ist eine Haftung der Autorin bzw. des Verlags und seiner Beauftragten für Personen-, Sach- oder Vermögensschäden ausgeschlossen. Erkrankungen mit ernstem Hintergrund gehören in ärztliche Behandlung! Bei bereits bestehenden Beschwerden kann das Buch daher keinen fachärztlichen Rat ersetzen.